Edith Gätjen | Prof. Dr. Markus Keller

Vegane Kinderernährung

Gut versorgt in jeder Altersstufe
Mit über 100 Rezepten

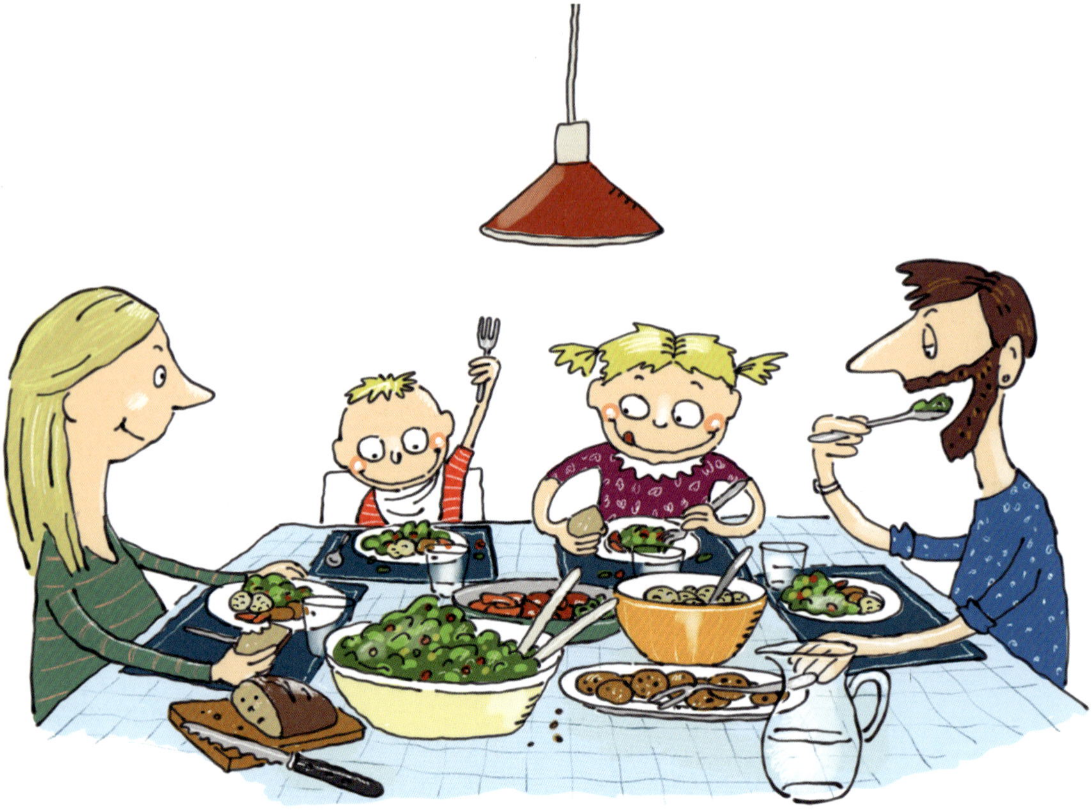

ulmer

Edith Gätjen | Prof. Dr. Markus Keller

Vegane Kinderernährung

Gut versorgt in jeder Altersstufe
Mit über 100 Rezepten

Unter Mitarbeit von
Rebekka Adkins, Pia Graurock und Stine Weder

10 Rezepte 125

Service 242

Vorwort

Vegane Ernährung ist kein Modetrend, sondern längst Teil einer gesellschaftlichen Entwicklung hin zu einer bewussteren Lebensweise. Besonders junge Menschen zwischen 20 und 30 Jahren, mehrheitlich Frauen, entscheiden sich für eine pflanzliche Ernährung. Viele dieser jungen Frauen gründen Familien und möchten ihre vegane Ernährung sowohl in der Schwangerschaft und Stillzeit fortsetzen als auch ihr Kind anschließend vegan ernähren. Dabei stellt sich die berechtigte Frage, ob eine vegane Ernährung in diesen Lebensphasen trotz damit verbundener Risiken funktionieren kann.

Unsere Erfahrungen zeigen, dass sowohl bei Ernährungsfachkräften als auch bei Verbraucher/innen ein erheblicher Bedarf an fundierten Informationen zu diesem Thema besteht. Bisher gibt es im deutschsprachigen Raum seitens der Fachgesellschaften keine praxisorientierten Empfehlungen für eine vegane Ernährung im Kindesalter. Dieses Buch möchte dazu beitragen, diese Lücke zu schließen und soll als Hilfestellung dienen. Basierend auf den offiziellen Ernährungsempfehlungen und dem besonderen Nährstoffbedarf von Kindern haben wir Empfehlungen abgeleitet, wie eine gute Versorgung über pflanzliche Lebensmittel gelingen kann und wo eine Nährstoffergänzung notwendig ist. Dabei liegt der Fokus auf den kritischen Nährstoffen einer veganen Ernährung sowie einer gut geplanten Lebensmittelzusammenstellung und einer nährstoffoptimierten Zubereitung. Diese Empfehlungen werden außerdem in einer eigens konzipierten veganen Lebensmittelpyramide für Kinder visualisiert. Für dieses Buch haben wir außerdem die vorliegende wissenschaftliche Studienlage zu veganer (und vegetarischer) Ernährung im Kindesalter aufgearbeitet und dargestellt.

Das Buch richtet sich an Familien, die ihre Kinder vegan ernähren (möchten) sowie an Ernährungsfachkräfte wie Ökotropholog/innen,

Ernährungswissenschaftler/innen und Diätassistent/innen, an Kinderärzt/innen sowie Studierende aus diesen Fachbereichen.

Der Aufbau dieses Buches ist zweigeteilt: Markus Keller hat die Kapitel zu den Grundlagen und den gesundheitlichen Aspekten der veganen Ernährung allgemein und speziell im Kindesalter beigetragen (Kapitel 1–4). Edith Gätjen hat die Kapitel über kritische Nährstoffe in der Praxis, zu Esserziehung und -beziehung, zur Küchenpraxis sowie den umfangreichen Rezeptteil (Kapitel 5–10) verfasst.

Wir hoffen, dass wir mit diesem Buch Familien, die sich für eine vegane Ernährungsweise entschieden haben oder interessieren, Sicherheit in ihrem Tun geben können. Dabei soll die Freude beim Kochen und beim Verzehr der schmackhaften Gerichte ganz oben stehen. Fachleute möchten wir anhand wissenschaftlich fundierter Grundlagen und Empfehlungen dabei unterstützen, Eltern kompetent und offen zu einer vollwertigen veganen Ernährungsweise im Kindes- und Jugendalter zu beraten.

Viele Menschen haben zum Gelingen dieses Buches beigetragen. An erster Stelle danken wir unseren Kolleginnen Rebekka Adkins, Pia-Sophie Graurock und Stine Weder, die uns bei der Kapitelstrukturierung unterstützt und zahlreiche wertvolle Hinweise gegeben haben. Rebekka Adkins und Pia-Sophie Graurock haben zu den Kapiteln 1–4 Erstfassungen entworfen bzw. diese überarbeitet. Für weitere Unterstützung bei der Überarbeitung und Ergänzung der Texte im ersten Teil sowie beim Literaturverzeichnis danken wir Frau Anika Leidolf und Herrn Tim Ritzheim. Ein weiteres Dankeschön geht an Frau Dr. Ute Alexy für das kritische Lesen und die konstruktiven Anregungen zu Kapitel 4. Das Gesamtmanuskript kritisch gelesen haben Joelina Dietrich, Pia-Sophie Graurock, Milena Röver und Julia Wolfrom, wofür wir ihnen herzlich danken.

Susanne Dinkel danken wir für die äußerst gelungenen Zeichnungen und die endlose Bereitschaft, Änderungswünsche zu unserer vollsten Zufriedenheit umzusetzen. Vielen Dank an Anne Klein, die alle Rezepte mit Sorgfalt zubereitet und appetitanregend in Szene gesetzt hat. Und last but not least bedanken wir uns bei Lisa Seibel, die uns als Kollegin und Lektorin im Ulmer Verlag eine kompetente und immer positiv gestimmte Ansprechpartnerin war.

Für alle Fehler bleiben die Autoren verantwortlich. Sachkritik und Verbesserungsvorschläge sind jederzeit willkommen.

Köln und Biebertal,
im Frühjahr 2020

Edith Gätjen, Markus Keller

1 Was heißt vegan?

Veganer[1] essen keine Lebensmittel, die von Tieren stammen: Sie haben wie Vegetarier Fleisch, Wurst und Fisch von ihrem Speiseplan gestrichen, zusätzlich aber auch Milch und Milchprodukte, Eier sowie meist auch Honig. Dabei ist vegan zu sein oft weitaus mehr als eine Ernährungsweise, nämlich ein Lebensstil. Veganer wollen nicht, dass für sie Tiere eingesperrt werden, leiden müssen oder getötet werden. Vegan zu leben bedeutet daher meist, dass neben der Ernährung auch Produkte und Dienstleistungen aus anderen Lebensbereichen gemieden werden, die mit Tierleid verbunden sind. Hierzu zählen beispielsweise Kosmetikartikel und Reinigungsmittel mit tierischen Bestandteilen sowie Produkte aus oder mit Leder, Wolle, Seide, Borsten oder Daunen. Auch Strom, der aus mit Schweinegülle gefüllten Biogasanlagen erzeugt wird, der Friseur mit nicht-veganen Kosmetikprodukten oder Hotelzimmer mit Federbetten sind für manche Veganer tabu.

Nicht-Veganer mögen das mitunter als extrem oder als „Spinnerei" betrachten. Man könnte es aber auch einfach als (sehr) konsequent bezeichnen, wenn Menschen versuchen, ihrer Überzeugung in allen Lebensbereichen treu zu bleiben. Vielleicht ist auch das, was als normal betrachtet wird, extrem – nämlich die Art und Weise, wie Tiere heute „genutzt" werden, um Fleisch, Milch, Eier und andere Produkte zu produzieren.

Während sich der Vegetarismus bis etwa ins achte Jahrhundert v. Chr. zurückverfolgen lässt, als sich im Norden des indischen Sub-

---

[1] Aus Gründen der besseren Lesbarkeit wird in diesem Buch die männliche Form verwendet. Weibliche und anderweitige Geschlechteridentitäten sind dabei ausdrücklich mitgemeint.

kontinents eine Vorläuferform des Hinduismus herausbildete, ist der Veganismus deutlich jünger. Erste Aufzeichnungen zu Veganern gibt es seit dem 19. Jahrhundert in Großbritannien und den USA – damals wurden sie noch als „strikte Vegetarier“ bezeichnet (Leitzmann und Keller 2020).

Das erste vegane Kochbuch erschien 1874 in New York, geschrieben vom Gesundheitsreformer und Arzt Russel Thacher Trall (1812–1877) (Davis 2012). Der Begriff „vegan“ geht hingegen auf Donald Watson (Großbritannien 1910–2005), einen der Gründer der Vegan Society, zurück. Er versuchte im Jahr 1944, einen prägnanten Begriff für die Lebensweise ohne Tiernutzung zu finden und verkürzte das englische „veg-etari-an“ zu „vegan“ (Vegan Society 2016).

Motive von Veganern

Den typischen Veganer gibt es genauso wenig wie den typischen Mischköstler. Dennoch haben Veganer viele Gemeinsamkeiten, beispielsweise die Motivation. So geben in Befragungen meist 90 % oder mehr der Teilnehmer an, sich aus ethischen Gründen vegan zu ernähren (Grube 2009; Kerschke-Risch 2015; Janssen et al. 2016; Hopp et al. 2017). Sie wollen weder die Massentierhaltung unterstützen, noch wenige Tage alte Kälber von ihren Müttern getrennt sehen oder die Massentötung männlicher Eintagsküken hinnehmen. Aus ihrer Sicht ist jegliche Produktion tierischer Lebensmittel unweigerlich mit Tierleid und der Ausbeutung von Tieren verbunden. Nur weniger Fleisch, Milch oder Eier zu konsumieren, würde demnach am Grundproblem der Ausnutzung von Tieren kaum etwas ändern. Auch tierische Lebensmittel aus ökologischer Landwirtschaft sind für Veganer keine Alternative. Zwar ist die ökologische Tierhaltung teilweise deutlich tierfreundlicher als die Tierhaltung in der konventionellen Landwirtschaft (wenngleich es auch im Bio-Bereich immer wieder unrühmliche Ausnahmen gibt), aber auch bei den Bio-Bauern geht es letztlich nicht darum, Tieren ein schönes (und langes) Leben zu ermöglichen, sondern Fleisch, Milch und Eier zu erzeugen und zu vermarkten.

Neben den ethischen Beweggründen nennen viele Veganer gesundheitliche Motive als zweithäufigsten Grund für ihre Ernährungsweise, jedoch mit deutlichem Abstand. Auch Ökologie, Welternährung und teilweise religiöse Aspekte spielen eine Rolle, sie werden aber noch seltener genannt. Dabei ist vieles im Fluss: Mancher Veganer hat seine Ernährung aus ethischer Überzeugung umgestellt und im Laufe der Zeit wurden auch gesundheitliche Aspekte immer wichtiger. Andere meiden tierische Produkte vornehmlich aus gesundheitlichen Gründen und nach einer gewissen

Zeit kommen auch ethische Motive verstärkt hinzu (Leitzmann und Keller 2020).

Vegan – ein wachsender Trend

Auch wenn nicht genau bekannt ist, wie viele Veganer es in Deutschland gibt – die Anzahl dürfte in den letzten Jahren deutlich zugenommen haben. Die Organisation ProVeg Deutschland (ehemals Vegetarierbund Deutschland) schätzt aufgrund von demoskopischen Umfragen, dass mittlerweile etwa acht Millionen Vegetarier (rund 10 % der Bevölkerung) in Deutschland leben. Die Anzahl der Veganer in Deutschland wird auf rund 1,3 Millionen (etwa 1,6 %) geschätzt (Skopos 2016; ProVeg International 2019). In wissenschaftlichen Untersuchungen liegen die entsprechenden Zahlen jedoch deutlich niedriger. So ermittelte die Studie zur Gesundheit Erwachsener in Deutschland (DEGS1) des Robert-Koch-Instituts (Erhebungszeitraum 2008–2011, 8152 Befragte zwischen 18 und 79 Jahren) einen Vegetarieranteil von 4,3 % (Mensink et al. 2016). Der Anteil der Veganer wird in verschiedenen Studien mit etwa 0,3 % angegeben (Cordts et al. 2013; Pfeiler und Egloff 2018).

Diese unterschiedlichen Ergebnisse sind unter anderem darauf zurückzuführen, dass nicht alle Menschen, die sich in Befragungen als Vegetarier oder Veganer bezeichnen, auch tatsächlich der wissenschaftlichen Definition entsprechen. Dennoch spricht vieles dafür, dass die Zahl der Veganer immer größer wird, wie etwa das steigende Angebot an veganen Verpflegungsmöglichkeiten in Mensen, Kantinen und Restaurants. Laut einer Erhebung von ProVeg gab es in Deutschland im Januar 2019 mehr als 250 rein vegane Gastronomiebetriebe, davon mehr als 75 in Berlin (ProVeg International 2019). Auch die wachsende Produktpalette an pflanzlichen Alternativen zu Fleisch, Wurst und Milchprodukten im

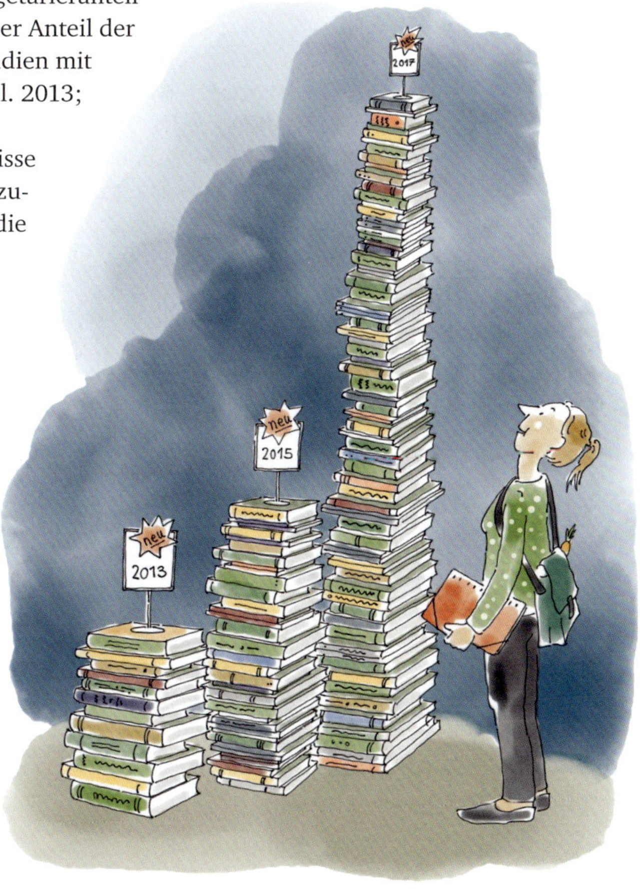

Lebensmittelhandel und die häufige Berichterstattung zum Thema „vegan“ in den Medien lassen immer mehr Menschen die Wahl ihrer Lebensmittel beim Einkauf überdenken. Ebenso ist die Zahl veganer Kochbücher förmlich explodiert: Während es im Jahr 2010 nur drei Neuveröffentlichungen in deutscher Sprache gab, waren es 2015 bereits 119 und 2017 sogar über 620 (ProVeg International 2019).

Und nicht zuletzt vertreten auch immer mehr Prominente die vegane Ernährungsweise und dienen damit als öffentliche Vorbilder. Leonardo DiCaprio (Schauspieler), Natalie Portman (Schauspielerin), Thomas D. (Musiker) und Patrik Baboumian (Sportler) sind nur einige Beispiele.

Soziodemografische Studien zeigen, dass besonders eine Bevölkerungsgruppe den gesellschaftlichen Wandel zum Veganen antreibt: junge Frauen zwischen 20 und 40 Jahren mit überdurchschnittlicher Bildung (Kerschke-Risch 2015; Kessler et al. 2016; Hopp et al. 2017). Wenn es also doch den „typischen Veganer“ geben sollte, dann wäre das beispielsweise die 25-jährige Studentin. Doch immerhin sind etwa ein Viertel der Veganer männlich und die Altersverteilung erstreckt sich von Kleinkindern bis hin zu Hochbetagten.

Wo überall „Tier“ drinstecken kann

Bei einigen Lebensmitteln ist auf den ersten Blick gar nicht klar, dass sie möglicherweise nicht vegan sind. Was soll beispielsweise an Wein oder Apfelsaft nicht vegan sein? Tatsächlich werden teilweise tierische Produkte wie Kasein (aus Milchprotein), Albumin (aus Eiprotein) oder Gelatine (aus Schweine- oder Rinderknochen) zur Klärung von Wein oder Fruchtsäften eingesetzt. Der Farbstoff Echtes Karmin (E 120) wird aus weiblichen Schildläusen gewonnen. L-Cystein (E 920), eine schwefelhaltige Aminosäure, macht Teige elastischer und leichter knetbar, außerdem sorgt es für die Luftigkeit von Gebäck. Das Mehlbehandlungsmittel kann mithilfe gentechnisch veränderter Mikroorganismen, aber auch aus Tierhaaren (z. B. Schweineborsten) und Federn hergestellt werden. Und es gibt viele weitere Beispiele für Zutaten, Zusatzstoffe und Aromen sowie Verarbeitungshilfsstoffe, die tierische Bestandteile enthalten oder mit deren Hilfe hergestellt werden. Um diese möglichst weitgehend zu meiden, ist ein genauer Blick auf die Zutatenliste der Produkte nötig. Entsprechende Listen von nicht-veganen Inhaltsstoffen im Internet helfen dabei.

Das vegane Leben wird jedoch erheblich einfacher, wenn man frische Lebensmittel selbst zubereitet. So vermeidet man Zusatzstoffe und weiß genau, was drin ist. Wer außerdem Bio-Produkte kauft, tut nicht nur der Umwelt Gutes, sondern verbannt dadurch auch einen

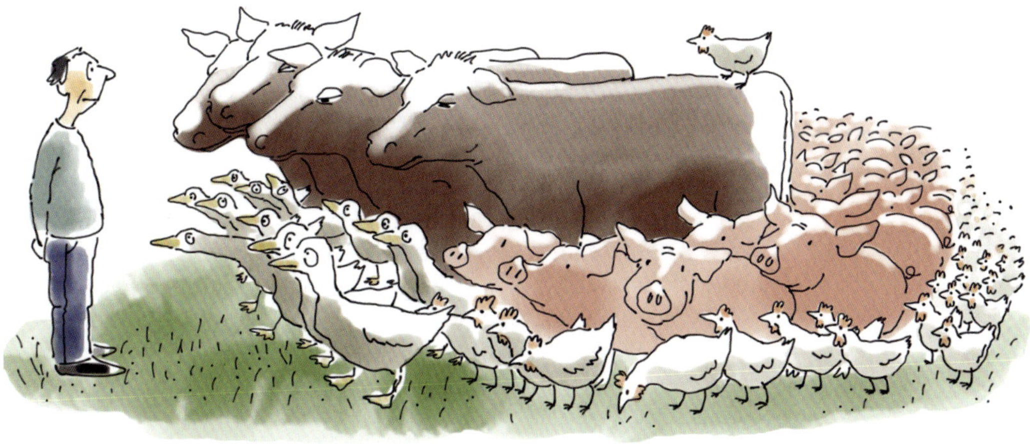

Großteil der unerwünschten Zusatzstoffe aus seinem Warenkorb. Während im konventionellen Lebensmittelbereich mehr als 300 verschiedene Zusatzstoffe zugelassen sind, erlaubt die EU-Öko-Verordnung nur etwa 50 (Stand: 2019). Farbstoffe, Süßstoffe, Stabilisatoren und Geschmacksverstärker sind in der ökologischen Lebensmittelverarbeitung sogar gänzlich verboten. Viele Bio-Anbauverbände sind noch strenger: So sind bei Bioland und Demeter lediglich rund 20 Zusatzstoffe erlaubt, die als absolut notwendig für die Verarbeitung betrachtet werden (Bioland 2018; Demeter 2018).

Gute Gründe für eine vegane Ernährung

Durchschnittlich mehr als 1000 Tiere verspeist jeder Deutsche im Laufe seines Lebens: unter anderem vier Rinder, zwölf Gänse, 46 Schweine und 945 Hühner; dabei sind Fische und andere Meerestiere noch nicht einmal eingerechnet (Heinrich-Böll-Stiftung et al. 2013). Ein Großteil dieser Tiere wird unter nicht tiergerechten Bedingungen gezüchtet, gehalten, transportiert und geschlachtet. Auch Milchkühe kommen mit vier bis fünf Jahren zum Schlachter, dann ist ihr auf Hochleistung gezüchteter Körper am Ende. Damit sie überhaupt Milch geben, werden die Kühe einmal jährlich künstlich befruchtet; ihre männlichen Kälber gehen meist sofort in die Mast (ASS 2017). Legehennen werden nach zwölf bis 15 Monaten geschlachtet, wenn ihre Legeleistung nachlässt. Etwa 44 Millionen männliche Küken werden jährlich in Deutschland direkt nach dem Schlüpfen zerstückelt oder vergast, weil sie keine Eier legen können und als Hybridzüchtung auch nicht zur Fleischmast taugen (ASS o. J.). Zuletzt hatte das Bundesverwaltungsgericht in Leipzig entschieden, dass das massenhafte Töten männlicher Küken für eine Übergangszeit weiterhin zulässig ist (BVG 2019). Viele Gründe für immer mehr Menschen, sich vegan zu ernähren.

Die weltweite Tierhaltung zur Erzeugung von Fleisch, Milch und Eiern stößt mehr Treibhausgase aus als der globale Verkehrssektor – also alle Autos, Schiffe, Flugzeuge und Züge zusammen (IPCC 2014; FAO 2017). In Deutschland entfallen etwa 36 % der Klimagase im durchschnittlichen Lebensmittelkorb auf Fleisch und Wurst, weitere 28 % auf Milch und Milchprodukte (WWF 2015). Durch eine vegetarische Ernährung können wir etwa ein Drittel und durch eine vegane Ernährung etwa die Hälfte unserer Treibhausgasmenge im Ernährungsbereich einsparen (Meier 2014).

Für die Erzeugung unserer Lebensmittel verbraucht jeder Deutsche etwa 3900 Liter Wasser – pro Tag (WWF 2009). Tierische Lebensmittel sind dabei deutlich wasserintensiver als pflanzliche, vor allem wegen des Wasserbedarfs der Futtermittel. Allein für die Herstellung von einem kg Rindfleisch werden etwa 15 500 Liter Wasser benötigt, davon 15 300 Liter für die Futterpflanzen (Mekonnen und Hoekstra 2010). Wer sich vegetarisch ernährt, kann seinen persönlichen Wasserfußabdruck im Ernährungsbereich um mehr als ein Drittel, bei veganer Ernährung um mehr als die Hälfte verringern (Hoekstra 2012).

Etwa ein Drittel der weltweiten Ackerflächen wird für den Anbau von Futtermitteln wie Soja und Getreide in Anspruch genommen, um unsere Schweine, Rinder und Hühner zu mästen (Brot für die Welt 2011). Diese Flächen könnten auch direkt der Ernährung der Weltbevölkerung dienen. Zudem ist der Umweg über Tiere auch eine enorme Verschwendung von Nahrungsenergie, denn nur ein kleiner Teil der in den Futtermitteln enthaltenen Kalorien ist im erzeugten Fleisch, der Milch oder den Eiern enthalten. Der Großteil geht über den Stoffwechsel der Tiere und zum Aufbau nicht-fleischliefernder Körpergewebe wie Knochen und Sehnen verloren. So sind für die Herstellung von einem kg Fleisch im weltweiten Durchschnitt sieben bis zehn kg Getreide notwendig (UNCCD 2011). Würden wir das heute als Futtermittel ver(sch)wendete Soja und Getreide direkt der menschlichen Ernährung zur Verfügung stellen, stünden uns global 70 % mehr Nahrungskalorien zur Verfügung. Damit könnten wir bereits heute vier Milliarden Menschen mehr ernähren als derzeit auf der Erde leben, ohne die Lebensmittelproduktion steigern zu müssen (Cassidy et al. 2013). Würde die gesamte Weltbevölkerung eine Ernährungsweise praktizieren, wie sie heute in Deutschland üblich ist, müsste praktisch die gesamte bewohnbare Fläche der Erde (104 Mio. km^2), inklusive Wäldern, Buschland und Siedlungen, als Agrarfläche genutzt werden (heutige Nutzung: 50 %) (Alexander et al. 2016; Ritchie 2017).

Aber auch die Gesundheit profitiert von einer vollwertigen veganen Ernährung. So zeigen zahlreiche Studien, dass Veganer (und Vegetarier) schlanker sind, einen niedrigeren Blutdruck haben und seltener an Typ-2-Diabetes sowie Herz-Kreislauf-Erkrankungen leiden und sterben. Auch das Gesamtkrebsrisiko ist leicht verringert. Dabei ist der insgesamt gesündere Lebensstil von Veganern, beispielsweise der häufigere Nichtraucherstatus und ein geringerer Alkoholkonsum, bereits statistisch berücksichtigt. Richtig durchgeführt, bietet eine vollwertige vegane Ernährung eine gute Versorgung mit den meisten Nährstoffen. Auf kritische Nährstoffe, vor allem Vitamin B_{12}, muss hingegen besonders geachtet werden. Das gilt insbesondere für Lebensphasen mit erhöhtem Nährstoffbedarf wie Schwangerschaft, Stillzeit und Kindheit (Leitzmann und Keller 2020).

2 Vegane Vollwert-Ernährung

Richtig durchgeführt, kann eine vegane Ernährung sehr gesundheitsfördernd sein. Voraussetzung dafür ist, dass die Lebensmittelauswahl abwechslungsreich und vollwertig ist. Wer nur Fleisch, Fisch, Milchprodukte und Eier weglässt, aber ansonsten viele Fertiggerichte und veganes Fastfood konsumiert, tut seiner Gesundheit keinen großen Gefallen. Außerdem gilt es, auf eine ausreichende Zufuhr der kritischen Nährstoffe einer rein pflanzlichen Ernährung (siehe Kap. 3, S. 27) zu achten. Eine Orientierung an den Empfehlungen der Vollwert-Ernährung hilft dabei, sich auch vegan optimal zu versorgen.

Heute sind viele Lebensmittel, die es im Supermarkt zu kaufen gibt, stark verarbeitet. Dabei gehen wertvolle Inhaltsstoffe verloren. In der Vollwert-Ernährung werden hingegen Lebensmittel bevorzugt, die noch ihren „vollen Wert" haben: Vollkornprodukte statt Auszugsmehl, frisches Gemüse und Obst statt Konserven und Fertigprodukte, Pellkartoffeln statt Pommes frites und Kartoffelchips usw.

Die Prinzipien der Vollwert-Ernährung sind schon seit der Antike bekannt. Verknüpft mit modernen wissenschaftlichen Erkenntnissen, wurde daraus die Gießener Konzeption der Vollwert-Ernährung entwickelt. Sie ist definiert als „eine überwiegend pflanzliche (lakto-vegetabile) Ernährungsweise, bei der gering verarbeitete Lebensmittel bevorzugt werden. Gesundheitlich wertvolle, frische Lebensmittel werden zu genussvollen und bekömmlichen Speisen zubereitet (…)" (Koerber et al. 2012). Nichts anderes steckt übrigens hinter dem neuen Ernährungstrend des Clean Eating, sozusagen „Vollwert 2.0" (Fischer 2015). Die „klassische" Vollwert-Ernährung gibt es in zwei Varianten: zum einen lakto-ovo-vegetarisch (pflanzliche Lebensmittel plus Milchprodukte und Eier) und zum anderen als Mischkost mit sehr geringen Mengen an Fleisch und Fisch. Dieses und die folgenden Kapitel zeigen, wie eine vegane Variante der Vollwert-Ernährung umgesetzt werden kann.

Vollwert-Ernährung versteht sich ganzheitlich

Die Vollwert-Ernährung ist ganzheitlich orientiert: Neben gesundheitlichen Aspekten wird auch die Umwelt-, Wirtschafts- und Sozialverträglichkeit unseres Ernährungssystems berücksichtigt. Denn die Auswahl der Lebensmittel beeinflusst nicht nur die eigene Gesundheit, sondern hat viele weitere Auswirkungen. Mit unserem Einkaufskorb entscheiden wir beispielsweise mit, wie Tiere in der Landwirtschaft gehalten werden, ob Böden, Wasser und Lebensmittel mit Pestiziden belastet sind, wie groß unser Wasserfußabdruck ist und ob die Kleinbauern, die beispielsweise den Kakao für unsere Schokolade erzeugen, von ihrer Arbeit leben können. Die Vollwert-Ernährung als nachhaltige, zukunftsfähige und damit enkeltaugliche Ernährungsweise berücksichtigt diese und viele weitere Aspekte. Zusammengefasst wurden sie in den sieben Grundsätzen der Vollwert-Ernährung.

Die sieben Grundsätze der Vollwert-Ernährung (Koerber et al. 2012)

1. Genussvolle und bekömmliche Speisen
2. Bevorzugung pflanzlicher Lebensmittel (überwiegend lakto-vegetabile Kost)
3. Bevorzugung gering verarbeiteter Lebensmittel – reichlich Frischkost
4. Ökologisch erzeugte Lebensmittel
5. Regionale und saisonale Erzeugnisse
6. Umweltverträglich verpackte Produkte
7. Fair gehandelte Produkte

Pflanzliche Lebensmittel – ein Plus für die Gesundheit

Pflanzliche Lebensmittel versorgen uns mit vielen wichtigen Nährstoffen, die wir für den Erhalt unserer Körperfunktionen brauchen. Dabei weisen naturbelassene pflanzliche Produkte wie Gemüse, Obst, Vollkorngetreide und Hülsenfrüchte meist eine höhere Nährstoffdichte auf als tierische Lebensmittel: Sie enthalten mehr Vitamine und Mineralstoffe bei gleichzeitig weniger Energie. Außerdem liefern pflanzliche Lebensmittel meist weniger Fett, dafür von besserer Qualität (weniger gesättigte, mehr einfach und mehrfach ungesättigte Fettsäuren), was günstige Effekte auf die Blutfette hat, sowie mehr langkettige Kohlenhydrate und Ballaststoffe, was sich unter anderem positiv auf die Blutzuckerkurve auswirkt. Zusätzlich versorgen sie uns mit gesundheitsfördernden sekundären Pflanzenstoffen, wie Carotinoiden, Phytosterolen und Polyphenolen.

Die vorliegenden Studien zeigen, dass Menschen mit einem hohen Verzehr pflanzlicher Lebensmittel, wie Vegetarier und Veganer, ein verringertes Risiko für zahlreiche ernährungsassoziierte Krankheiten aufweisen. Hierzu zählen Übergewicht, Typ-2-Diabetes, Bluthochdruck, Herz-Kreislauf-Erkrankungen und teilweise Krebs (Leitzmann und Keller 2020).

Gering verarbeitete Lebensmittel und Frischkost bieten mehr

Fertiggerichte, Fastfood und stark verarbeitete Lebensmittel sind beliebt, vor allem, weil sie Zeit sparen und leicht verfügbar sind. Bei der industriellen Verarbeitung gehen jedoch viele wertvolle Inhaltsstoffe verloren oder werden vermindert: Vitamine, Mineralstoffe, Ballaststoffe und sekundäre Pflanzenstoffe (Tab. 2.1, S. 19). Dadurch sinkt die Nährstoffdichte der Lebensmittel und damit ihr Beitrag zu einer gesundheitsfördernden Ernährung. Außerdem enthalten diese Produkte oft viel Fett, Zucker und Salz sowie Aromen und Zusatzstoffe wie Geschmacksverstärker, Farb- und Konservierungsstoffe. Frische, möglichst gering verarbeitete pflanzliche Lebensmittel versorgen uns hingegen reichlich mit wichtigen Nährstoffen. Da viele Vitamine und sekundäre Pflanzenstoffe hitzeempfindlich sind,

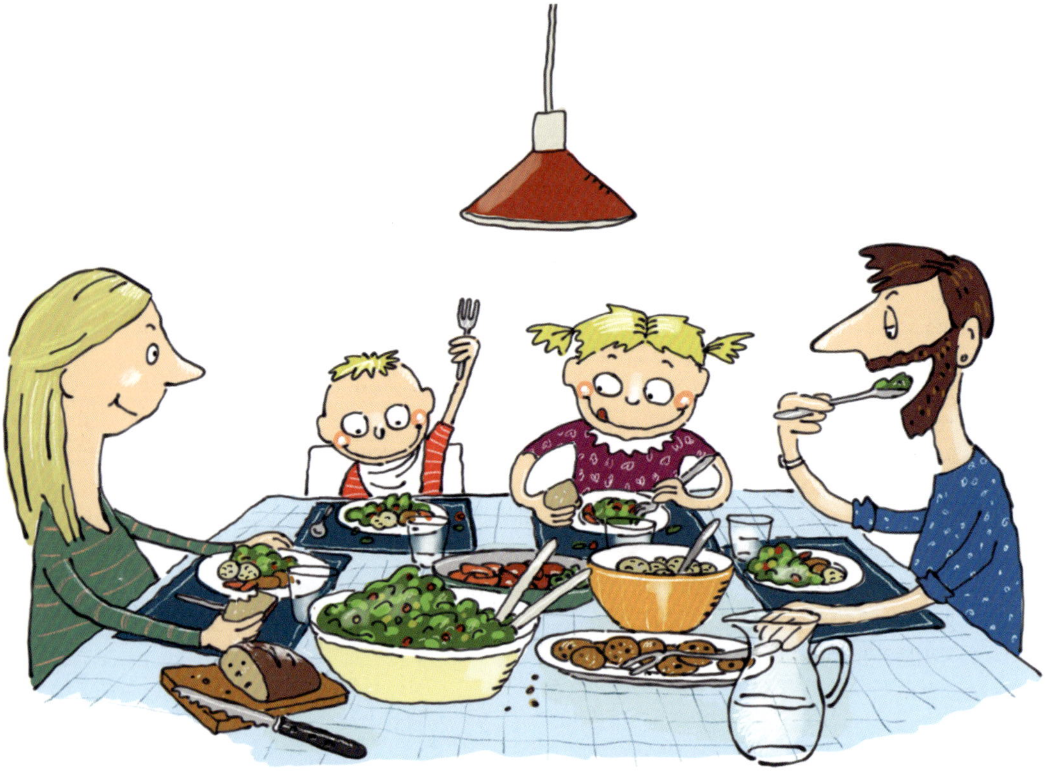

Tab. 2.1: Ausgewählte Inhaltsstoffe von 500 g Weizen-Vollkornbrot und Weißbrot (Elmadfa et al. 2017)

Inhaltsstoff	Vollkornbrot		Weißbrot	
Vitamin B_1	1,15 mg	100 %	0,45 mg	39 %
Vitamin E	4 mg	100 %	3 mg	75 %
Folat	145 µg	100 %	110 µg	76 %
Magnesium	300 mg	100 %	120 mg	40 %
Eisen	10 mg	100 %	3,5 mg	35 %
Ballaststoffe	42 g	100 %	15 g	36 %

Die Prozentangaben beziehen sich auf die größtmöglichen Mengen der jeweiligen Inhaltsstoffe im Vollkornbrot (Maximum = 100 %)

sollte etwa ein Drittel bis die Hälfte der Nahrungsmenge in Form unerhitzter Frischkost verzehrt werden – individuell angepasst nach Geschmack und Bekömmlichkeit. Übrigens freut sich auch der Geldbeutel, denn Fertiggerichte sind meist deutlich teurer als die eigene Zubereitung aus unverarbeiteten Nahrungsmitteln.

Vorteile der veganen Vollwert-Ernährung

Eine vegane Vollwert-Ernährung mit möglichst gering verarbeiteten, frischen Lebensmitteln liefert reichlich gesundheitsfördernde Vitamine, Mineralstoffe, Ballaststoffe und sekundäre Pflanzenstoffe.

Bio-Lebensmittel – gut für Mensch, Tier und Umwelt

Biologisch erzeugte Lebensmittel haben meist eine bessere Ökobilanz als konventionelle, da geringere Mengen an Energie und Rohstoffen verbraucht werden und weniger Treibhausgase entstehen. Im ökologischen Landbau sind chemisch-synthetische Pestizide und leicht lösliche Stickstoffdünger, die Klima, Böden und Wasser belasten, verboten. Dies fördert, ebenso wie die schonendere Bodenbearbeitung, die natürliche Bodenfruchtbarkeit und den für die biologische Bodenaktivität wichtigen Humusaufbau. Auch die Artenvielfalt von Pflanzen und Tieren ist auf ökologisch bewirtschafteten Flächen größer. Auf Gentechnik wird bei der Erzeugung und Verarbeitung von Bio-Lebensmitteln komplett verzichtet. Zudem sind in der ökologischen Landwirtschaft (etwas) tiergerechtere Haltungsbedingungen vorgeschrieben (BMEL 2019).

Mit dem Kauf von Bio-Lebensmitteln tun wir auch unserer Gesundheit etwas Gutes, denn sie enthalten tendenziell mehr wertgebende Inhaltsstoffe, vor allem gesundheitsfördernde sekundäre Pflanzenstoffe, und deutlich weniger Pestizidrückstände als Produkte aus konventioneller Landwirtschaft (MLR 2018). Außerdem sind bei Bio-Lebensmitteln deutlich weniger Zusatzstoffe zugelassen als in der konventionellen Lebensmittelverarbeitung (etwa 50 statt über 300). Noch strenger sind die Richtlinien verschiedener deutscher Bio-Verbände. So sind beispielsweise bei Demeter und Bioland jeweils nur rund 20 Zusatzstoffe erlaubt (Bioland 2018; Demeter 2018).

Wo Bio draufsteht, muss auch Bio drin sein

Die Begriffe „Bio“ und „Öko“ sowie die adjektivische Verwendung sind im Lebensmittelbereich durch die EU-Rechtsvorschriften für den ökologischen Anbau gesetzlich geschützt. Eindeutige Erkennungsmerkmale sind das für vorverpackte Bio-Lebensmittel, die einen Verarbeitungsschritt in der EU erfahren, vorgeschriebene EU-Bio-Logo mit dem Ökokontrollstellencode und der Herkunftsangabe der Zutaten. Zusätzlich findet sich auf vielen Produkten das freiwillige deutsche Bio-Siegel oder auch das Logo eines deutschen Bio-Anbauverbandes (Abb. 2.1). Diese stellen noch strengere Anforderungen an die Erzeugung und Verarbeitung der Produkte. Staatlich zugelassene unabhängige Kontrollstellen überprüfen jeden Bio-Betrieb mindestens einmal jährlich auf die Einhaltung der EU-Rechtsvorschriften für den ökologischen Anbau.

Seit 2015 gibt es mit „EcoVeg“ das erste Gütesiegel, das zum einen die pflanzliche Herkunft und zum anderen den ökologischen Anbau bei verarbeiteten Produkten kennzeichnet. Beide Qualitätskriterien werden einmal jährlich im Rahmen der staatlich vorgeschriebenen Bio-Kontrolle von unabhängigen Kontrolleuren überprüft.

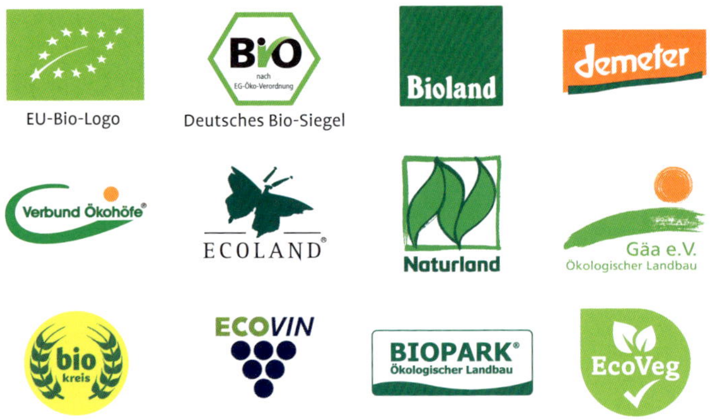

Abb. 2.1: Übersicht über Bio-Logos in Deutschland.

Regionale und saisonale Lebensmittel sind die erste Wahl

Mit dem Kauf von regional und saisonal erzeugtem Gemüse und Obst unterstützen wir die heimische Landwirtschaft und sichern uns Frische, Qualität und vor allem Geschmack. Saisonale Lebensmittel hatten ausreichend Zeit zum Ausreifen, daher weisen sie meist höhere Gehalte an Vitaminen und sekundären Pflanzenstoffen auf (Koerber et al. 2012). Regional erzeugte Lebensmittel sparen lange Transportwege, die viel Energie verbrauchen und das Klima mit Treibhausgasen belasten. Besonders klimaschädlich sind Flugtransporte, beispielsweise für Erdbeeren aus Südafrika oder Bohnen aus Ägypten, die besonders im Winter beliebt sind (UBA 2018). Aber auch einheimische Ware aus beheizten Gewächshäusern belastet das Klima (Tab. 2.2). Optimal sind daher regional und saisonal erzeugte Bio-Produkte aus Freilandanbau. Auch den Einkauf selbst können wir umweltverträglicher gestalten, indem wir beispielsweise zu Fuß gehen oder das Rad benutzen.

Tab. 2.2: Treibhausgas-Emissionen bei Freiland-Anbau und beheiztem Treibhaus-Anbau (Jungbluth 2000)

	CO_2-Äquivalente (kg/kg Lebensmittel)	
	Freiland-Anbau	Beheizter Treibhaus-Anbau
Lauch	0,19	5,4
Kopfsalat	0,14	4,5
Gurken	0,17	2,3
Paprika	0,21	1,1
Tomaten	0,11	0,9

Saisonkalender

Bei den Verbraucherzentralen gibt es Saisonkalender für einheimisches Gemüse und Obst. Sie bieten einen guten Überblick, welche Lebensmittel in welchen Monaten (Freiland-)Saison haben bzw. gerade nicht regional-saisonal verfügbar sind (Lager-, Gewächshaus- oder Importware) (siehe Übersicht S. 22/23).

Heimisches Obst und Gemüse: Wann gibt es was?

	Jan.	Feb.	März	April	Mai	Juni	Juli	Aug.	Sep.	Okt.	Nov.	Dez.
Obst												
Äpfel	Lagerware	Lagerware	Lagerware	Lagerware	Lagerware			Freiland	Freiland	Freiland	Lagerware	Lagerware
Aprikosen							Freiland	Freiland				
Birnen	Lagerware							Freiland	Freiland	Lagerware	Lagerware	Lagerware
Brombeeren								Freiland	Freiland	Freiland		
Erdbeeren					geschützter Anbau	Freiland	Freiland	Freiland	Freiland	geschützter Anbau		
Heidelbeeren							Freiland	Freiland				
Himbeeren						geschützter Anbau	Freiland	Freiland				
Johannisbeeren						Freiland	Freiland	Freiland				
Kirschen, sauer							Freiland	Freiland				
Kirschen, süß						geschützter Anbau / Freiland	Freiland	Freiland				
Mirabellen							Freiland	Freiland				
Pfirsiche							Freiland	Freiland				
Pflaumen								Freiland	Freiland			
Quitten										Freiland	Freiland	
Stachelbeeren							Freiland	Freiland	Freiland			
Tafeltrauben								Freiland	Freiland	Freiland		
Gemüse												
Blumenkohl				geschützter Anbau	Freiland	Freiland	Freiland	Freiland	Freiland	Freiland	Freiland	
Bohnen						Freiland	Freiland	Freiland	Freiland	Freiland		
Brokkoli					Freiland	Freiland	Freiland	Freiland	Freiland	Freiland	Freiland	
Chicorée	Lagerware	Lagerware	Lagerware	Lagerware	Lagerware	Lagerware	Lagerware	Lagerware	Lagerware	Lagerware	Lagerware	Lagerware
Chinakohl	Lagerware	Lagerware	Lagerware	Lagerware	geschützter Anbau	Freiland	Freiland	Freiland	Freiland	Freiland	Freiland	Lagerware
Erbsen					Freiland	Freiland	Freiland	Freiland	Freiland			
Fenchel					geschützter Anbau	Freiland	Freiland	Freiland	Freiland	Freiland	Freiland	
Grünkohl	Freiland	Freiland							Freiland	Freiland	Freiland	Freiland
Gurken: Salat-, Minigurken		Haus (rot)	Haus (rot)	Haus (rot) / Haus (gelb)	Haus (rot) / Haus (gelb)	Haus (rot) / Haus (gelb)	Haus (rot) / Haus (gelb)	Haus (rot) / Haus (gelb)	Haus (rot) / Haus (gelb)	Haus (rot) / Haus (gelb)		
Gurken: Einlege-, Schälgurken						Freiland	Freiland	Freiland	Freiland			
Kartoffeln	Lagerware	Lagerware	Lagerware	Lagerware	Lagerware	Lagerware / Freiland	Lagerware / Freiland	Lagerware / Freiland	Lagerware / Freiland	Lagerware / Freiland	Lagerware / Freiland	Lagerware
Kohlrabi					geschützter Anbau / Freiland	Freiland	Freiland	Freiland	Freiland	Freiland	Haus (gelb)	
Kürbis	Lagerware	Lagerware	Lagerware						Freiland	Freiland	Freiland	Lagerware
Möhren	Lagerware	Lagerware	Lagerware	Lagerware	Lagerware / geschützter Anbau	Lagerware / Freiland	Freiland	Freiland	Freiland	Freiland	Freiland	Lagerware
	Jan.	Feb.	März	April	Mai	Juni	Juli	Aug.	Sep.	Okt.	Nov.	Dez.

sehr geringe Klimabelastung: Freilandprodukte

geringe bis mittlere Klimabelastung: „geschützter Anbau" (Abdeckung mit Folie oder Vlies, ungeheizt)

geringe bis mittlere Klimabelastung: Lagerware

	Jan.	Feb.	März	April	Mai	Juni	Juli	Aug.	Sep.	Okt.	Nov.	Dez.
Pastinaken; Wurzelpetersilie	Lager	Lager	Lager	Lager				Freiland	Freiland	Freiland	Freiland	Lager
Porree (Lauch)	Lager/Freiland	Lager/Freiland	Lager/Freiland	Freiland	Freiland	Freiland	Freiland	Freiland	Freiland	Freiland	Freiland	Freiland
Radieschen				Gewächshaus/geschützter Anbau	Freiland	Freiland	Freiland	Freiland	Freiland	Freiland	Freiland/Gewächshaus	
Rettich	Lager	Lager	Lager	Lager	Lager/Freiland	Freiland	Freiland	Freiland	Freiland	Freiland	Freiland	Lager
Rhabarber			geschützter Anbau	Freiland	Freiland	Freiland	Freiland					
Rosenkohl	Freiland/Lager	Freiland/Lager	Lager						Freiland	Freiland	Freiland	Freiland
Rote Bete	Lager	Lager	Lager	Lager	Lager	Freiland	Freiland	Freiland	Freiland	Freiland	Freiland	Lager
Rotkohl	Lager	Lager	Lager	Lager	Lager	Lager/geschützter Anbau	Freiland	Freiland	Freiland	Freiland	Freiland	Lager
Schwarzwurzel	Lager	Lager	Lager						Freiland	Freiland	Freiland	Lager
Sellerie: Knollensellerie	Lager	Lager	Lager	Lager	Lager	Lager	Freiland	Freiland	Freiland	Freiland	Freiland	Lager
Sellerie: Stangensellerie					geschützter Anbau	Freiland	Freiland	Freiland	Freiland	Freiland	Freiland	
Spargel				geschützter Anbau/Freiland	Freiland	Freiland						
Speiserüben (Mai-/Herbstrüben)					geschützter Anbau	Freiland	Freiland	Freiland	Freiland	Freiland	Freiland	
Spinat				Freiland	Freiland	Freiland	Freiland	Freiland	Freiland	Freiland	Freiland	
Spitzkohl	Lager	Lager			geschützter Anbau	Freiland	Freiland	Freiland	Freiland	Freiland	Freiland	Lager
Steckrüben (Kohlrüben)	Lager	Lager						Freiland	Freiland	Freiland	Freiland	Lager
Tomaten: geschützter Anbau						geschützter Anbau	geschützter Anbau	geschützter Anbau	geschützter Anbau			
Tomaten: Gewächshaus			Gewächshaus geheizt	Gewächshaus geheizt	geheizt/ungeheizt	geheizt/ungeheizt	geheizt/ungeheizt	geheizt/ungeheizt	geheizt/ungeheizt	geheizt/ungeheizt	Gewächshaus geheizt	
Weißkohl	Lager	Lager	Lager	Lager	Lager/geschützter Anbau	Lager/geschützter Anbau	Freiland	Freiland	Freiland	Freiland	Freiland	Lager
Wirsingkohl	Lager	Lager	Lager	Lager	Lager	geschützter Anbau	Freiland	Freiland	Freiland	Freiland	Freiland	Lager
Zucchini						geschützter Anbau	Freiland	Freiland	Freiland	Freiland		
Zuckermais								Freiland	Freiland	Freiland		
Zwiebeln	Lager	Lager	Lager	Lager	Lager	Lager/geschützter Anbau	Freiland	Freiland	Freiland	Freiland	Lager	Lager
Zwiebeln: Bund-, Lauch-, Frühlings-				geschützter Anbau/Freiland	Freiland	Freiland	Freiland	Freiland	Freiland	Freiland	Freiland	
Salate												
Eissalat					geschützter Anbau/Freiland	Freiland	Freiland	Freiland	Freiland	Freiland		
Endiviensalat					geschützter Anbau/Freiland	Freiland	Freiland	Freiland	Freiland	Freiland	Freiland	
Feldsalat	geschützter Anbau	geschützter Anbau	geschützter Anbau	geschützter Anbau	Freiland	Freiland	Freiland	Freiland	Freiland	Freiland	Freiland/geschützter Anbau	geschützter Anbau
Kopfsalat, Bunte Salate			Gewächshaus	Gewächshaus/geschützter Anbau	geschützter Anbau/Freiland	Freiland	Freiland	Freiland	Freiland	Freiland	Gewächshaus	
Radiccio						Freiland	Freiland	Freiland	Freiland	Freiland	Freiland	
Romanasalate					geschützter Anbau/Freiland	Freiland	Freiland	Freiland	Freiland	Freiland	Freiland	
Rucola (Rauke)	geschützter Anbau	geschützter Anbau	geschützter Anbau	geschützter Anbau	Freiland	Freiland	Freiland	Freiland	Freiland	Freiland	Freiland/geschützter Anbau	geschützter Anbau
	Jan.	Feb.	März	April	Mai	Juni	Juli	Aug.	Sep.	Okt.	Nov.	Dez.

geringe bis mittlere Klimabelastung:

Produkte aus ungeheizten oder schwach geheizten Gewächshäusern

hohe Klimabelastung:

Produkte aus geheizten Gewächshäusern

Saisonkalender Heimisches Obst und Gemüse, www.verbraucherzentrale.de

Umweltfreundliche Verpackungen verbessern die Ökobilanz

Wenn wir Verpackungen vermeiden bzw. bewusster damit umgehen, können wir den Energie- und Ressourcenverbrauch für deren Herstellung und Entsorgung senken.

Die wichtigsten Tipps:

- lose statt verpackte Lebensmittel kaufen (z. B. frisches Obst, Gemüse, Kartoffeln, Trockenware in Unverpackt-Läden),
- umweltfreundliche(re) Verpackung wählen (Kleinst- und Mehrfachverpackungen vermeiden),
- Stofftaschen zum Einkauf mitnehmen (Plastik- und Papiertüten meiden bzw. so oft wie möglich wiederverwenden),
- Mehrweg statt Einweg wählen.

Seitdem Plastiktüten im Handel größtenteils käuflich erworben werden müssen, ist der Verbrauch deutlich zurückgegangen. Im Jahr 2018 wurden in Deutschland pro Person und Jahr noch 24 Plastiktüten verbraucht, was einen Rückgang um etwa die Hälfte im Vergleich zu 2016 bedeutet (GVM 2019). Die meisten Plastiktüten sind biologisch nicht abbaubar. Bis sie zerfallen sind, dauert es Hunderte von Jahren. Allerdings verbrauchen die Deutschen pro Person immer noch fast 200 Einwegplastikflaschen jährlich – insgesamt sind das über 16 Milliarden pro Jahr bzw. 1,9 Millionen pro Stunde (DUH 2019). Plastikverpackungen gehören ordnungsgemäß in die Gelbe Tonne bzw. den Gelben Sack. Jeder Verstoß belastet die Umwelt und gefährdet Tiere.

Plastiktüten

Nach Schätzungen des World Wide Fund for Nature landen weltweit zwischen 4,8 und 12,7 Millionen Tonnen Plastik pro Jahr im Meer (WWF 2018). Dies hat zur Folge, dass etwa 90 % aller Seevögel während ihres Lebens Plastik zu sich genommen haben (Wilcox et al. 2015). Auch in Fischen, Krusten- und Schalentieren sowie Meeressäugern wie Delfinen, Walen und Robben wurde bereits Plastik, genauer Mikroplastik, nachgewiesen (Greenpeace 2016; Nelms et al. 2019). Daher hat sich die Europäische Union im Jahr 2015 zum Ziel gesetzt, dass alle Mitgliedstaaten den Pro-Kopf-Verbrauch an Plastiktüten bis 2025 auf maximal 40 Tüten jährlich reduzieren sollen. Seit Juli 2016 werden in Deutschland keine Plastiktüten mehr kostenlos an die Verbraucher abgegeben (Ausnahme: leichte Kunststofftragetaschen, die aus Hygienegründen erforderlich sind oder als Erstverpackung für lose Ware dienen) (GVM 2018). Ab 2020 ist es in Deutschland dem Handel verboten, Einwegplastiktüten abzugeben. Allerdings bleiben auch dann dünne Plastiktüten für die Erstverpackung, beispielsweise an der Obst- und Gemüsetheke (sog. „Hemdchenbeutel"), und besonders stabile Plastiktüten vom Verbot ausgenommen (Bundesregierung 2019).

Fair gehandelte Produkte – Genuss mit gutem Gewissen

Viele unserer Lebens- und Genussmittel werden aus sogenannten Entwicklungsländern importiert. Doch nur wenigen ist bewusst, unter welchen Bedingungen diese Produkte dort hergestellt werden: Teilweise herrschen menschenunwürdige Arbeitsbedingungen, einschließlich ausbeuterischer Formen der Kinderarbeit und Sklaverei (IAA 2010; ILO 2013). Aber auch Landwirte in Deutschland können aufgrund des Preisdrucks oft nicht mehr kostendeckend arbeiten.

Der faire Handel trägt dazu bei, diese Ungerechtigkeiten zu vermindern. So erhalten die Erzeuger von fair gehandelten Produkten einen Mindestpreis, der ihre Produktionskosten deckt und über dem Weltmarktpreis liegt. Weitere Mindeststandards sorgen für eine geringere Gesundheits- und Umweltbelastung, etwa beim Pestizideinsatz und Trinkwasserschutz. Fairer Handel fördert auch den Bau von Schulen, Krankenhäusern und anderen sozialen Einrichtungen (GEPA o. J.).

Fair gehandelte Produkte erkennt man an verschiedenen Gütesiegeln, beispielsweise dem „Fairtrade Deutschland“-Siegel (Abb. 2.2). Kaufen wir heimische Produkte, sichern wir auch Arbeitsplätze in unserer Region.

Abb. 2.2: Siegel und Logos für Produkte aus Fairem Handel.

Lebensmittelabfälle vermeiden

In Deutschland landen viele Lebensmittel im Müll, etwa elf Millionen Tonnen pro Jahr (Kranert et al. 2012). Neben den Abfällen bei Großverbrauchern (z. B. Restaurants, Betriebskantinen und Schulmensen), in der Lebensmittelindustrie und im Handel entstehen 4,4 Millionen Tonnen der jährlichen Lebensmittelabfälle in Privathaushalten: Jeder Deutsche wirft durchschnittlich mehr als 55 kg Lebensmittel pro Jahr weg. Etwa 44 % davon wären noch verzehrsfähig gewesen. Vor allem Gemüse, Obst und Backwaren, aber auch Essensreste landen in der Tonne (von Thünen-Institut 2018) (Abb. 2.3, S. 26). Für die Erzeugung dieser weggeworfenen Lebensmittel wurden Wasser, Energie und Rohstoffe verbraucht, Landfläche belegt, Treibhausgase verursacht – und auch viele tausend Tiere ganz umsonst geschlachtet. Angesichts von etwa 820 Millionen hungernden Menschen weltweit (FAO 2018) ist die Verschwendung von Lebensmitteln ethisch nicht zu verantworten. Aber auch die Haushaltskasse wird belastet: Wer im Voraus plant, sinnvoll einkauft und Reste verwertet, kann diese Verschwendung verringern oder vermeiden – und spart außerdem Geld.

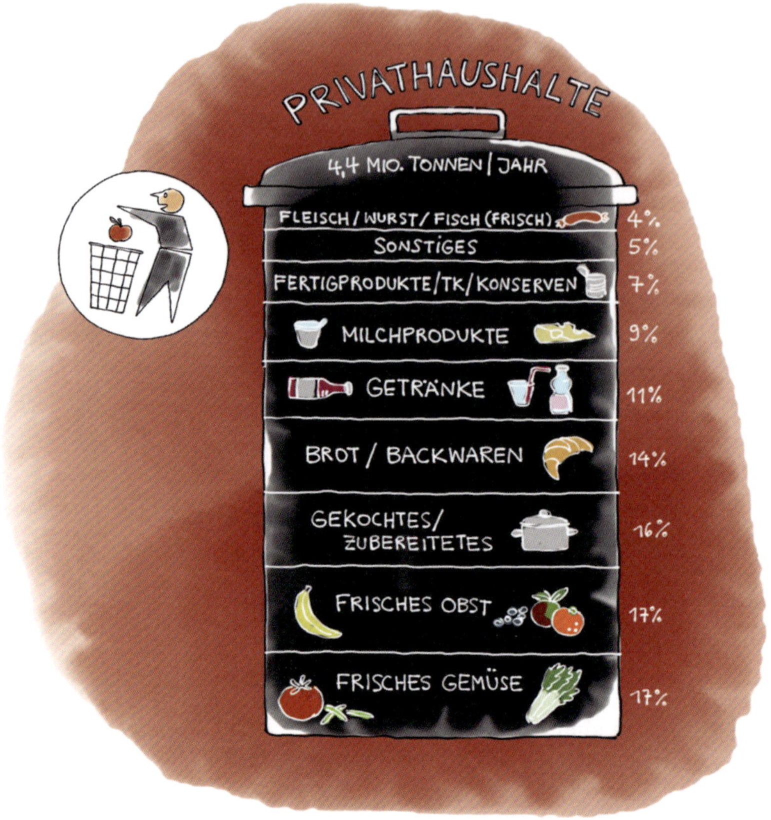

Abb. 2.3: Vermeidbare Lebensmittelabfälle privater Haushalte in Deutschland (von Thünen-Institut 2018).

Mindesthaltbarkeitsdatum

Das Mindesthaltbarkeitsdatum (MHD) ist kein Verfallsdatum. Viele Lebensmittel sind über das MHD hinaus haltbar. Das Datum legt nur das Ende der Zeitspanne fest, in der das Produkt alle deklarierten Qualitätseigenschaften noch aufweisen muss. Grundsätzlich gilt: Wenn das Produkt noch gut aussieht und riecht, kann es bedenkenlos verzehrt werden.

3 Gesundheitliche Aspekte veganer Ernährung

In den letzten 20 Jahren ist die Zahl der wissenschaftlichen Veröffentlichungen zum Thema vegetarische und vegane Ernährung deutlich angestiegen. Während in der Zeit davor vor allem mögliche Nährstoffdefizite untersucht wurden, stehen mittlerweile präventive Aspekte im Fokus der Wissenschaft. Zur veganen Ernährung liegen allerdings noch immer relativ wenige Untersuchungen vor: Eine Abfrage der biomedizinischen Datenbank PubMed ergibt gerade einmal 851 Publikationen für die Stichwortsuche „vegan" (Filter: title/abstract). Im Vergleich dazu liefert das Stichwort „Type 2 Diabetes" über 240 000 und das Stichwort „Obesity" (Übergewicht) rund 235 000 Einträge (Stand: Februar 2020).

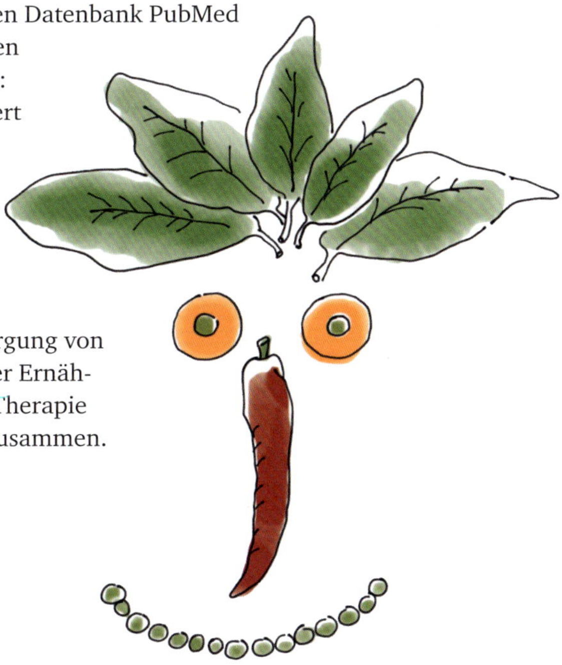

Das folgende Kapitel fasst die aktuelle Studienlage zur Nährstoffversorgung von Veganern sowie zum Potenzial veganer Ernährungsformen bei der Prävention und Therapie ernährungsassoziierter Krankheiten zusammen.

Nährstoffversorgung

Studien zeigen, dass Veganer die aktuellen Ernährungsempfehlungen der Fachgesellschaften, wie beispielsweise der Deutschen Gesellschaft für Ernährung (DGE), meist besser umsetzen als die Allgemeinbevölkerung. Das gilt besonders für den Verzehr von Gemüse, Obst und Vollkornprodukten. Auch bei den Makronährstoffen Protein, Fett und Kohlenhydrate liegen Veganer am nächsten an den Zufuhrempfehlungen, sowohl absolut (in Gramm) als auch relativ (in Prozent der Nahrungsenergie). Während die Allgemeinbevölkerung in Deutschland die Zufuhrempfehlungen für Protein und Fett überschreitet und die für Kohlenhydrate unterschreitet, nehmen Veganer weniger Protein und Fett sowie mehr Kohlenhydrate zu sich (Leitzmann und Keller 2020).

Kritische Nährstoffe

Mit einer vollwertigen und abwechslungsreichen veganen Ernährung können prinzipiell alle Nährstoffe (mit Ausnahme von Vitamin B_{12}) in ausreichender Menge zugeführt werden. Studien zeigen jedoch, dass bei Veganern die Zufuhr einiger Nährstoffe häufiger unter den Empfehlungen liegt. Solche Nährstoffe werden als kritisch bezeichnet. Werden langfristig die Zufuhrempfehlungen nicht erreicht, steigt das Risiko für Nährstoffmängel mit entsprechenden gesundheitlichen Beeinträchtigungen. Grundsätzlich gilt: je eingeschränkter und einseitiger die Lebensmittelauswahl, desto höher das Risiko. Das ist jedoch kein besonderes Kennzeichen der veganen Ernährung, sondern trifft auf alle Ernährungsweisen zu. Nährstoffe, die bei vegetarischer und veganer Ernährung als potenziell kritisch gelten, zeigt Tab. 3.1. Auf Seite 34 finden Sie außerdem eine Tabelle mit empfehlenswerten Blut- bzw. Urinuntersuchungen, um die Versorgung mit kritischen Nährstoffen zu überprüfen (Tab. 3.2).

Tab. 3.1: Kritische Nährstoffe bei vegetarischer und veganer Ernährung

Gruppe	Kritische Nährstoffe
Vegetarier	Eisen, Zink, langkettige Omega-3-Fettsäuren, (teilweise) Vitamin B_{12}, Jod*, Vitamin D*
Veganer	Eisen, Zink, langkettige Omega-3-Fettsäuren, Vitamin B_{12}, Kalzium, Vitamin B_2; Jod*, Vitamin D*

* kritisch auch in der Allgemeinbevölkerung (Vitamin D bei nicht ausreichender Sonnenbestrahlung, vor allem in den Wintermonaten)

Nährstoffzufuhr, Nährstoffbedarf und Nährstoffstatus

Die Nährstoffzufuhr gibt die mit der Nahrung zugeführte Menge eines Nährstoffs an, die anschließend mit den Zufuhrempfehlungen der Fachgesellschaften verglichen werden kann. Die Zufuhrempfehlungen wiederum sind nicht gleichbedeutend mit dem tatsächlichen Bedarf eines Nährstoffs. Dieser ist von Mensch zu Mensch unterschiedlich, wird von vielen Faktoren beeinflusst und kann nur mit aufwändigen Messmethoden bestimmt werden. Um der Bevölkerung dennoch Empfehlungen geben zu können, wird der aus Experimenten oder anderen wissenschaftlichen Befunden abgeleitete durchschnittliche Bedarf einer bestimmten Bevölkerungsgruppe mit Sicherheitszuschlägen versehen. Diese Zufuhrempfehlung ist dann so ausgelegt, dass etwa 98 % dieser Gruppe, beispielsweise Frauen zwischen 25 und 50 Jahren, mit hoher Wahrscheinlichkeit ausreichend versorgt sind. Der Nährstoffstatus hingegen misst anhand von Biomarkern (meist im Blut oder Urin), wie die tatsächliche Nährstoffversorgung einer Person im Vergleich zu bekannten Normwerten aussieht.

Eisen

„Vegetarier und Veganer haben Eisenmangel" lautet ein weit verbreiteter Mythos. Tatsächlich ist seit langem bekannt, dass Vegetarier und Veganer nicht häufiger von einer Eisenmangelanämie betroffen sind als Fleischesser (Leitzmann und Keller 2020). Veganer weisen sogar die höchsten Eisenzufuhren auf, gefolgt von Vegetariern und Mischköstlern (Davey et al. 2003; Sobiecki et al. 2016; Schüpbach et al. 2017). Das dreiwertige Eisen (Fe^{3+}) aus pflanzlichen Lebensmitteln kann jedoch schlechter aufgenommen werden als das zweiwertige Eisen (Hämeisen, Fe^{2+}) aus tierischen Lebensmitteln. Dennoch ist der Eisenstatus, gemessen anhand der Hämoglobinkonzentration, von Vegetariern und Veganern mit dem von Mischköstlern vergleichbar. Die Eisenspeicher, anhand von Serumferritin bestimmt, liegen hingegen bei Vegetariern und Veganern durchschnittlich niedriger als bei Fleischessern, jedoch meist im Normbereich (Elorinne et al. 2016; Schüpbach et al. 2017).

In der Deutschen Vegan-Studie hatten allerdings etwa 40 % der Veganerinnen (19–50 Jahre) Serum-Ferritinwerte unterhalb des Normbereichs (< 12 µg/l). Demgegenüber wiesen nur etwa 10 % der gleichaltrigen Frauen in der deutschen Allgemeinbevölkerung solche niedrigen Werte auf. Allerdings wurden diese Daten vor mehr als 20 Jahren erhoben (Waldmann et al. 2004a). Eine neuere Studie aus der Schweiz ermittelte bei Veganern, Vegetariern und Mischköstlern jeweils einen Anteil von 11–14 % der Teilnehmer mit Ferritinwerten unter dem Grenzwert (Schüpbach et al. 2017).

Niedrige Eisenspeicher (im unteren Normbereich) werden heute eher als günstig bewertet, denn eine hohe Eisenspeicherung fördert Oxidationsvorgänge, insbesondere die Bildung freier Radikale, und damit mögliche Zellschädigungen im Körper. So zeigen Studien einen Zusammenhang zwischen hohen Eisenspeichern und verschiedenen Erkrankungen, wie beispielsweise Typ-2-Diabetes, Atherosklerose und koronare Herzkrankheit. Auch korreliert die Hämeisenzufuhr mit dem Risiko für verschiedene Krebsarten (hohe Serum-Ferritinwerte senken hingegen offenbar das Krebsrisiko, was bisher jedoch nicht schlüssig erklärt werden kann) (Bao et al. 2012; Fonseca-Nunes et al. 2014; Orban et al. 2014).

Zu beachten ist, dass Frauen im gebärfähigen Alter sowie Kinder, unabhängig von der Ernährungsweise, häufiger entleerte Eisenspeicher aufweisen. Männer sind hingegen nur selten von Eisenmangel betroffen (Leitzmann und Keller 2020).

Zink

Im Vergleich zu Mischköstlern ist die durchschnittliche Zinkzufuhr von Vegetariern und Veganern niedriger. Hinzu kommt, dass die Verfügbarkeit von Zink aus pflanzlichen Lebensmitteln geringer ist als aus tierischen. Außerdem wirken verschiedene Lebensmittelinhaltsstoffe hemmend auf die Zinkresorption im Darm, dazu zählen unter anderem Phytate (z. B. in Getreide, Hülsenfrüchten und Nüssen) und Tannine (aus Kaffee oder Tee). Eine Übersichtsarbeit ergab, dass die Zinkversorgung im Blut von Vegetariern und insbesondere Veganern im Durchschnitt niedriger war als die von Mischköstlern. Besonders deutlich waren die Unterschiede bei den Frauen (Foster et al. 2013). In einer Schweizer Studie aus dem Jahr 2015 hatten Veganer, Vegetarier und Mischköstler eine ähnliche Zinkzufuhr. Dennoch lag der gemessene Zinkstatus im Blut bei über 47 % der Veganer, jedoch nur bei 19 % der Vegetarier und bei 11 % der Mischköstler unterhalb des Referenzwertes (Schüpbach et al. 2017).

Selen

Veganer und Vegetarier weisen eine geringere Selenzufuhr und einen niedrigeren Selenstatus auf als Mischköstler. Der Selengehalt tierischer Erzeugnisse ist aufgrund der Anreicherung von Futtermitteln konstant, der Selengehalt pflanzlicher Lebensmittel wird durch den Selengehalt des Bodens bestimmt. Die Böden Mittel- und Nordeuropas sind sehr arm an Selen und die dort angebauten Nahrungspflanzen daher ebenfalls. Eine gute pflanzliche Selenquelle sind Paranüsse, wobei der Selengehalt je nach Anbaugebiet sehr schwanken kann (Leitzmann und Keller 2020).

Omega-3-Fettsäuren

Da Vegetarier und Veganer keinen Fisch essen, fehlen ihnen direkte Quellen für die langkettigen Omega-3-Fettsäuren Eicosapentaensäure (EPA) und Docosahexaensäure (DHA) (Ausnahme: Mikroalgenöle). Der menschliche Körper ist jedoch in der Lage, EPA und DHA aus der pflanzlichen Omega-3-Fettsäure α-Linolensäure herzustellen. Diese Umwandlung ist jedoch sehr limitiert und wird bei einer hohen Zufuhr von Omega-6-Fettsäuren behindert. Studien zeigen, dass Vegetarier und Veganer meist deutlich schlechter mit EPA und DHA versorgt sind als Menschen, die (viel) Fisch essen (Kornsteiner et al. 2008; Sanders 2009; Elorinne et al. 2016).

Auch um die Umwandlung von α-Linolensäure in die langkettigen Omega-3-Fettsäuren zu optimieren, empfehlen einige Forscher für die Zufuhr von Omega-6- zu Omega-3-Fettsäuren ein Verhältnis von 2–4:1. Da viele pflanzliche Öle (z. B. Sonnenblumenöl) reichlich Omega-6-Fettsäuren enthalten, ist dieses Verhältnis bei Vegetariern (10–16:1) und Veganern (14–20:1) im Vergleich zu Mischköstlern (< 10:1) ungünstiger (Davis und Kris-Etherton 2003). In der EPIC-Norfolk-Studie gab es hingegen keine großen Unterschiede bei den Blutkonzentrationen der verschiedenen Omega-3-Fettsäuren zwischen Fleischessern, Fischessern, Vegetariern und Veganern (Welch et al. 2010). Das könnte darauf hinweisen, dass die körpereigene Umwandlungsrate der α-Linolensäure in EPA und DHA doch größer ist als angenommen.

Die klinische Relevanz von niedrigen EPA- und DHA-Blutspiegeln ist bisher unklar. Das potenziell höhere Risiko für Herz-Kreislauf-Erkrankungen bestätigt sich bei Vegetariern und Veganern in epidemiologischen Studien nicht. Sie haben durchschnittlich sogar ein um 20–30 % erniedrigtes Risiko für ischämische Herzkrankheiten (Huang et al. 2012). Möglicherweise würde dieser Effekt jedoch noch größer ausfallen, wären Vegetarier und Veganer besser mit Omega-3-Fettsäuren versorgt. Die Wirkungen eines geringen EPA- und DHA-Status auf entzündliche und neurologische Erkrankungen wurden bei Vegetariern und Veganern bisher kaum untersucht.

Vitamin B_{12} (Cobalamin)

Alle Veganer sollten die gesundheitliche Bedeutung von Vitamin B_{12} (Cobalamin) kennen, denn es ist *der* kritische Nährstoff bei veganer Ernährung. Vitamin B_{12} wird ausschließlich von Mikroorganismen gebildet und kommt in nennenswerten Mengen nur in tierischen Lebensmitteln vor. Vergorene und fermentierte pflanzliche Lebensmittel wie Bier, Sauerkraut oder fermentierte Sojaprodukte (z. B. Tempeh) können zwar Spuren des Vitamins enthalten, eine sichere Versorgung ist dadurch jedoch nicht möglich. Viele Veganer, aber auch ein Teil der Vegetarier sowie ältere Menschen, zeigen in Studien eine unzureichende Vitamin-B_{12}-Versorgung (Krajcovicova-Kudlackova et al. 2000; Herrmann et al. 2003; Waldmann et al. 2004b; Majchrzak et al. 2006). So wiesen in Studien bis zu

- 73 % der Veganer,
- 26 % der Vegetarier,
- 18 % der erwachsenen Mischköstler und
- 20 % der älteren Mischköstler (≥ 65 Jahre)

einen Serum-Vitamin-B_{12}-Spiegel unterhalb des Normbereichs (< 156 bzw. < 188 pmol/l) auf (Herrmann et al. 2003; Gilsing et al. 2010).

Insbesondere für Veganer ist daher eine zuverlässige Supplementierung mit Vitamin B_{12} erforderlich. Diese kann über Nahrungsergänzungsmittel, angereicherte Lebensmittel sowie eine mit Vitamin B_{12} angereicherte Zahncreme erfolgen. Ein Vitamin-B_{12}-Mangel kann langfristig zu schwerwiegenden hämatologischen, neurologischen (potenziell irreversibel!), psychiatrischen und kardiovaskulären Symptomen bzw. Folgeerkrankungen führen. Bei Schwangeren und Stillenden betrifft das nicht nur die Mutter, sondern auch das Kind.

Aufschluss über den Vitamin-B_{12}-Status geben verschiedene Blutwerte, die regelmäßig (etwa einmal jährlich) und in Kombination untersucht werden sollten (siehe Tab. 3.2, S. 34). Fast alle Veganer, die bereits einen im Blut messbaren Vitamin-B_{12}-Mangel aufweisen, fühlen sich trotzdem gesund und spüren davon nichts. Die pathologischen Veränderungen schreiten jedoch unerkannt fort (weitere Informationen zu Vitamin B_{12} siehe Kap. 4, S. 59).

Kalzium

In Deutschland, Österreich und der Schweiz wird für Erwachsene eine Kalziumzufuhr von 1000 mg pro Tag empfohlen (DGE et al. 2019). Diese Zufuhr erreichen Veganer im Durchschnitt nicht, sondern liegen in den meisten Studien mit 540–840 mg/d (Frauen) bzw. 520–890 mg/d (Männer) deutlich darunter (Leitzmann und Keller 2020). Einzelne Studien ermittelten hingegen höhere mittlere Kalziumzufuhren von 800–1000 mg pro Tag (Rizzo et al. 2013; Kristensen et al. 2015; Elorinne et al. 2016).

In der EPIC-Oxford-Studie wiesen Veganer ein um 30 % höheres Risiko für Knochenbrüche auf. Dies galt jedoch nur, wenn die Kalziumzufuhr niedriger als 525 mg pro Tag war. Lag die Kalziumzufuhr darüber, gab es keine Unterschiede im Frakturrisiko zwischen Mischköstlern, Vegetariern und Veganern (Appleby et al. 2007).

Allerdings erreichen in Deutschland auch 46 % der männlichen und 55 % der weiblichen Mischköstler nicht die Zufuhrempfehlungen für Kalzium. Bei weiblichen Jugendlichen sind es sogar 74 % (MRI 2008). Besonders Kinder, Jugendliche und ältere Menschen sowie Schwangere und Stillende sollten auf eine ausreichende Kalziumzufuhr achten.

Vitamin B_2 (Riboflavin)

Die mengenmäßig wichtigsten Quellen für Vitamin B_2 sind in Deutschland Milch und Milchprodukte. Daher erreichen Mischköstler und Vegetarier meist die Zufuhrempfehlungen für Vitamin B_2 (Davey et al. 2003; Sobiecki et al. 2016; Schüpbach et al. 2017). Da diese Lebensmittel bei Veganern wegfallen, weisen sie in Studien häufiger als Mischköstler und Vegetarier eine ungenügende Versorgung mit Vitamin B_2 auf. Eine österreichische Studie ermittelte bei 30 % der Veganer, aber nur bei 10 % der Mischköstler und Vegetarier erniedrigte Blutspiegel für Vitamin B_2 (Majchrzak et al. 2006).

Jod

Nicht nur Vegetarier und Veganer sind häufig unzureichend mit Jod versorgt. In Deutschland liegt die Jodzufuhr bei etwa 30 % der Kinder und Erwachsenen unterhalb des mittleren Bedarfs (RKI 2015). Studien zeigen jedoch, dass Veganer im Vergleich zu Vegetariern und diese im Vergleich zu Mischköstlern eine noch ungünstigere Jodversorgung aufweisen (Kristensen et al. 2015; Sobiecki et al. 2016). Ein Grund dafür ist, dass neben Fisch auch Milchprodukte als mögliche Jodquelle entfallen.

Vitamin D

Die Vitamin-D-Versorgung wird hauptsächlich von der Eigensynthese in der Haut über die Sonnenstrahlung (UV-B-Strahlung) bestimmt. Ergebnisse aus Studien zeigen, dass die Ernährung nur eine untergeordnete Rolle spielt. Dennoch ist der Vitamin-D-Status bei Veganern meist am niedrigsten. So zeigten sich in der EPIC-Oxford-Studie über alle Jahreszeiten hinweg abfallende Konzentrationen des Vitamin-D-Markers 25(OH)D_3 im Blut von Mischköstlern über Fischesser und Vegetarier bis hin zu Veganern (Crowe et al. 2011). In der Adventist Health Study 2 war hingegen der Anteil der Teilnehmer mit ausreichendem bzw. unzureichendem Vitamin-D-Status zwischen Fleischessern, Fischessern, Vegetariern und Veganern gleich. Ausschlaggebend für die Vitamin-D-Versorgung waren nicht die Ernährungsform, sondern die Aufenthaltszeiten in der Sonne sowie die Einnahme von Vitamin-D-Supplementen (Chan et al. 2009).

Protein

Anders als häufig angenommen, ist Protein bei Vegetariern und auch den meisten Veganern in der Regel kein kritischer Nährstoff: Die Zufuhr liegt meist über oder im Bereich der Empfehlungen (Leitzmann und Keller 2020). Studien zeigen jedoch, dass besonders bei Veganerinnen die Proteinzufuhr teilweise zu niedrig ist. So erreichten in der Deutschen Vegan-Studie 41 % der Frauen und 31 % der

Tab. 3.2: Empfehlenswerte Untersuchungsparameter zur Überprüfung des Versorgungsstatus mit kritischen Nährstoffen

Nährstoff	Untersuchungsparameter
Eisen	– Ferritin – löslicher Transferrinrezeptor (sTfR) – Hämoglobin (Hb)
Zink	Zink im Serum (besser: Vollblut)
Omega-3-Fettsäuren	DHA im Plasma*
Vitamin B_{12} (Cobalamin)	Holo-Transcobalamin (Holo-TC) Methylmalonsäure (MMA)
Kalzium	(kein guter Blutparameter vorhanden)
Vitamin B_2 (Riboflavin)	EGRAC (Aktivität der Erythrozyten-Gluthation-Reduktase) (alternativ: Vitamin B_2 im Vollblut)
Jod	Jodausscheidung im 24-h-Sammelurin (alternativ: Spontanurin); zusätzlich Messung der Kreatinin-ausscheidung
Vitamin D	25-OH-Vitamin-D_3 (Calcidiol)

Material für die Laboruntersuchung: jeweils Serum, wenn nicht anders vermerkt

* labortechnisch werden alle Fettsäuren zusammen bestimmt (manche Labore rechnen dennoch jede einzeln ab)

Männer nicht die Zufuhrempfehlungen für Protein. Zudem war etwa ein Viertel der Teilnehmer untergewichtig, was auf eine zu niedrige Energiezufuhr hinweist (Waldmann et al. 2003). Bei unzureichender Energiezufuhr wird auch Nahrungsprotein (später auch Körperprotein) zur Energiegewinnung abgebaut. Um dies zu vermeiden, muss auf eine ausreichende Energie- und Proteinzufuhr geachtet werden. In neueren Studien ist die Proteinzufuhr der Veganer jedoch meist zufriedenstellend (Kristensen et al. 2015; Elorinne et al. 2016; Schüpbach et al. 2017).

Günstige Nährstoffe

Eine pflanzenbasierte Kost geht mit einer hohen Zufuhr und damit einer günstigen Versorgung an zahlreichen Nähr- und Inhaltsstoffen einher. Hierzu zählen β-Carotin (Provitamin A), Vitamin C, Vitamin E, Vitamin B_1 (Thiamin), Folat, Biotin, Pantothensäure, Magnesium sowie Ballaststoffe und sekundäre Pflanzenstoffe (Leitzmann und Keller 2020). Einige dieser Substanzen gelten als kritisch in der deutschen Allgemeinbevölkerung, denn die Zufuhrempfehlungen werden dort oft nicht erreicht. Das gilt besonders für:

- Folat (79 % der Männer, 86 % der Frauen),
- Vitamin E (48 % der Männer, 49 % der Frauen),
- Vitamin C (32 % der Männer, 29 % der Frauen) und
- Magnesium (26 % der Männer, 29 % der Frauen) (MRI 2008).

Auch bei der Ballaststoffzufuhr zeigen sich deutliche Unterschiede. Während die von der DGE empfohlene Zufuhr bei mindestens 30 g pro Tag liegt, erreichen Männer in Deutschland durchschnittlich 25 g und Frauen 23 g (MRI 2008). Studien mit Veganern zeigen hingegen Ballaststoffzufuhren von teilweise 40 g oder sogar mehr als 60 g pro Tag (Waldmann et al. 2003; Elorinne et al. 2016).

Die gute Versorgung mit bestimmten Nährstoffen, etwa Antioxidantien, zeigt sich auch im Blut. So erreichten in der Deutschen Vegan-Studie 59 % der Männer und 93 % der Frauen die präventiv erwünschten Plasmakonzentrationen für β-Carotin sowie 100 % der Frauen und 96 % der Männer die für Vitamin C (Waldmann et al. 2005). In nicht-vegetarischen Vergleichsgruppen wiesen hingegen nur 46 % der Teilnehmer die erwünschten Vitamin-C-Konzentrationen auf (Krajcovicova-Kudlackova et al. 2007).

Prävention und Therapie

Die Häufigkeit ernährungsassoziierter chronischer Krankheiten wie Übergewicht und Adipositas, Typ-2-Diabetes, Bluthochdruck, Herz-Kreislauf-Erkrankungen und verschiedene Krebsarten nimmt weltweit zu. Diese Entwicklung ist nicht nur in den Industrie-, sondern auch vermehrt in den Schwellen- und Entwicklungsländern zu beobachten. Hauptursache für die Zunahme nichtübertragbarer Krankheiten ist der Lebensstil – neben Rauchen und Bewegungsmangel auch die sogenannte *western diet*, ein Verzehrsmuster mit einer hohen Zufuhr von Fett, Cholesterin, Protein, Zucker und Salz sowie häufigem Verzehr von Fastfood und verarbeiteten Lebensmitteln.

Epidemiologische Studien zeigen, dass Vegetarier und Veganer ein geringeres Risiko für einige ernährungsassoziierte Krankheiten aufweisen. Diese Befunde bleiben auch dann bestehen, wenn der insgesamt gesündere Lebensstil von Vegetariern und Veganern bereits berücksichtigt wurde. Auch einzelne Studien zu therapeutischen Erfolgen durch vegetarische oder vegane Ernährungsinterventionen liegen vor. Demnach bieten pflanzenbasierte Kostformen ein erhebliches, bisher kaum genutztes Potenzial bei der Prävention und auch der Therapie der genannten Erkrankungen (Leitzmann und Keller 2020).

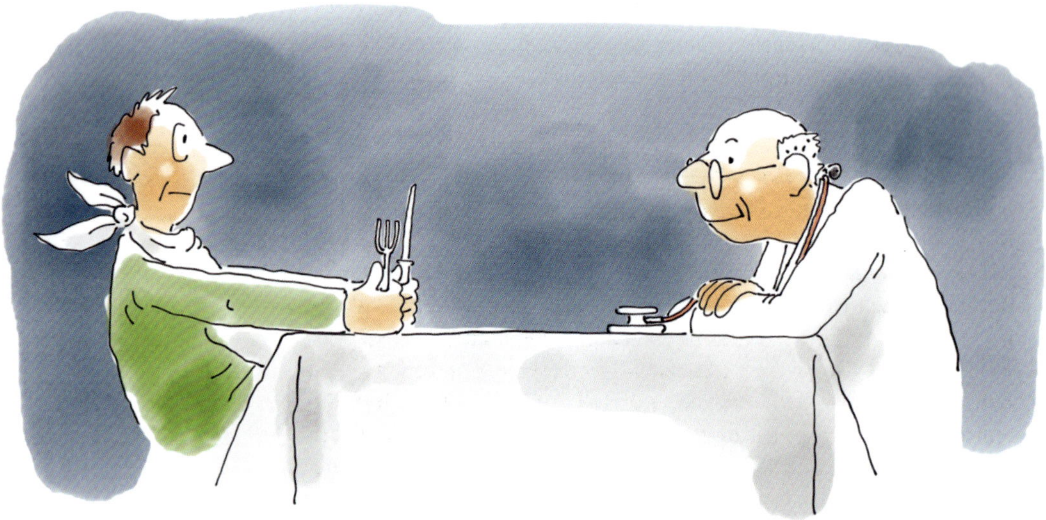

Prävention

Übergewicht und Adipositas

Körpergewicht und Body-Mass-Index (BMI) von Vegetariern und Veganern liegen durchschnittlich niedriger als bei Mischköstlern (Davey et al. 2003). In der Adventist Health Study 2 betrug der BMI-Unterschied zwischen Fleischessern (28,8 kg/m^2) und Veganern (23,6 kg/m^2) etwa fünf Einheiten. Die Autoren der Studie sahen in vegetarischen Kostformen ein erhebliches Potenzial, vor Übergewicht zu schützen (Tonstad et al. 2009).

Positiv wirkt sich dabei vor allem die niedrigere Energiedichte und gleichzeitig höhere Nährstoffdichte pflanzlicher Kost aus. Bei gleichem Nahrungsvolumen werden so weniger Energie und mehr Vitamine, Mineralstoffe, Ballaststoffe sowie sekundäre Pflanzenstoffe aufgenommen. Da Übergewicht ein wesentlicher Risikofaktor für verschiedene Folgekrankheiten ist, hat eine vegane Ernährung, die durchschnittlich mit einem niedrigeren BMI verbunden ist, ein erhebliches Potenzial in der Prävention des Metabolischen Syndroms, von Typ-2-Diabetes, Bluthochdruck, Herz-Kreislauf-Erkrankungen sowie Erkrankungen des Skelett- und Bewegungsapparates (Leitzmann und Keller 2020).

Diabetes mellitus Typ 2

Veganer erkranken deutlich seltener als Mischköstler an Typ-2-Diabetes. So zeigte die Adventist Health Study 2 bei Vegetariern und Veganern ein um etwa 50 % verringertes Diabetesrisiko im Vergleich zu Fleischessern (BMI-bereinigt) (Tonstad et al. 2009). Als wichtigste Einflussfaktoren gelten das niedrigere Körpergewicht und die höhere Ballaststoffzufuhr, insbesondere durch Vollkornprodukte. Eine hohe Ballaststoffzufuhr beeinflusst den Blutglukose- und Insulinstoffwechsel positiv und beugt einer Insulinresistenz, einer verminderten Reaktion der Körperzellen auf Insulin, vor. Studien zeigen außerdem, dass die Insulinsensitivität bei Vegetariern und Veganern, unabhängig vom BMI, höher ist als bei Mischköstlern (Hung et al. 2006; Cui et al. 2019). Neben dem geringeren Körpergewicht spielen demnach auch weitere (Ernährungs-)Faktoren eine Rolle. Bekannt ist, dass eine höhere Zufuhr von gesättigten Fettsäuren, Stickstoffverbindungen (wie Nitrat und Nitrit) sowie Hämeisen das Diabetesrisiko steigert. Insbesondere der Konsum von rotem Fleisch und Fleischwaren (v. a. Wurst) gilt als dosisabhängiger Risikofaktor für Typ-2-Diabetes (Feskens et al. 2013; Schwingshackl et al. 2017a).

Bluthochdruck

Bei etwa 30 % der Erwachsenen in Deutschland liegt ein Bluthochdruck vor (Neuhauser et al. 2017). Vegetarier und Veganer sind deutlich seltener betroffen als Mischköstler. Außerdem haben sie durchschnittlich niedrigere Blutdruckwerte (Yokoyama et al. 2014). Als wichtigste Ursache für diesen Befund gilt das niedrigere Körpergewicht von Vegetariern und Veganern. In der Adventist Health Study 2 war das Hypertonierisiko bei Vegetariern um 15 % und bei den Veganern um etwa 50 % geringer als bei den Fleischessern, jeweils unter Berücksichtigung des BMI (Pettersen et al. 2012). Demnach begünstigen auch weitere Aspekte einer pflanzenbetonten Ernährung einen Blutdruck im Normbereich. So liefert pflanzliche Kost reichlich Kalium und Magnesium, was sich zusammen mit pflanzlichem Protein (v. a. Soja), blutdrucksenkend auswirkt. Der Konsum von rotem und verarbeitetem Fleisch ist hingegen mit einem erhöhten Hypertonierisiko assoziiert (Schwingshackl et al. 2017b).

Herz-Kreislauf-Erkrankungen

Vegetarier und Veganer haben im Vergleich zu Fleischessern ein um 25–30 % niedrigeres Risiko, an einer ischämischen Herzkrankheit zu erkranken oder zu sterben (Huang et al. 2012; Dinu et al. 2017). Als für die Herzgesundheit protektive Faktoren vegetarischer und veganer Ernährungsformen gelten das geringere Körpergewicht, günstigere Blutfettwerte (v. a. niedrigeres Gesamt- und LDL-Cholesterin) sowie die geringere Prävalenz von Typ-2-Diabetes und Bluthochdruck. Auf der Ernährungsebene wirken sich vor allem das günstigere Fettsäuremuster (weniger gesättigte, mehr einfach und mehrfach ungesättigte Fettsäuren), eine höhere Zufuhr von Ballaststoffen und Antioxidanzien sowie der höhere Verzehr von Gemüse, Obst,

Vollkornprodukten, Nüssen und Hülsenfrüchten (inkl. Soja) günstig aus (Leitzmann und Keller 2020). Rotes und verarbeitetes Fleisch erhöhen hingegen dosisabhängig das Sterberisiko an ischämischer Herzkrankheit (Abete et al. 2014; Bechthold et al. 2017).

Eine ältere Übersichtsarbeit (vier Langzeitstudien, >66 000 Teilnehmer) ergab, dass bei Veganern die verringerte Sterblichkeit an ischämischer Herzkrankheit weniger ausgeprägt war als bei Vegetariern (−26 % vs. −34 %) (Key et al. 1999). Das könnte an den oft erhöhten Homocysteinwerten liegen, die bei vielen Veganern aufgrund eines vorliegenden Vitamin-B_{12}-Mangels beobachtet werden. Auch die geringere Versorgung mit den beiden langkettigen Omega-3-Fettsäuren EPA und DHA könnte eine Rolle spielen. In der Adventist Health Study 2 hatten hingegen die Veganer das geringste Risiko, an einer ischämischen Herzkrankheit zu sterben. Dies galt jedoch nur für Männer (− 55 %) und nicht für Frauen (Orlich et al. 2013). Hier besteht demnach noch weiterer Forschungsbedarf.

Krebs

Krebsprotektive Ernährungsfaktoren sind nach heutigem Kenntnisstand insbesondere ein hoher Verzehr von Gemüse, Obst und Vollkornprodukten, eine ballaststoffreiche Kost sowie eine hohe Zufuhr an Antioxidanzien (z. B. β-Carotin, Vitamin C) und sekundären Pflanzenstoffen. Auch ein BMI im Normalbereich senkt das Krebsrisiko. Rotes Fleisch, vor allem aber Fleischprodukte wie Wurst, gelten hingegen als Risikofaktoren für die Krebsentstehung (WCRF/AICR 2018).

Veganer, die im Durchschnitt besser mit diesen gesundheitsfördernden Substanzen versorgt sind als die Allgemeinbevölkerung, haben nach derzeitiger Studienlage ein etwas geringeres Krebsrisiko als Fleischesser. So lag das Gesamtkrebsrisiko der Veganer in der Adventist Health Study 2 um 16 % und in der EPIC-Oxford-Studie um 19 % niedriger, verglichen mit den Mischköstlern (Tantamango-Bartley et al. 2013; Key et al. 2014). Eine Meta-Analyse von vier Studien (etwa 45 000 Teilnehmer) bestätigte diese Ergebnisse: Vegetarier hatten ein etwa 8 % und Veganer ein 15 % niedrigeres Erkrankungsrisiko für alle Tumorarten (Dinu et al. 2017). Wird allerdings nur das Risiko für die mit am häufigsten auftretenden Krebsarten Brust-, Prostata- und Dickdarmkrebs betrachtet, zeigen sich keine Unterschiede zwischen Fleischessern und Vegetariern (inkl. Veganern) (Godos et al. 2017). Auch hier sind demnach weitere Studien mit längerer Beobachtungsdauer nötig.

Therapie

Auch in der Therapie ernährungsassoziierter Erkrankungen zeigten vegetarische und vegane Kostformen Erfolge, etwa bei Übergewicht, Typ-2-Diabetes, Bluthochdruck, Fettstoffwechselstörungen und rheumatoider Arthritis (Leitzmann und Keller 2020). In einer Interventionsstudie mit übergewichtigen Typ-2-Diabetikern konnte durch die Umstellung auf eine fettarme vegane Ernährung eine größere Verbesserung der Blutzuckerkontrolle und der Blutfette sowie eine geringere Medikamentendosis erreicht werden, verglichen mit einer konventionellen Ernährungstherapie (Barnard et al. 2009). Durch eine vergleichsweise kurze Intervention von sieben Tagen, in der sich 1615 Probanden vegan und fettarm ernährten und sich körperlich betätigten, konnte der Blutdruck der Teilnehmer durchschnittlich um etwa 7 % gesenkt werden. Bei Probanden mit Bluthochdruck lag die Reduktion bei etwa 10 %. Zudem konnten fast 90 % der Teilnehmer, die zu Beginn der Studie Blutdruckmedikamente eingenommen hatten, ihre Dosis verringern oder sogar ganz absetzen (McDougall et al. 2014). Eine Zusammenfassung von 14 Interventionsstudien ergab darüber hinaus, dass durch vegane Interventionen die Blutfettwerte (Triglyzerid- und LDL-Cholesterinkonzentrationen) durchschnittlich um 15–25 % gesenkt werden konnten (Ferdowsian und Barnard 2009). Eine fettreduzierte, vegane Kost zeigte außerdem bei Patienten mit rheumatoider Arthritis Verbesserungen der Krankheitssymptome (McDougall et al. 2002).

4 Ernährung im Kleinkind- und Schulalter

Nach Vollendung des ersten Lebensjahres hat sich eine gewisse Reife der Verdauungs- und Stoffwechselfunktionen eingestellt – voll ausgereift sind diese jedoch erst am Ende des Schulkindalters. Kinder vertragen nun größere Nahrungsmengen und verschiedenartige Speisen. Die Versorgung des Kindes ist nicht mehr – auch wenn noch begleitend gestillt wird – direkt an die Nahrungsaufnahme der Mutter gebunden (Elmadfa und Leitzmann 2019).

Um den ersten Geburtstag herum beginnen viele Kinder zu laufen. Entsprechend steigen die körperliche Aktivität und damit Energieverbrauch und Energiebedarf. Gesunde Kinder können grundsätzlich fast alles essen, was auch Erwachsene essen. Schwer verdauliche, scharf gewürzte, salzige und sehr ballaststoffreiche Kost sind für das Kleinkindalter jedoch nicht geeignet. Die meisten Kinder bevorzugen süße und fettreiche Speisen, weshalb es besonders wichtig ist, das Ernährungsverhalten in dieser frühen Lebensphase positiv zu prägen. Dazu zählt insbesondere auch ein vorbildliches Essverhalten der Eltern (Alexy et al. 2008). Übrigens findet die früheste Prägung des kindlichen Essverhaltens bereits im Mutterleib durch die Geschmackseindrücke, die über die Ernährung der Mutter an das Kind weitergegeben werden, statt. Das setzt sich nach der Geburt während der Stillzeit fort, denn der Geschmack der Muttermilch wird ebenfalls maßgeblich durch die Ernährung der Mutter beeinflusst (Beckerman et al. 2017).

Das folgende Kapitel gibt einen Überblick über die Veränderungen des Energie- und Nährstoffbedarfs sowie über mögliche kritische Nährstoffe im Klein- und Schulkindalter. Zudem bietet es Hilfestellung, wie Eltern ihre vegan ernährten Kinder optimal versorgen können.

Energie- und Nährstoffbedarf

Kinder befinden sich im Wachstum und in der Entwicklung und haben deshalb einen anderen Nährstoffbedarf als Erwachsene. Anders als diese haben Kinder nicht nur einen Erhaltungs-, sondern auch einen Aufbaustoffwechsel (siehe Infobox unten). Auch wenn die absoluten Zufuhrempfehlungen meist kleinere Mengen für Kinder ausweisen, ist das bei vielen Nährstoffen in Relation zum Körpergewicht mehr als bei Erwachsenen. Die Referenzwerte für verschiedene Nährstoffe, unterteilt nach Altersgruppen, zeigt Tab. 4.1 (S. 42). Außerdem werden in den Tab. 4.4 bis 4.6 (S. 51–54) die Funktionen der einzelnen Vitamine und Mineralstoffe dargestellt.

Aufbaustoffwechsel und Gewichtszunahme

Ein Neugeborenes kommt mit einer durchschnittlichen Länge von 50 cm zur Welt. Im ersten Lebensjahr beträgt das Wachstum etwa zwei Zentimeter pro Monat. In den darauffolgenden Jahren sinkt die Wachstumsgeschwindigkeit stetig (bis auf sechs Zentimeter pro Jahr). Bis zum vollendeten vierten Lebensjahr sollte sich die Geburtsgröße in etwa verdoppelt haben. Im frühen Schulkindalter und in der Pubertät kommt es erneut zu einem Wachstumsanstieg (Förg 2019). Das Körpergewicht verändert sich deutlich schneller als die Körpergröße. So hat sich das Geburtsgewicht bis zum Ende des ersten Lebenshalbjahres verdoppelt und nach einem Jahr ungefähr verdreifacht (Förg 2019) (Tab. 4.2, S. 43).
Zur Überprüfung des Wachstums und des Gedeihens von Kindern werden in den kinderärztlichen Vorsorgeuntersuchungen verschiedene Messwerte (Körpergewicht, Körpergröße, Kopfumfang) ermittelt und in ein sogenanntes Somatogramm eingetragen. Die wiederholte Messung von Körpergewicht und Körpergröße ist erforderlich, da nicht nur die absoluten Werte, sondern auch deren zeitlicher Verlauf beurteilt wird (Latal und Neuhäuser 2018). Aufgrund hoher individueller Schwankungen werden die Werte mithilfe von Perzentilkurven verglichen (siehe Infobox S. 44) (Förg 2019).

Nahrungsenergie

Die Hauptenergielieferanten unserer Ernährung sind die Makronährstoffe Kohlenhydrate, Fette und Proteine. Vor allem Kohlenhydrate und Fette sowie zu einem geringeren Anteil auch Proteine werden im Stoffwechsel abgebaut und in Energie umgewandelt (bei Erwachsenen kommt teilweise noch Alkohol hinzu). Der individuelle Energiebedarf setzt sich zusammen aus dem Grundumsatz, dem Leistungsumsatz und der nahrungsinduzierten Thermogenese. Befindet sich der Körper in Ruhe, bei konstanter Raumtem-

Tab. 4.1: Unterschiede im Nahrungsenergie- und Nährstoffbedarf von Kindern, Jugendlichen und Erwachsenen (ausgewählte Nährstoffe und Altersgruppen) (DGE et al. 2019)

Energie/Nährstoff	Kinder 1 bis unter 4 Jahre (m/w)	Kinder 4 bis unter 7 Jahre (m/w)	Kinder 7 bis unter 10 Jahre (m/w)	Kinder 10 bis unter 13 Jahre (m/w)	Jugendliche 13 bis unter 15 Jahre (m/w)	Erwachsene 25 bis unter 51 Jahre (m/w)
	Referenzwerte für die Zufuhr					
Nahrungsenergie (kcal/d)[a]	1200/1100	1400/1300	1700/1500	1900/1700	2300/1900	2300/1800
Protein (g/kg KG u. d)	1,0	0,9	0,9	0,9	0,9	0,8
Fett (En %)	30–40	30–35	30–35	30–35	30–35	30
essenzielle Fettsäuren (En %)						
Linolsäure (Omega-6) (En %)	3	2,5	2,5	2,5	2,5	2,5
α-Linolensäure (Omega-3) (En %)	0,5	0,5	0,5	0,5	0,5	0,5
Wasserzufuhr (ml/kg KG u. d) durch Getränke und feste Nahrung	95	75	60	50	40	35
Vitamin A (mg Retinol-Äquivalent/d)[b]	0,6	0,7	0,8	0,9	1,1/1,0	1,0/0,8
Vitamin D (µg/d)[c]	20	20	20	20	20	20
Vitamin B_1 (mg/d)	0,6	0,7	0,9/0,8	1,0/0,9	1,2/1,0	1,2/1,0
Vitamin B_2 (mg/d)	0,7	0,8	1,0/0,9	1,1/1,0	1,4/1,1	1,4/1,1
Vitamin C (mg/d)	20	30	45	65	85	110/95
Magnesium (mg/d)	80	120	170	230/250	310/310	350/300
Eisen (mg/d)	8	8	10	12/15[d]	12/15[d]	10/15[d]
Zink (mg/d)	3	4	6	9/8[e]	12/10[e]	14/8[e]
Jod (µg/d)	100	120	140	180	200	200
Kalzium (mg/d)	600	750	900	1100	1200	1000

KG = Körpergewicht

[a] bezogen auf PAL: 1,4

[b] 1 mg Retinol-Äquivalent = 6 mg all-trans-β-Carotin = 12 mg andere Provitamin A-Carotinoide = 1 mg Retinol = 1,15 mg all-trans-Retinylacetat = 1,83 mg all-trans-Retinylpalmitat

[c] bei fehlender endogener Synthese

[d] nichtmenstruierende Frauen, die nicht schwanger sind oder nicht stillen: 10 mg/d

[e] bezogen auf eine mittlere Phytatzufuhr (660 mg/d); bei niedriger Phytatzufuhr (330 mg/d): 11/7 mg/d; bei hoher Phytatzufuhr (990 mg/d): 16/10 mg/d

Tab. 4.2: Durchschnittliche Körpergröße und Körpergewicht von Kindern nach Alter (Förg 2019)

Alter	Größe	Gewicht
bei Geburt	50 cm	3–3,5 kg
5–6 Monate	60 cm	6–7 kg
1 Jahr	75 cm	10 kg
4 Jahre	100 cm	16 kg
6 Jahre	120 cm	20 kg
12 Jahre	150 cm	40 kg

peratur und muss gerade nichts verdauen, benötigt er nur so viel Energie, dass er seine grundlegenden lebenswichtigen Körperfunktionen ausführen kann (Grundumsatz). Hierzu zählen beispielsweise der Grundstoffwechsel, die Herztätigkeit, die Atmung und die Aufrechterhaltung der Körpertemperatur. Alle weiterführenden Aktivitäten, wie Bewegung, aber auch geistige Arbeit und Wachstum, benötigen zusätzliche Energie (Leistungsumsatz). Der zusätzliche Energiebedarf hierfür wird anhand des PAL-Wertes ausgedrückt und quantifiziert (siehe Infobox unten). Auch der Ab-, Auf- und Umbau der energieliefernden Nährstoffe nach dem Verdauungsvorgang ist mit Energieaufwand verbunden (nahrungsinduzierte Thermogenese). Mit 50–60 % entfällt der größte Teil unseres Energiebedarfs auf den Grundumsatz, während der Leistungsumsatz 30–40 % ausmacht.

Der PAL-Wert

Die körperliche Aktivität wird in Form des PAL-Wertes (physical activity level) angegeben und als Mehrfaches des Grundumsatzes ausgedrückt. Für Büroangestellte (überwiegend sitzende Tätigkeit) wird beispielsweise ein PAL-Wert von 1,4–1,5 zugrunde gelegt, für Studierende (überwiegend sitzende, zeitweise auch gehende oder stehende Tätigkeiten) ein Wert von 1,6–1,7 und für Verkäufer (überwiegend gehende und stehende Tätigkeiten) ein Wert von 1,8–1,9. Bauarbeiter und Leistungssportler liegen bei 2,0–2,4. Für sportliche Aktivitäten werden zusätzliche PAL-Einheiten vergeben.

Der Energiebedarf wird vor allem über Kohlenhydrate und Fette gedeckt. Enthält die tägliche Ernährung jedoch zu wenig davon, kann auch Nahrungsprotein in Energie umgewandelt werden. Dies steht dem Körper dann jedoch nicht mehr für den Aufbau von Körperprotein zur Verfügung, was sich insbesondere negativ auf das Wachstum sowie die Bildung von Muskelmasse auswirken kann. Im Extremfall wird auch Körperprotein zur Energiegewinnung abgebaut – dies trifft jedoch nur bei lang andauernden Hungerzuständen zu.

Ob Energiezufuhr und Energieverbrauch ausgeglichen sind, kann anhand des Körpergewichts beurteilt werden. Nehmen wir mehr Nahrungsenergie auf als wir verbrauchen, legen wir an Gewicht zu.

Der Body-Mass-Index (BMI) ist der internationale Standard der Gewichtsklassifikation. Er setzt als Referenzwert das Körpergewicht (in Kilogramm) zur Körpergröße (in Metern zum Quadrat) in Relation, seine Einheit ist kg/m^2. Der BMI dient bei Erwachsenen als grobe Einschätzung für die Einordnung in verschiedene Gewichtskategorien (Untergewicht, Normalgewicht, Übergewicht). Ein hoher BMI (>25) korreliert mit dem Risiko für viele ernährungsassoziierte Krankheiten, beispielsweise Myokardinfarkt, Herzinsuffizienz und Schlaganfall, ebenso steigt das Sterberisiko (Khan et al. 2018). Allerdings kann der BMI nicht zwischen Muskel- und Fettmasse des Körpers unterscheiden und sollte daher durch andere Körpermaße ergänzt werden (z. B. Taillenumfang, Hautfaltendicke).

Da sich Körpergröße und Gewicht bei Kindern und Jugendlichen mitunter noch rasch ändern, ist der BMI als alleiniges Einordnungskriterium nicht ausreichend. Perzentilkurven berücksichtigen die natürlichen Veränderungen innerhalb des kindlichen Entwicklungsprozesses und geben als Orientierung eine Spannbreite statt eines einzelnen Messwerts an (siehe Infobox unten).

Perzentilkurven

Perzentilkurven werden in der Medizin zur Beurteilung von Körpergewicht und Körpergröße von Kindern und Jugendlichen verwendet. Statistisch gesehen wird die Streuung einer Verteilung als Perzentilkurve dargestellt. Studienergebnisse aus großen Vergleichsgruppen bieten die Grundlage für die alters- und geschlechtsgenormte Einordnung. Der Schnittpunkt zwischen BMI bzw. Körpergröße oder Körpergewicht und Alter des Kindes markiert die Perzentile, auf welcher sich das Kind befindet. Kinder und Jugendliche, die sich zwischen der 10. und 90. Perzentile befinden, weisen ein normales Körpergewicht und Größenwachstum auf. Ab dem Überschreiten der 90. bzw. 97. Gewichtsperzentile werden Kinder als übergewichtig bzw. stark überwichtig (adipös) eingestuft (Latal und Neuhäuser 2018). Analog zur Definition von Übergewicht und Adipositas wird empfohlen, die zehnte bzw. dritte Gewichtsperzentile zur Definition von Untergewicht bzw. ausgeprägtem Untergewicht heranzuziehen (Kromeyer-Hauschild et al. 2001). Für die Körpergröße liegt der Normbereich zwischen der 3. und der 97. Perzentile (Förg 2019). Als Warnsignal gilt, wenn die Kinder im Zeitverlauf eine Perzentilkurve verlassen, sich also beispielsweise das Wachstum deutlich verlangsamt oder das Gewicht deutlich zunimmt. In Deutschland werden in der Pädiatrie standardmäßig die Perzentilkurven von Kromeyer-Hauschild verwendet, welche BMI sowie Körpergröße und Körpergewicht für Kinder und Jugendliche im Alter von 0–18 Jahren abbilden (Abb. 4.1, S. 45 und 46).

A Perzentilen für die Körpergröße von Jungen (links) und Mädchen (rechts) im Alter von 0–18 Jahren

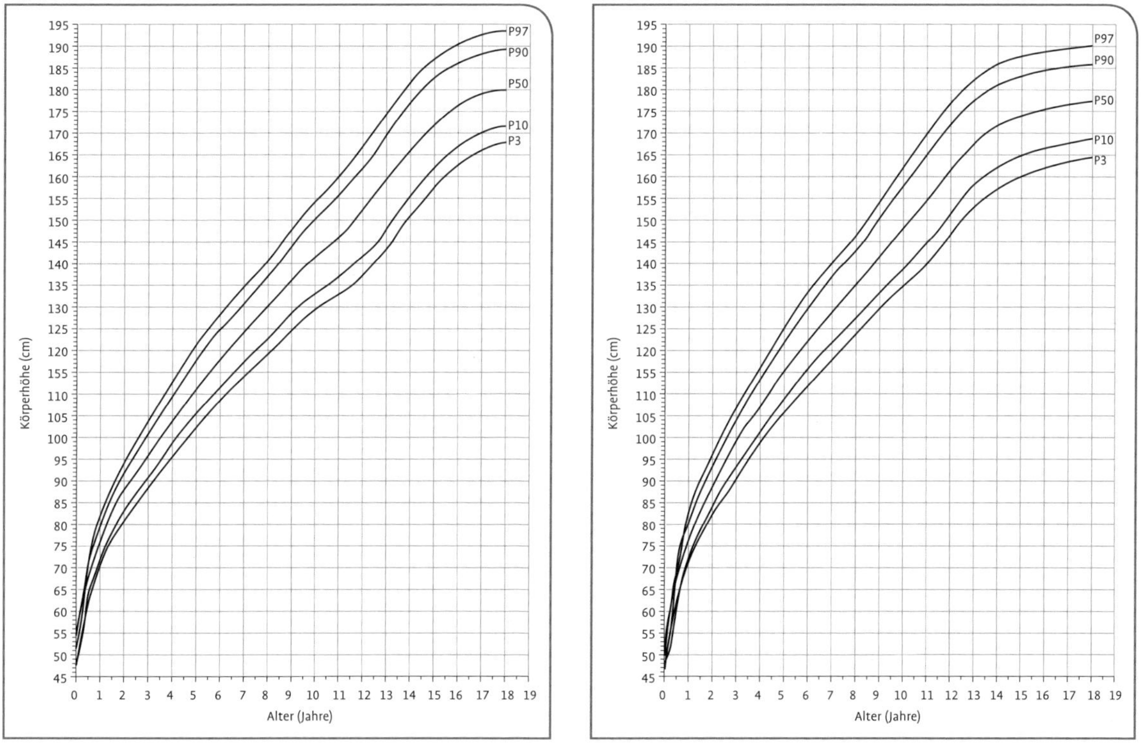

B Perzentilen für das Körpergewicht von Jungen (links) und Mädchen (rechts) im Alter von 0–18 Jahren

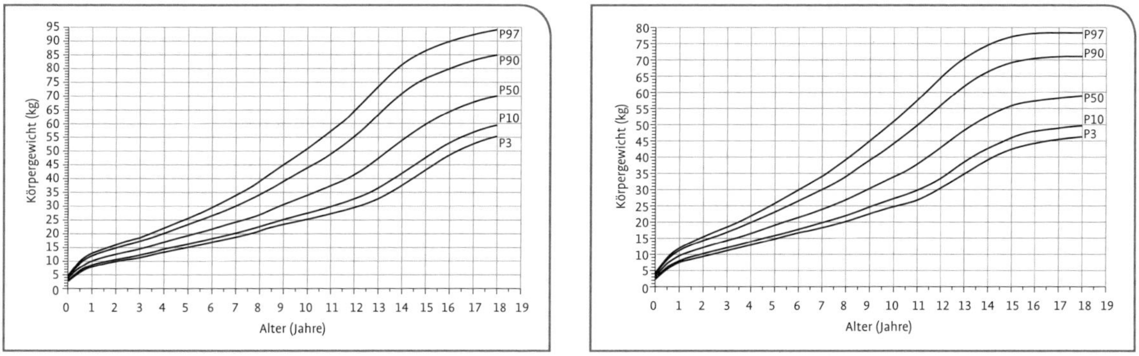

Abb. 4.1 A+B: Perzentilkurven für Jungen und Mädchen (Kromeyer-Hauschild et al. 2001; Kromeyer-Hauschild et al. 2015)

C Perzentilen für den Body-Mass-Index (BMI) von Jungen (links) und Mädchen (rechts) im Alter von 0–18 Jahren

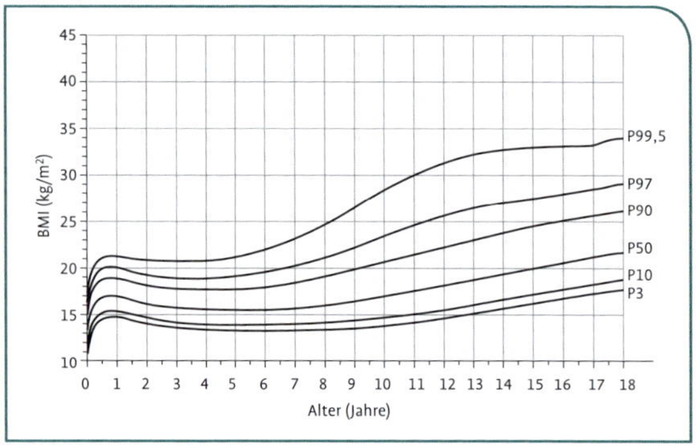

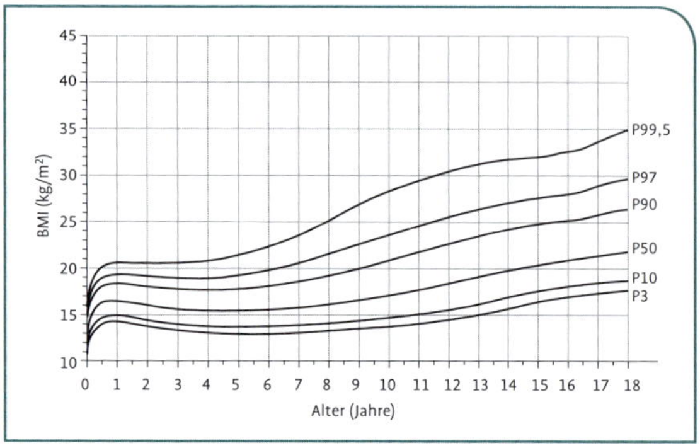

Abb. 4.1 C: Perzentilkurven für Jungen und Mädchen (Kromeyer-Hauschild et al. 2001; Kromeyer-Hauschild et al. 2015)

Mädchen haben einen etwas geringeren Energiebedarf als Jungen gleichen Alters. Diese Differenz vergrößert sich noch weiter im Erwachsenenalter aufgrund von Unterschieden im Körperbau (Frauen besitzen bei Normalgewicht weniger Muskel- und mehr Fettmasse als Männer), ist aber immer auch von der körperlichen Aktivität, also vom Leistungsumsatz, abhängig. Während Kinder im Alter von einem bis unter vier Jahren nur etwa die Hälfte an Nahrungsenergie einer erwachsenen Person benötigen, brauchen die Zehn- bis Zwölfjährigen bereits fast genauso viel wie Erwachsene (siehe Tab. 4.1, S. 42).

Protein

Proteine bestehen aus einzelnen Aminosäuren. Von den über 300 bekannten Aminosäuren nutzt der menschliche Organismus 21 für die Proteinsynthese. Dabei unterscheidet man zwischen unentbehrlichen, bedingt entbehrlichen und entbehrlichen Aminosäuren. Es gibt mindestens neun unentbehrliche Aminosäuren (früher: essenziell), die in jedem Fall mit der Nahrung zugeführt werden müssen. Bedingt entbehrliche Aminosäuren können aus anderen Aminosäuren gebildet werden, aber unter bestimmten physiologischen Bedingungen, beispielsweise raschem Wachstum, werden sie ebenfalls unentbehrlich. Damit der Körper optimal mit Aminosäuren versorgt ist, entwickelte die FAO/WHO ein spezielles Aminosäuremuster für verschiedene Altersstufen. Dieses gibt den jeweiligen Tagesbedarf an unentbehrlichen Aminosäuren an (WHO 2007; EFSA 2012). Tab. 4.3 (S. 47) zeigt die Daten für Kinder und Jugendliche. Die restlichen Aminosäuren gelten als entbehrlich, da sie der Körper aus anderen

Tab. 4.3: Durchschnittlicher Bedarf an unentbehrlichen Aminosäuren bei Säuglingen, Kindern und Jugendlichen (WHO 2007)

	Bedarf (mg/kg KG und Tag) nach Altersgruppen				
Aminosäuren	**1/2 Jahr**	**1–2 Jahre**	**3–10 Jahre**	**11–14 Jahre**	**15–18 Jahre**
Histidin	22	15	12	12	11
Isoleucin	36	27	23	22	21
Leucin	73	54	44	44	42
Lysin	64	45	35	35	33
schwefelhaltige AS Methionin und Cystein	31	22	18	17	16
aromatische AS Phenylalanin und Tyrosin	59	40	30	30	28
Threonin	34	23	18	18	17
Tryptophan	9,5	6,4	4,8	4,8	4,5
Valin	49	36	29	29	28

KG = Körpergewicht, AS = Aminosäuren

Aminosäuren selbst herstellen kann, sofern diese ausreichend mit der Nahrung zugeführt werden.
Aminosäuren dienen vor allem dem Aufbau körpereigener Gewebe und Substanzen. Dazu zählen neben Muskel- und Bindegewebe auch Transportproteine (z. B. Hämoglobin), Antikörper, Enzyme und Hormone. Außerdem kann Protein als Energiequelle genutzt werden, vor allem, wenn nicht ausreichend Fett und Kohlenhydrate zur Verfügung stehen.

Der auf Wachstum programmierte junge Organismus benötigt bezogen auf das Körpergewicht eine höhere Proteinzufuhr als der von Erwachsenen. Kinder von einem bis unter vier Jahren sollten daher etwa 1 g Protein pro kg Körpergewicht und Tag und Kinder von vier bis unter 15 Jahren 0,9 g Protein pro kg Körpergewicht und Tag zuführen (bei Erwachsenen gelten dann 0,8 g pro kg KG) (DGE et al. 2019).

Vegan ernährte Kinder nehmen keine tierischen Proteine zu sich. Pflanzliche Proteine (Ausnahme: Lupinen- und Sojaprotein) weisen aufgrund ihres Aminosäuremusters eine geringere Proteinqualität sowie eine geringere Verdaulichkeit als tierische Proteine auf. Daher sollte die Proteinzufuhr bei einer rein pflanzlichen Kinderernährung erhöht werden. Die Academy of Nutrition and Dietetics in den USA empfiehlt einen Zuschlag von 30–35 % für Kinder bis zu zwei Jahren, von 20–30 % für zwei bis sechs Jahre alte Kinder und von 15–20 % für Kinder, die älter als sechs Jahre sind, jeweils gegenüber den Empfehlungen für Kinder, die Mischkost verzehren (Melina et al. 2016).

Kohlenhydrate und Fette

Kohlenhydrate sind die wichtigsten Energielieferanten in der Ernährung. Nach ihrer Struktur werden sie in Mono-, Di-, Oligo- und Polysaccharide eingeteilt. Zu den Monosacchariden (Einfachzucker) zählt beispielsweise Glukose, ein bekanntes Disaccharid (Zweifachzucker) ist Saccharose (Rohr-, Rüben- oder Haushaltszucker) und das wichtigste Polysaccharid (Mehrfachzucker) ist Stärke. Mono- und Disaccharide werden über die Verdauung sehr schnell ins Blut aufgenommen, während langkettige Kohlenhydrate, wie die Stärke, langsamer abgebaut werden. Letztere liefern dadurch länger Energie.

Fette sind in ihrem Aufbau deutlich vielfältiger als Proteine und Kohlenhydrate. Sie werden auch als Lipide bezeichnet und umfassen verschiedene chemische Stoffgruppen wie Neutralfette (Triglyzeride), Phospho- und Glykolipide, Steroide u. a. Neben ihrer Funktion als Energiequelle (und weitreichender Energiespeicher) sind sie Träger fettlöslicher Vitamine, Vorstufen von einigen Hormonen, an der Produktion von Gallensäuren und Vitamin D sowie an Entzündungsprozessen beteiligt.

Die prozentualen Empfehlungen zur Energiezufuhr über Kohlenhydrate und Fette unterscheiden sich bei Kindern und Erwachsenen nicht wesentlich. Mindestens 50 % der täglichen Energie sollten über Kohlenhydrate zugeführt werden. Die Empfehlung für die Fettzufuhr bei Kindern und Jugendlichen zwischen vier und unter 15 Jahren beträgt 30–35 % der Energie, bei Ein- bis Dreijährigen darf der Fettanteil an der Energiezufuhr 30–40 % betragen (DGE et al. 2019).

Bei der Auswahl der Lebensmittel sollte darauf geachtet werden, dass hauptsächlich ballaststoffreiche Kohlenhydratlieferanten gewählt werden, vor allem Vollkorngetreide, Vollkornbrot, Vollkornnudeln, Kartoffeln und Hülsenfrüchte. Diese haben eine höhere Sättigungswirkung und entfalten, insbesondere durch die Ballaststoffe und den höheren Gehalt an Vitaminen und Mineralstoffen, viele gesundheitsfördernde Wirkungen. Fett sollte bevorzugt in Form naturbelassener pflanzlicher Öle mit einfach und mehrfach ungesättigten Fettsäuren aufgenommen werden. Kokosfett und Palmöl, die vor allem gesättigte Fettsäuren enthalten, sowie Frittiertes und zugesetzte Fette (z. B. in Fertigprodukten wie Tiefkühlpizza) sollten minimiert werden.

Essenzielle Fettsäuren

Die essenziellen Fettsäuren Linolsäure (Omega-6) und α-Linolensäure (Omega-3) kann der Körper nicht selbst herstellen, sie müssen daher mit der Nahrung zugeführt werden. Sie sind besonders wichtig für Kinder, denn ein Mangel an essenziellen Fettsäuren führt zu Hautveränderungen, Wachstumsverzögerungen, gestörter Wundheilung und verminderter Lernfähigkeit. Bei einer üblichen, auch veganen Ernährung kommt ein Mangel vor dem Hintergrund des heutigen Lebensmittelangebots aber praktisch nicht vor.

Darüber hinaus sind die beiden essenziellen Fettsäuren für die Herstellung der mehrfach ungesättigten Fettsäuren Arachidonsäure (Omega-6) sowie der langkettigen Omega-3-Fettsäuren Eicosapentaensäure (EPA) und Docosahexaensäure (DHA) notwendig. DHA ist vor allem wichtig für die Gehirnentwicklung und außerdem gemeinsam mit Arachidonsäure als Bestandteil der Netzhaut (Retina) für die Entwicklung der Sehkraft notwendig. EPA dient unter anderem als Vorstufe für die Bildung entzündungshemmender Substanzen. Da die körpereigene Umwandlung der pflanzlichen Omega-3-Fettsäure α-Linolensäure in EPA und DHA stark limitiert ist, sollten diese über Mikroalgenpräparate zugeführt werden (siehe S. 56).

Ab einem Alter von vier Jahren entspricht die empfohlene Zufuhr der essenziellen Fettsäuren der von Erwachsenen (Linolsäure 2,5 % und α-Linolensäure 0,5 % der täglichen Energie). Im Alter von einem bis drei Jahren liegt die empfohlene Zufuhr für Linolsäure etwas höher (3 % der täglichen Energie) (DGE et al. 2019). Wichtig ist auch das Mengenverhältnis der beiden Fettsäuren. Um Herzerkrankungen vorzubeugen, empfiehlt die DGE für Linolsäure und α-Linolensäure ein Verhältnis von 5:1 oder kleiner. Tatsächlich ist das Verhältnis bei einer üblichen Ernährung, und ganz besonders bei vegetarischer und veganer Ernährung, meist deutlich höher (Leitzmann und Keller 2020). Daher sollte auf die Verwendung von Ölen mit einem hohen Gehalt an α-Linolensäure geachtet werden.

Vitamine

Vitamine sind organische Substanzen, die der Körper (Ausnahme: Vitamin D) nicht selbst herstellen kann und deshalb über die Nahrung aufnehmen muss. Sie liefern keine Energie wie die Hauptnährstoffe, sondern werden für die Regulation und Steuerung von zahlreichen Stoffwechselvorgängen benötigt. Unterschieden werden fettlösliche und wasserlösliche Vitamine (Tab 4.4, S. 51).

Viele Vitamine sind in unterschiedlichem Ausmaß empfindlich gegenüber Hitze, Licht und Sauerstoff, zudem gehen wasserlösliche

Vitamine teilweise ins Kochwasser über oder gehen beim Waschen, beispielsweise von Gemüse, verloren. Die Lagerung, die Verarbeitung und die Zubereitung von Lebensmitteln beeinflussen somit maßgeblich den Vitamingehalt der Nahrung. Besonders beim Erhitzen können erhebliche Vitaminverluste auftreten, weshalb in der Vollwert-Ernährung empfohlen wird, etwa die Hälfte der Nahrung, vor allem Gemüse, Salate und Obst, als unerhitzte Frischkost zu verzehren (Leitzmann und Keller 2020).

Der absolute Vitaminbedarf ist bei Kindern fast immer geringer als bei Erwachsenen (siehe Tab. 4.1, S. 42). Allerdings müssen Kinder relativ zum Körpergewicht oft eine höhere Vitaminmenge aufnehmen als Erwachsene. So beträgt die Zufuhrempfehlung bei den Vitaminen A, B_1 und B_2 für Kinder ab sieben Jahren bereits rund 80 % der Empfehlung für Erwachsene. Bei Folat werden für Kinder ab zehn Jahren 240 µg/d, für Kinder ab 13 Jahren 300 µg/d empfohlen, was 80 % bzw. 100 % des Bedarfs eines Erwachsenen entspricht. Der Referenzwert für Vitamin D ist bereits für Kinder ab einem Jahr genauso hoch wie bei Erwachsenen. Zwar kann Vitamin D vom Körper in Eigensynthese hergestellt werden, allerdings muss hierfür die Haut ausreichend UV-B-Licht (Sonnenlicht) ausgesetzt werden. Wenn Kinder sich viel in geschlossenen Räumen aufhalten sowie in den sonnenarmen Monaten (Herbst, Winter), verschlechtert sich auch die Vitamin-D-Versorgung.

Mineralstoffe

Mineralstoffe sind anorganische Substanzen, die für den Körper essenziell sind und über die Nahrung aufgenommen werden müssen. Sie werden in Mengenelemente und Spurenelemente unterteilt.

Zur Gruppe der Mengenelemente zählen Mineralstoffe, deren Konzentration im Körper bei über 50 mg/kg Körpergewicht liegt. Die Funktionen sind sehr unterschiedlich und reichen von Aufbau der Knochen und Zähne über Regulation des Säure-Basen- und Wasserhaushalts bis hin zur Beeinflussung des Blutdrucks (Tab. 4.5, S. 53). Aufgrund des körperlichen Wachstums und der Entwicklung haben Kinder, bezogen auf das Körpergewicht, einen höheren Bedarf als Erwachsene. So beträgt bei Magnesium die Zufuhrempfehlung für Kinder von sieben bis unter zehn Jahren 170 mg/d, im Vergleich zu 300 bzw. 350 mg/d bei Frauen und Männern ab 25 Jahren. Auch bei Kalzium, mengenmäßig wichtigster Mineralstoff im Körper und entscheidend für das Knochenwachstum, haben Kinder einen relativ höheren Bedarf als Erwachsene. Bereits für Ein- bis unter Vierjährige werden 600 mg/d empfohlen und damit 60 % des Referenzwertes für Erwachsene. Ab zehn Jahren erhöht sich die Empfehlung sogar auf 1100 mg/d und ab 13 Jahren, durch den pubertären Wachs-

Tab. 4.4: Funktionen und Vorkommen der Vitamine

Vitamine	Wichtigste Funktionen	Reichhaltige Quellen
Fettlösliche Vitamine		
Vitamin A (Retinol); Vorstufe: Provitamin-A-Carotinoide	– Sehvorgang – Entwicklung von Zellen und Geweben – Wachstum, Reproduktion – Immunantwort	– Leber – Käse (> 40 % Fett i. Tr.), Eigelb – gelbes, grünes und orangefarbenes Obst und Gemüse (Carotinoide)
Vitamin D (Calciferole); Vorstufe: Cholesterin	– Kalzium- und Phosphathaushalt – Knochenstoffwechsel – Zellwachstum und -differenzierung – Immunabwehr – (antikanzerogene Wirkung)	– fettreicher Seefisch – Eigensynthese durch UV-Bestrahlung der Haut (Sonnenlicht)
Vitamin E (Tocopherole)	– Oxidationsschutz – Aufrechterhaltung der Zellmembranstruktur – Genexpression	– pflanzliche Öle, Nüsse, Ölsamen
Vitamin K (Phyllochinon [Vitamin K_1], Menachinon [Vitamin K_2])	– Blutgerinnung – Festigung des Knochens (Kalzifizierung)	– grünes Blattgemüse und Kohlarten – Leber – (Eigensynthese durch Darmbakterien)
Wasserlösliche Vitamine		
Vitamin B_1 (Thiamin)	– Kohlenhydratstoffwechsel – unterstützt Funktionen des Nervensystems	– „Sojafleisch" (TVP), Schweinefleisch – Sonnenblumen- und Pinienkerne, Paranüsse, andere Nüsse – Vollkorngetreide, Hülsenfrüchte
Vitamin B_2 (Riboflavin)	– Energiegewinnung beim Abbau der Hauptnährstoffe – antioxidative Abwehr – Embryonalentwicklung	– Leber, Niere, Fleisch – Ei, Milchprodukte – Pilze, Hefe – Nüsse (v. a. Mandeln) – Vollkorngetreide, Hülsenfrüchte
Niacin (Nicotinsäure und Nicotinsäureamid)	– Energiegewinnung beim Abbau der Hauptnährstoffe	– Leber, Fleisch, Fisch – Hefe, Pilze – Erdnüsse, Nüsse, Ölsamen – Vollkorngetreide, Hülsenfrüchte
Vitamin B_6 (Pyridoxin)	– Aminosäurestoffwechsel – Synthese von Neurotransmittern – Blutbildung	– Hummer, Flusskrebse, Fleisch, Fisch – Hefe, Nüsse – Avocados, Bananen – Vollkorngetreide, Hülsenfrüchte
Pantothensäure	– Energiestoffwechsel – Synthese von Steroiden, Phospholipiden und Neurotransmittern	fast alle Nahrungsmittel; besonders hohe Gehalte in: – Leber, Niere, Fisch – Hefe; Pilzen, Avocados – Hülsenfrüchten, Vollkorngetreide

Tab. 4.4: Funktionen und Vorkommen der Vitamine (Fortsetzung)

Vitamine	Wichtigste Funktionen	Reichhaltige Quellen
Biotin	– Kohlenhydrat-, Fettsäuren- und Aminosäurestoffwechsel	– Leber, Niere, Ei – Hefe, Erdnüsse, Bananen – Vollkorngetreide, Sojabohne
Folat	– DNA-Synthese – Aminosäurestoffwechsel – antiatherogen (Abbau von Homocystein = Schutz der Blutgefäße)	– Leber, Hefe, Nüsse – grünes Blattgemüse und Kohlarten – Hülsenfrüchte, Vollkorngetreide
Vitamin B_{12} (Cobalamin)	– antiatherogen (Abbau von Homocystein) = Schutz der Blutgefäße – Bereitstellung von bioaktivem Folat (THF) – Schutz von Nervenzellen des zentralen Nervensystems	tierische Lebensmittel: – Leber, Niere, Fleisch, Fisch – verschiedene Käsearten
Vitamin C (Ascorbinsäure)	– universelles Antioxidans – Aufbau von Bindegewebe (Kollagensynthese) – Verbesserung der Eisenaufnahme – Synthese von Hormonen und Neurotransmittern – Immunabwehr	zahlreiche Obst- und Gemüsearten; besonders hohe Gehalte: – Acerola, Sanddorn, schwarze Johannisbeeren, Guave – Paprika, Brokkoli, Rosenkohl

tumsschub bedingt, auf 1200 mg/d. Beides liegt damit höher als bei Erwachsenen (1000 mg/d) (siehe Tab. 4.1, S. 42).

Spurenelemente sind die zweite Untergruppe der Mineralstoffe. Ihre Konzentration im Körper ist kleiner als 50 mg/kg Körpergewicht (Ausnahme Eisen: 60 mg/kg KG). Auch diese Mikronährstoffe erfüllen wichtige Funktionen. Spurenelemente sind insbesondere an Enzymreaktionen im Stoffwechsel beteiligt, wichtig für den Sauerstofftransport (Eisen) und werden für die Synthese von Schilddrüsenhormonen benötigt (Jod) (Tab. 4.6, S. 54). Eine ausreichende Zufuhr an Spurenelementen ist speziell für Kinder wichtig. Bereits für Kinder von einem bis unter vier Jahren werden 50 % der Jodmenge empfohlen, die auch ein Erwachsener benötigt. Bei Eisen liegen die Referenzwerte bereits ab einem Alter von zehn Jahren genauso (Mädchen) oder sogar höher (Jungen) als bei Erwachsenen ab 19 Jahren (siehe Tab. 4.1, S. 42). Dies liegt neben dem pubertären Wachstumsschub am Einsetzen der Menstruation bei den Mädchen.

Tab. 4.5: Funktionen und Vorkommen der Mengenelemente

Mineralstoff	Wichtigste Funktionen	Reichhaltige Quellen
Natrium (Na)	– Regulation des Wassergehalts von Zellen (Osmoregulation) – Signalweiterleitung von Nervenzellen – Säure-Basen-Haushalt – Aufnahme von Wasser, Einfachzuckern (wie Glucose, Fructose), Aminosäuren und Vitaminen	– Kochsalz – verarbeitete Lebensmittel wie Wurst, Schinken, Käse, Brot, Fertiggerichte
Kalium (K)	– Regulation des Wassergehalts von Zellen (Osmoregulation) – Signalweiterleitung von Nervenzellen – Enzymaktivierung – Säure-Basen-Haushalt – Aufrechterhaltung des normalen Blutdrucks	– Fleisch, Fisch – Trockenobst, Obst, Gemüse – Nüsse, Ölsamen – Hülsenfrüchte, Vollkorngetreide
Kalzium (Ca)	– Baustein von Knochengewebe und Zähnen – Signalweiterleitung von Nervenzellen – Blutgerinnung – Enzymaktivierung	– Käse – Nüsse (v. a. Sesam, Mandeln, Haselnüsse), Ölsamen – dunkelgrünes Gemüse (Grünkohl, Rucola, Brokkoli u. a.) – Hülsenfrüchte – verschiedene Mineralwasser
Magnesium (Mg)	– Baustein von Knochengewebe – Signalweiterleitung von Nervenzellen – Enzymaktivierung – Stabilisierung von Zellmembranen	– Nüsse – Vollkorngetreide – Hülsenfrüchte
Chlorid (Cl)	– Regulation des Wassergehalts von Zellen (Osmoregulation) – Aufrechterhaltung der Zellsignalweiterleitung – Bildung der Magensäure	– Kochsalz – verarbeitete Lebensmittel wie Wurst, Schinken, Käse, Brot, Fertiggerichte
Phosphor (P)	– Energiestoffwechsel – Baustein von Knochengewebe – Puffersystem im Blut – DNA-Baustein	– fast alle proteinreichen Lebensmittel wie Fleisch, Fisch, Käse – Nüsse, Ölsamen, Bierhefe – Vollkorngetreide – Zusatzstoffe (Phosphat)
Schwefel (S)	– Bestandteil der schwefelhaltigen Aminosäuren (Methionin, Cystein) und daraus abgeleiteter Verbindungen (z. B. Glutathion → antioxidative Abwehr)	proteinreiche Lebensmittel wie – Fisch, Fleisch, Ei, Milchprodukte – Nüsse, Hülsenfrüchte

Tab. 4.6: Funktionen und Vorkommen der Spurenelemente

Mineralstoff	Wichtigste Funktionen	Reichhaltige Quellen
Eisen (Fe)	– Sauerstofftransport im Blut (Hämoglobin), Sauerstoffspeicher im Muskel (Myoglobin) – Enzymaktivierung (Energiegewinnung, antioxidative Abwehr, Entgiftung u. a.)	tierische Lebensmittel (Resorption 10–20 %): – Innereien – Fleisch pflanzliche Lebensmittel (Resorption 1–5 %): – Ölsamen (v. a. Kürbiskerne, Sesam) – Vollkorngetreide, Hülsenfrüchte – Nüsse
Zink (Zn)	– Enzymaktivierung (u. a. Alkoholabbau, antioxidative Abwehr, Genexpression, Immunfunktion, Zellproliferation, Wundheilung) – Insulinspeicherung – Bildung von Spermien	– Leber, Fleisch, Käse – Hefe, Ölsamen (v. a. Kürbiskerne), Nüsse (v. a. Paranüsse) – Vollkorngetreide, Hülsenfrüchte
Jod (I)	– Baustein der Schilddrüsenhormone (dadurch Beeinflussung von Wachstum, Zelldifferenzierung, Grundumsatz, Körpertemperatur, Stoffwechsel der Hauptnährstoffe)	– Meerestiere – Meeresalgen – jodiertes Salz
Fluorid (F)	– Baustein von Knochengewebe und Zähnen – Prävention von Karies	– Meerestiere – Walnüsse – Mineralwasser, schwarzer Tee
Kupfer (Cu)	– Enzymaktivierung (u. a. Bildung von Bindegewebe, Energiegewinnung, Bildung von Neurotransmittern, antioxidative Abwehr)	– Leber, Schalentiere – Nüsse – Hülsenfrüchte, Vollkorngetreide
Mangan (Mn)	– Enzymaktivierung (u. a. antioxidative Abwehr, Harnstoffzyklus, Aufbau von Knorpelgewebe)	– Nüsse, Kakao – Vollkorngetreide, Hülsenfrüchte – schwarzer Tee
Selen (Se)	– Enzymaktivierung (u. a. antioxidative Abwehr, Bildung von Schilddrüsenhormonen)	proteinreiche Lebensmittel: – Innereien, Fisch, Fleisch und Fleischwaren – Paranüsse
Molybdän (Mo)	– Enzymaktivierung (u. a. Purinabbau)	– Innereien, Milchprodukte – Hülsenfrüchte, Nüsse, Getreide
Chrom (Cr)	– Beeinflussung der Insulinwirkung (evtl. Senkung des Blutglukosespiegels nach Mahlzeiten/Glukosetoleranzfaktor)	– Paranüsse – einige Obst- und Gemüsearten (u. a. Datteln, Birnen, Tomaten, Brokkoli, Rosenkohl), Champignons
Kobalt (Co)[a]	Bestandteil von Vitamin B_{12}	Vitamin-B_{12}-reiche Lebensmittel

[a] kein eigenständiges Spurenelement

Kritische Nährstoffe – allgemein und speziell bei vegan ernährten Kindern

Familien, die sich für eine vegane Kinderernährung entscheiden, sollten sich umfassend über den variierenden Nährstoffbedarf und die daraus abgeleiteten Zufuhrempfehlungen im Laufe der Entwicklung ihres Kindes informieren, um ernährungsphysiologisch bedingte Gesundheitsschäden zu verhindern. Verschiedene Untersuchungen haben gezeigt, dass bestimmte Nährstoffe bei veganer Kinderernährung als potenziell kritisch einzustufen sind, einige aber auch bei mit Mischkost ernährten Kindern. Kritisch bedeutet in diesem Zusammenhang, dass die tatsächliche Nährstoffzufuhr häufiger unter den empfohlenen Werten liegt. Die folgende Übersicht zeigt, unterteilt nach Ernährungsform, auf welche Nährstoffe in der Kinderernährung besonders zu achten ist (Tab. 4.7).

Tab. 4.7: Potenziell kritische Nährstoffe in der Kinderernährung (nach Ernährungsform)

Ernährungsform	Potenziell kritische Nährstoffe
Mischkost	Vitamin D, Kalzium, Jod
vegetarische Ernährung	Vitamin D, Kalzium, Jod außerdem: Eisen, Zink, Selen, langkettige Omega-3-Fettsäuren
vegane Ernährung	Vitamin D, Kalzium, Jod außerdem: Vitamin B_{12}, Vitamin B_2, Eisen, Zink, Selen, Protein, langkettige Omega-3-Fettsäuren

Protein

Sowohl der Aufbau von Muskelmasse als auch die Synthese von Funktionsproteinen (z. B. Hämoglobin, Kollagen, Immunglobuline, Enzyme) sind zentrale Bestandteile einer gesunden Kindesentwicklung, was wiederum eine adäquate Proteinzufuhr voraussetzt. Auch mit einer veganen Ernährung ist die empfohlene Mehrzufuhr an Protein zu erreichen. Um die geringere Qualität pflanzlicher Proteine (siehe Infobox S. 56) aufzuwerten, sollten verschiedene Proteinquellen mit sich ergänzendem Aminosäureprofil, wie Getreide, Hülsenfrüchte und Nüsse, über den Tag verteilt oder auch innerhalb einer Mahlzeit kombiniert werden. So limitiert beispielsweise der geringe Methioningehalt die biologische Wertigkeit von Hülsenfrüchten, die mit dem gleichzeitigen Verzehr von Getreideprodukten, die reich an Methionin sind, ausgeglichen werden kann. Werden einzelne unentbehrliche Aminosäuren in zu geringer Menge zugeführt, wird dadurch die Umwandlung von Nahrungsprotein in Körperprotein begrenzt. Ist die zugeführte Energiemenge zu gering, wird in der Folge Körperprotein vermehrt zur Energiegewinnung abgebaut. Um einem Proteinmangel entgegenzuwirken, sollte deshalb (besonders bei veganer Ernährung) auf eine ausreichende Protein- und Energiezufuhr geachtet werden.

Biologische Wertigkeit

Die biologische Wertigkeit ist ein Maß dafür, wie ähnlich Nahrungsproteine den Körperproteinen in ihrer Aminosäurenzusammensetzung sind. Je höher die biologische Wertigkeit eines Proteins ist, umso mehr körpereigenes Protein kann daraus aufgebaut werden. Oder anders ausgedrückt: Bei hoher biologischer Wertigkeit sinkt die Bedarfsmenge. Als Referenzprotein gilt Hühnervollei, dessen biologische Wertigkeit als 100 oder 1 (100 %) definiert wurde. Verglichen damit beträgt beispielsweise die biologische Wertigkeit von Lupinenprotein 91 %, von Rindfleisch 87 %, von Sojaprotein 84 %, von Maisprotein 74 % und von Weizenprotein 59 % (Duranti et al. 2008; Biesalski und Grimm 2015). Durch Kombination von unterschiedlichen Proteinträgern kann deren biologische Wertigkeit aufgewertet werden (z. B. Getreide mit Hülsenfrüchten). Dabei genügt es, die verschiedenen pflanzlichen Proteinquellen über den ganzen Tag zu verteilen.

Langkettige Omega-3-Fettsäuren

Die langkettigen Omega-3-Fettsäuren Eicosapentaensäure (EPA) und Docosahexaensäure (DHA) sind in einer pflanzlichen Ernährungsweise kaum enthalten, denn Hauptquelle in der Mischkost ist fettreicher Meeresfisch. Aber auch maritime Mikroalgenöle oder mit EPA/DHA angereicherte pflanzliche Öle stellen gute Quellen dar (Meeresfische haben übrigens nur deswegen hohe EPA- und DHA-Gehalte, weil sie diese maritimen Meeresalgen fressen und dadurch die Fettsäuren in ihrem eigenen Gewebe anreichern) (Burns-Whitmore et al. 2019).

Die EPA- und DHA-Vorstufe α-Linolensäure (ALA) ist vor allem in Leinöl, Rapsöl und Walnüssen zu finden. Die Konversionsrate ist jedoch limitiert und liegt bei Kleinkindern im Bereich von rund 1 % (ALA zu DHA) (Brenna et al. 2009). Kinder von einem bis drei Jahren haben, aufgrund der Gehirn- und Augenentwicklung, einen erhöhten Bedarf, sodass in einer vegetarischen und veganen Kinderernährung die Verwendung von DHA-angereicherten Ölen oder von DHA-Supplementen empfehlenswert ist. Bei mit Mischkost ernährten Kindern stellen langkettige Omega-3-Fettsäuren dann keine potenziell kritischen Nährstoffe dar, wenn ausreichend fettreicher Seefisch verzehrt wird.

Vitamin D

Vitamin D ist in seiner aktiven Form Calcitriol essenziell für die Regulation des Kalzium- und Phosphathaushalts. Des Weiteren ist es entscheidend am Knochenstoffwechsel und am Immunsystem beteiligt. Das Vitamin stellt bei Kindern (und Erwachsenen) aller Ernährungsformen einen kritischen Nährstoff dar. Dies hat sich in den letzten Jahren dadurch weiter verstärkt, dass sich Kinder durch Computerspiele und die Nutzung anderer elektronischer Geräte vermehrt in geschlossenen Räumen aufhalten (Statistisches Bundesamt 2015). Dort scheint keine Sonne, die aber für die Eigensynthese von Vitamin D in der Haut notwendig ist.

In den sonnenarmen Monaten zwischen Oktober und März kommt jedoch die Eigensynthese von Vitamin D in unseren Breiten, aufgrund des flachen Winkels der Sonneneinstrahlung, praktisch zum Erliegen. Daher wird bei fehlender oder unzureichender Eigensynthese bereits ab dem vollendeten ersten Lebensjahr eine Zufuhr von 20 µg/d Vitamin D (= 800 IE) empfohlen, also genauso viel wie bei einem Erwachsenen. Vor allem für den Aufbau der Knochensubstanz ist eine ausreichende Versorgung mit Vitamin D im Kindesalter wichtig. Die maximale Knochenmasse kann nur während des Wachstums in Kindheit und Jugend aufgebaut werden. Dies kann im Erwachsenenalter nicht nachgeholt werden, denn dann überwiegt bereits der Abbau von Knochensubstanz.

Da Vitamin D in nennenswerten Mengen nur in tierischen Lebensmitteln vorkommt, ist bei einer veganen Ernährung während der sonnenarmen Monate die Verwendung eines Vitamin-D-Supplements zu empfehlen. Die Versorgung mit Vitamin D kann im Blut anhand des 25-OH-D_3 (25-Hydroxycholecalciferol, Calcidiol)-Status bestimmt werden. Dabei gelten Konzentrationen von mindestens 50 nmol/l als wünschenswert hinsichtlich der Knochengesundheit. Einige Forscher betrachten diese Werte jedoch noch als zu niedrig. Um sowohl eine optimale Knochengesundheit zu erreichen, als auch das Risiko für Typ-2-Diabetes, Herz-Kreislauf-Erkrankungen, Krebs und Autoimmunkrankheiten zu senken (die mit einem niedrigen Vitamin-D-Status in Verbindung gebracht werden), empfehlen einige Wissenschaftler eine Calcidiol-Konzentration von mindestens 75 nmol/l (Ströhle A 2011). Ob auch für Kinder höhere Werte angestrebt werden sollten, ist aufgrund der aktuellen Studienlage derzeit nicht klar (Brett et al. 2018). Um diese höhere Calcidiol-Konzentration zu erreichen, wären jedoch Vitamin-D-Zufuhren von 40 µg/d (= 1600 IE) notwendig (Cashman et al. 2008).

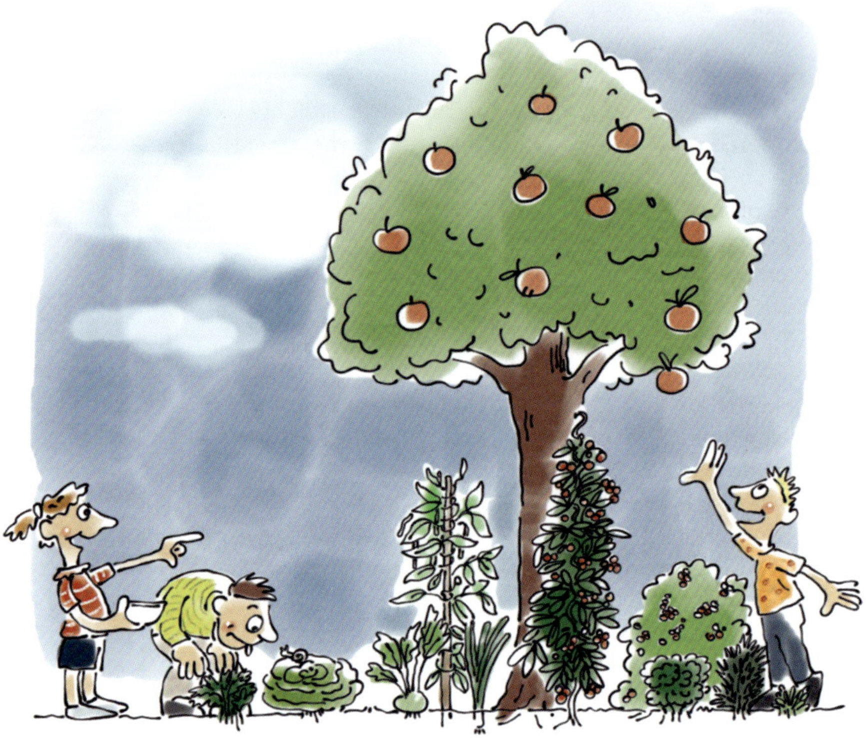

Folat

Folat ist insbesondere wichtig für Zellteilung und Wachstum. Durch einen hohen Verzehr von Gemüse und Vollkornprodukten sind Veganer häufig überdurchschnittlich gut mit Folat versorgt. Dies bestätigen auch verschiedene Studien, in denen die Plasma-Folatkonzentrationen von Mischköstlern über Lakto-Ovo-Vegetarier bis hin zu Veganern ansteigen (Kristensen et al. 2015; Sobiecki et al. 2016; Schüpbach et al. 2017). Dagegen ist die Zufuhr von Folat bei mit Mischkost ernährten Kindern, insbesondere durch den geringeren Verzehr von frischen, pflanzlichen Lebensmitteln oft deutlich niedriger als bei Veganern und Vegetariern. Zu beachten ist, dass Folat zu den empfindlichsten Vitaminen gehört und es dadurch zu erheblichen Verlusten bei der Zubereitung kommen kann.

Vitamin B_2

Vitamin B_2 (Riboflavin) ist als Coenzym FMN (Flavinmononucleotid) und FAD (Flavinadenindinucleotid) Bestandteil von Enzymreaktionen des Energie- und Proteinstoffwechsels. Zudem ist es an der Zellfunktion und Entwicklung beteiligt. Studien zeigen, dass die

Zufuhr von Vitamin B_2 bei einer veganen Ernährung häufig unter den Empfehlungen und deutlich niedriger als bei Vegetariern und Mischköstlern liegt. In Deutschland stammen rund 25 % der Vitamin-B_2-Zufuhr aus Milch und Milchprodukten (MRI 2008). Da Kinder bezogen auf das Körpergewicht einen erhöhten Bedarf haben, sollte bei einer veganen Kinderernährung darauf geachtet werden, über pflanzliche Lebensmittel, wie beispielsweise Vollkorngetreide, Nüsse, Pilze und Hülsenfrüchte, die Versorgung sicherzustellen. Vitamin B_2 ist relativ hitzestabil, dafür aber sehr lichtempfindlich.

Vitamin B_{12}

Vitamin B_{12} gilt als *das* kritische Vitamin in der veganen Ernährung. Nach aktuellem Kenntnisstand besteht ohne Vitamin-B_{12}-Supplementierung keine Möglichkeit einer ausreichenden Zufuhr bei einer veganen Ernährung. Zwar kommen in manchen pflanzlichen Lebensmitteln strukturverwandte Analoga vor, diese besitzen aber keine Vitaminwirksamkeit für den Menschen. Auch bei Vegetariern, die nur sehr wenig Lebensmittel wie Milch, Milchprodukte und Eier verzehren, sollte Vitamin B_{12} über Vitamin-B_{12}-angereicherte Lebensmittel und Supplemente zugeführt werden.

Die im Körper wirksamen Formen von Vitamin B_{12} sind Methylcobalamin und Adenosylcobalamin (5'-Desoxyadenosylcobalamin), während in Nahrungsergänzungsmitteln häufig das synthetische Cyanocobalamin eingesetzt wird (insbesondere aufgrund seiner hohen Stabilität). Derzeit gibt es keine Belege, dass Methylcobalamin oder die ebenfalls natürliche Form Hydroxycobalamin eine bessere Wirkung aufweisen als Cyanocobalamin, denn alle Vitamin-B_{12}-Formen können in die beiden aktiven Formen umgewandelt werden.

Ein Mangel an Vitamin B_{12} kann zu Störungen der Zellteilung und Blutbildung sowie insbesondere zu irreversiblen Schäden am zentralen Nervensystem führen (funikuläre Myelose). Letztere können sich bei Kindern in massiven Entwicklungsstörungen, Apathie, Gleichgewichtsstörungen und anderen Symptomen äußern. Leider wird in der Fachliteratur immer wieder von Einzelfällen veganer Kinder mit massivem Vitamin-B_{12}-Mangel berichtet, bei denen die voll stillende Mutter selbst einen Mangel aufwies und/oder die Kinder keine Vitamin-B_{12}-Supplementierung erhalten haben (Leitzmann und Keller 2020).

Neben einer zuverlässigen Vitamin-B_{12}-Supplementierung sollte der Vitamin-B_{12}-Status von vegan ernährten Kindern regelmäßig (etwa einmal jährlich) anhand von Blutwerten überprüft werden. Dabei haben sich eine kombinierte Bestimmung von Holo-Transcobalamin (Holo-TC) und Methylmalonsäure (MMA) als am besten geeignet erwiesen, einen Mangel frühzeitig anzuzeigen (Herrmann und Obeid 2008; Sobczyńska-Malefora et al. 2014).

Kalzium

Kalzium ist quantitativ gesehen der wichtigste Mineralstoff im menschlichen Körper. Zusammen mit anorganischem Phosphat bildet es in Form von Hydroxylapatit die Hartsubstanz von Zähnen und Knochengewebe. Daneben hat Kalzium noch weitere wichtige Funktionen, beispielsweise bei der Blutgerinnung, der Erregung von Nervenzellen und Muskeln, verschiedenen Enzymreaktionen und der Sekretion von Hormonen.

In Deutschland stammen etwa 40 % der Kalziumzufuhr aus Milch und Milchprodukten. Studien zeigen, dass Veganer – bei denen durch das Meiden von Milch und Milchprodukten eine gute Kalziumquelle wegfällt – eine Risikogruppe für eine unbefriedigende Kalziumzufuhr sind (Leitzmann und Keller 2020). Dennoch kann es bei allen Ernährungsformen zu einer unzureichenden Versorgung kommen. So erreicht in Deutschland etwa die Hälfte der Erwachsenen und ein noch größerer Anteil der Kinder und Jugendlichen nicht die täglich empfohlene Kalziumzufuhr (MRI 2008).

Neben Milch und Milchprodukten liefern auch verschiedene pflanzliche Lebensmittel Kalzium. Eine besonders gute Quelle sind Kohlarten wie Grünkohl, Pak Choi oder Chinakohl. Auch kalziumreiches Mineralwasser (>400 mg Kalzium pro Liter) sowie angereicherte pflanzliche Milchalternativen können erheblich zur Kalziumversorgung beitragen. Zu beachten ist, dass Phytinsäure (z. B. in Getreide, Ölsamen, Nüssen), Oxalsäure (z. B. in Spinat, Rhabarber) und teilweise auch Ballaststoffe die Bioverfügbarkeit von Kalzium hemmen (Hahn et al. 2016). So hat Sesam(mus) zwar einen sehr hohen Kalziumgehalt (ca. 900 mg/100 g), aber eine sehr niedrige Kalziumbioverfügbarkeit (3–4 %) (Kamchan et al. 2004). Aus Grünkohl und Pak Choi werden hingegen über 50 % des Kalziums absorbiert, aus Mineralwasser zwischen 24 und 48 % und aus kalziumangereicherter Sojamilch etwa 36 % (zum Vergleich Kuhmilch: 26–45 %) (Schumann et al. 2014). Die Kalziumabsorption ist zudem von verschiedenen physiologischen Faktoren, insbesondere dem Vitamin-D-Status, abhängig. Bei schlechter Vitamin-D-Versorgung sinkt auch die Kalziumresorption rapide ab (Elmadfa und Leitzmann 2019).

Aufgrund seiner Bedeutung für das Knochenwachstum im Kindes- und Jugendalter ergibt sich in dieser Phase ein besonders hoher Kalziumbedarf. Wird zu wenig Kalzium zugeführt, sind der Aufbau der maximalen Knochenmasse sowie auch die Zahnbildung beeinträchtigt. Wenn die Knochenmasse im Kindes- und Jugendalter bereits suboptimal ist, steigt das Risiko, als Erwachsener an Osteoporose zu erkranken.

Eisen

Der Körper benötigt Eisen vor allem für den Sauerstofftransport im Blut. Zudem ist es wichtig für die Energiegewinnung, die Aktivierung von Enzymen, der Hormonsynthese und die Immunabwehr. In Deutschland leiden etwa 14 % der Vorschulkinder an einer Eisenmangelanämie (WHO 2015). Als kritisch gilt die Eisenversorgung generell bei Kindern und Jugendlichen, vor allem aber bei einer vegetarischen oder veganen Ernährung. Das hauptsächlich in Pflanzen vorkommende Nicht-Hämeisen ist deutlich schlechter verwertbar für den Körper als das Hämeisen in tierischen Lebensmitteln wie Fleisch und Fisch. Die schlechtere Bioverfügbarkeit von pflanzlichem Eisen ist vor allem auf die in pflanzlichen Samen enthaltenen Phytate zurückzuführen. Aber auch Polyphenole (in Kaffee und Tee) sowie Soja- und Milchprotein hemmen die Eisenaufnahme. Pflanzliche Eisenquellen sind Hülsenfrüchte, Ölsamen, Nüsse, Vollkorngetreide sowie verschiedene Gemüsearten (z. B. Feldsalat, Rucola) und Trockenfrüchte (z. B. Aprikosen, Datteln). Die Eisenresorption kann insbesondere durch Vitamin C, aber auch durch andere organische Säuren, gesteigert werden. Entsprechend verbessern besonders Gemüse und Obst, zusammen mit pflanzlichen Eisenquellen verzehrt, die Eisenaufnahme.

In einigen Ländern wird Vegetariern und Veganern eine höhere Eisenzufuhr empfohlen als bei Mischkost. So sehen die US-amerikanischen sowie die australisch-neuseeländischen Dietary Reference Intakes (DRI) eine 1,8-fache Eisenzufuhr für Vegetarier (inkl. Veganer) im Vergleich zu Nicht-Vegetariern vor (Australian Government und New Zealand Ministry of Health 2006; IOM 2006).

Zink

Zink ist an zahlreichen Enzymreaktionen beteiligt, außerdem an der Wundheilung, am Immunsystem und am Säure-Basen-Haushalt. Ähnlich wie Eisen wird auch Zink aus tierischen Lebensmitteln besser aufgenommen, sodass es vor allem bei vegetarischer oder veganer Ernährung als kritischer Nährstoff gilt. Die wichtigste pflanzliche Zinkquelle ist Vollkorngetreide, aber auch Hülsenfrüchte, Nüsse und Ölsamen liefern Zink. Phytate in pflanzlichen Samen und Tannine (z. B. in Kaffee und Tee) hemmen die Zinkabsorption. Organische Säuren – wie Zitronensäure, aber nicht Vitamin C – fördern hingegen die Zinkverfügbarkeit (Hahn et al. 2016). Zudem lässt sich auch durch verschiedene Zubereitungsverfahren, wie Einweichen und Keimen von Getreide und Hülsenfrüchten oder Fermentieren von Getreide (Sauerteiggärung) die Zinkbioverfügbarkeit erhöhen und eine ausreichende Versorgung sicherstellen.

In den aktualisierten D-A-CH-Referenzwerten für die Nährstoffzufuhr ist die Zufuhrempfehlung für Zink an den Phytatgehalt der Nahrung gekoppelt. Bei sehr phytatreicher Lebensmittelauswahl – wie bei veganer Ernährung – gelten daher höhere Zufuhrempfehlungen (DGE et al. 2019). In den USA wird bei vegetarischer Ernährung eine 50 % höhere Zinkzufuhr als bei Mischkost empfohlen (IOM 2006).

Selen

Selen ist Bestandteil antioxidativer Systeme, die vor Zellschädigungen schützen und an der Aktivierung von Schilddrüsenhormonen und der Immunabwehr beteiligt sind (Elmadfa und Leitzmann 2019). Obwohl die Bioverfügbarkeit von Selen aus pflanzlichen Lebensmitteln deutlich höher ist als aus tierischen, gilt Selen als kritischer Nährstoff bei Veganern, da pflanzliche Lebensmittel kaum Selen enthalten. Paranüsse sind eine gute pflanzliche Selenquelle.

Jod

Jodmangel gilt global als eines der größten Gesundheitsprobleme, vor allem für Schwangere und Kleinkinder. In Europa ist fast die Hälfte der Bevölkerung von einer unbefriedigenden Jodversorgung betroffen (Zimmermann und Andersson 2012). Veganer sind eine besondere Risikogruppe für Jodmangel, aber auch ein hoher Anteil der Vegetarier und Mischköstler ist unzureichend versorgt (Leitzmann und Keller 2020).

Jod ist essenzieller Bestandteil der Schilddrüsenhormone T_3 (Trijodthyronin) und T_4 (Thyroxin, Tetrajodthyronin). Diese Hormone beeinflussen den gesamten Stoffwechsel und sind unter anderem wichtig für die Entwicklung von Knochen und Gehirn, den Energiestoffwechsel und das Wachstum. Bei Kindern kann chronischer Jodmangel zu kognitiven und neuromuskulären Beeinträchtigungen führen. So werden beispielsweise schlechte Schulleistungen mit einem suboptimalen Jodstatus in Verbindung gebracht (Elmadfa und Leitzmann 2019).

Der Jodgehalt von Lebensmitteln unterliegt starken Schwankungen, was auf regional unterschiedliche Jodgehalte im Boden und Wasser zurückzuführen ist. Da die Böden in Mitteleuropa kaum Jod enthalten, sind auch die hier angebauten pflanzlichen Lebensmittel sehr jodarm. Bei veganer Kinderernährung kann eine ausreichende Zufuhr über jodiertes Speisesalz und Meeresalgen mit definiertem Jodgehalt (z. B. Nori-Algen) sichergestellt werden. Alternativ ist eine Jodsupplementierung, beispielsweise durch Algenpresslinge, möglich. Die Jodversorgung kann anhand der Jodausscheidung im Urin überprüft werden.

Studienlage zu veganer und vegetarischer Kinderernährung

Noch immer ist die Studienlage zu veganer Ernährung bei Kindern sehr dünn. Aufgrund der steigenden Popularität von veganer Ernährung erhöht sich jedoch auch die Notwendigkeit, Studien mit veganen Kindern durchzuführen, um fundierte Aussagen über die möglichen Vor- und Nachteile treffen zu können. Zur vegetarischen Kinderernährung sind mehr Studien vorhanden, aber auch hier besteht großer Nachholbedarf. Zudem haben frühere Studien oft nicht genau zwischen vegetarischer und veganer Ernährung unterschieden.

Studien mit vegetarisch ernährten Kindern

Die Studienlage mit vegetarisch ernährten Kindern ist etwas besser als mit ausschließlich veganen Kindern, daher werden hier die wichtigsten Ergebnisse der in Tab. 4.8 (S. 64) aufgeführten Untersuchungen dargestellt.

Die Studien wurden in den Jahren 1974 bis 2013 durchgeführt und umfassen insgesamt etwa 1800 vegetarische Kinder (darunter sind auch makrobiotisch und vegan ernährte Kinder, die aber nicht separat ausgewertet wurden).

Die anthropometrischen Werte, insbesondere Messwerte zu Körpergröße und Körpergewicht, liegen weitestgehend im Normbereich und sind vergleichbar mit denen der omnivoren Vergleichsgruppen. In einer US-amerikanischen Studie mit über 780 Kindern (davon 217 vegetarisch) im Alter von sieben bis 18 Jahren aßen vegetarische Kinder signifikant mehr Obst und Gemüse als die nicht-vegetarischen. Auch in anderen Studien ergab sich ein insgesamt besseres Lebensmittelmuster der vegetarischen Kinder. Insgesamt zeigen die Ergebnisse, dass vegetarische Kinder oft eine günstigere Zufuhr an Proteinen und Kohlenhydraten aufwiesen. Außerdem war die Fettzufuhr qualitativ und quantitativ häufig besser als in den omnivoren Vergleichsgruppen, und auch die Cholesterinzufuhr war deutlich niedriger. Die Zufuhr der untersuchten Mikronährstoffe lag überwiegend im Bereich der Empfehlungen. Höhere Zufuhren zeigten sich besonders bei den Antioxidanzien β-Carotin, Vitamin C und E sowie bei Folat und Magnesium. Bei den Vitaminen B_2 und B_{12} sowie teilweise auch bei Eisen, Zink und Kalzium unterschritten die vegetarisch lebenden Kinder hingegen häufiger die Referenzwerte.

Die Nährstoffzufuhr spiegelte sich meist auch in den Blutwerten wider. So lag bei den vegetarischen Kindern der Nährstoffstatus der meisten Vitamine und Mineralstoffe im Normbereich. Öfter zeigten

Tab. 4.8: Zusammengefasste Ergebnisse der Studien mit vegetarischen und veganen Kindern in Nordamerika und Europa (erweitert nach Keller und Müller 2016)

Zeitraum (n Publikationen)	Anzahl Teilnehmer (n Publikationen)	Energie- und Nährstoffzufuhr	Anthropometrie und Blutparameter
vegetarische Kinder			
1970er-Jahre (4), 1980er-Jahre (2), 1990er-Jahre (3), 2000er-Jahre (7), 2010er-Jahre (3)	< 30 (6), 30–50 (8), 142 (3), 291 (1), 908 (1); Altersspanne: 0–18 Jahre	– Die Nährstoffzufuhr entsprach bei den untersuchten Nährstoffen weitgehend den Referenzwerten [1, 2, 3, 4, 5, 6]. – Die Referenzwerte wurden überschritten bei komplexen Kohlenhydraten [1] sowie teilweise bei Vitamin B_1, C, E, Folat, Provitamin A (β-Carotin) und Magnesium [1, 3, 4, 7]. – Die Referenzwerte wurden teilweise unterschritten bei Energie [3, 8], Zink [1, 4], Kalzium [1, 2, 9], Vitamin B_2 [1], Vitamin B_{12} [1], Vitamin D [3, 9] und Eisen [10, 11]. – Vegetarische Kinder hatten im Vergleich zu omnivoren Kindern höhere Zufuhren an Vitamin C und E, Provitamin A (β-Carotin) und PUFA [3, 4] sowie geringere Zufuhren an Fett [3, 12], Cholesterin [3] und Vitamin B_{12} [4].	– Körpergröße, Körpergewicht und Hautfaltendicke lagen durchschnittlich im Referenzbereich [1, 4, 8, 12–14], teilweise etwas darunter (< 5 Jahre) [15, 16]. – Der Nährstoffstatus der vegetarischen Kinder war überwiegend normal [1, 3–5, 10, 17], in einer Studie war Vitamin A erhöht [1], in zwei Studien Vitamin D erniedrigt [7, 9]. – Vegetarische Kinder wiesen erniedrigte Marker der Knochengesundheit auf [9, 18]. – Bei vegetarischen Kindern lag das Serumferritin im Vergleich zu Mischkostkindern niedriger [3, 6], teilweise auch Hämoglobin [4]. – Vegetarische Kinder wiesen im Vergleich zu omnivoren Kindern günstigere Cholesterin- und Triglyzeridwerte [1, 5, 12], höhere Linolsäure- und niedrigere EPA-Konzentrationen im Blut auf [14]; keine Unterschiede gab es bei den Immunglobulinwerten [11]. – Vegetarische Kinder waren körperlich genauso fit wie omnivore Kinder [8].

Zeitraum (n Publikationen)	Anzahl Teilnehmer (n Publikationen)	Energie- und Nährstoffzufuhr	Anthropometrie und Blutparameter
vegane Kinder			
1970er-Jahre (1), 1980er-Jahre (3)	< 30 (2), 30–50 (1), > 280 (1); Altersspanne: 0–13 Jahre	– Die Nährstoffzufuhr entsprach weitgehend den Referenzwerten [19–21]. – Die Referenzwerte wurden teilweise unterschritten bei Energie [20], Kalzium [20, 21], Vitamin D [20], Vitamin B_2 [19] und Vitamin B_{12} [19, 21]. – Vegane Kinder hatten im Vergleich zu omnivoren Kindern eine höhere Zufuhr von Ballaststoffen und PUFA sowie eine geringere Zufuhr von SFA [21].	– Körpergröße und Körpergewicht sowie Kopf- und Brustumfang lagen im Referenzbereich [20], tendenziell waren vegane Kinder etwas kleiner (vor allem ≤ 5 Jahre) und leichter als die Referenzpopulation [19, 21, 22]. – Vegane Kinder zeigten eine altersentsprechende Entwicklung [20].
VeChi Diet-Studie (2016–2018)	430 Kleinkinder (139 vegan, 127 vegetarisch, 164 omnivor); Altersspanne: 1–3 Jahre	– Die Proteinzufuhr der veganen Kinder überstieg im Durchschnitt die Empfehlungen (ebenso bei den vegetarischen und Mischkost-Kindern) [23]. – Vegane Kinder hatten eine hohe Kohlenhydrat- und Ballaststoffzufuhr [23]. – Die veganen Kinder wiesen im Vergleich die höchsten Zufuhren an essenziellen Fettsäuren, Vitamin E, Vitamin K, Vitamin B_1, Vitamin B_6, Folat, Vitamin C, Kalium, Magnesium und Eisen auf [24].	– Die veganen Kinder waren im Durchschnitt bei Körpergröße und Körpergewicht altersgemäß entwickelt [23].

Eingeschlossen wurden englischsprachige Studien (außer Fallbeschreibungen) aus westlichen Industrieländern.

PUFA = polyunsaturated fatty acids (mehrfach ungesättigte Fettsäuren), SFA = saturated fatty acids (gesättigte Fettsäuren), EPA = eicosapentaenoic acid (Eicosapentaensäure)

[1] Dwyer et al. 1982
[2] Fulton et al. 1980
[3] Thane und Bates 2000
[4] Nathan et al. 1996
[5] Ambroszkiewicz et al. 2006
[6] Gorczyca et al. 2013a
[7] Laskowska-Klita et al. 2011
[8] Hebbelinck et al. 1999
[9] Ambroszkiewicz et al. 2007
[10] Taylor et al. 2004
[11] Gorczyca et al. 2013b
[12] Ambroszkiewicz et al. 2011
[13] Sabaté et al. 1991
[14] Gorczyca et al. 2011
[15] Dwyer et al. 1983
[16] Dwyer et al. 1978
[17] Wallace et al. 2013
[18] Ambroszkiewicz et al. 2003
[19] Sanders und Purves 1981
[20] Sanders 1988
[21] Sanders und Manning 1992
[22] O'Connell et al. 1989
[23] Weder et al. 2019
[24] Weder et al. (unveröffentlichte Daten)

sich jedoch niedrigere Blutkonzentrationen an Serumferritin, Vitamin D sowie teilweise bei Hämoglobin und EPA. Auch Marker des Knochenstoffwechsels waren in einzelnen Studien erniedrigt.

Studien mit vegan ernährten Kindern

Bisher gibt es nur sehr wenig wissenschaftliche Studien mit vegan ernährten Kindern (siehe Tab. 4.8, S. 65). Im Jahr 1980 wurde in Großbritannien eine erste Untersuchung mit 23 veganen Kindern im Alter von einem bis fünf Jahren durchgeführt. Diese und weitere von Geburt an vegan ernährte Kinder (insgesamt 39, ein bis sieben Jahre) wurden in Folgestudien über elf Jahre hinweg hinsichtlich ihrer Entwicklung untersucht. Zunächst wurde die Ernährung als adäquat eingeschätzt. Allerdings wurden bei der Energiezufuhr, den Vitaminen D, B_2 und B_{12} sowie bei Kalzium die Zufuhrempfehlungen im Durchschnitt nicht erreicht. Die körperliche und geistige Entwicklung lag bei den meisten Kindern im Normbereich, sie waren tendenziell jedoch etwas kleiner und leichter als die Referenzpopulation. Eine der Folgestudien mit 20 Kindern, die nun zwischen sechs und 13 Jahre alt waren, fand keine Größenunterschiede mehr zum nationalen Durchschnitt, was auf ein Aufholwachstum nach dem fünften Lebensjahr hinweist. Auch die durchschnittliche Energiezufuhr sowie die Zufuhr der untersuchten Mikronährstoffe lagen jetzt im Bereich der Empfehlungen, außer bei Kalzium und Vitamin B_{12}.

Eine weitere Studie aus den USA untersuchte Körpergröße und Gewicht von 288 veganen Kindern (unter einem bis zehn Jahre), die in einer sich überwiegend selbst versorgenden ländlichen Gemeinschaft lebten („The Farm"). Die veganen Kinder wiesen im Vergleich zu den nationalen Referenzstandards ein etwas geringeres Wachstum auf – diese Unterschiede waren jedoch nur bei Kindern bis zum fünften Lebensjahr statistisch signifikant. Etwa 8 % der Kinder lagen unter der fünften altersgemäßen Körpergrößen-Perzentile und 3 % unter der fünften Körpergewichts-Perzentile.

Insgesamt zeigten die beiden Untersuchungen in Großbritannien und den USA somit ein adäquates Wachstum veganer Kinder. Als teilweise kritisch erwies sich die Gesamtenergiezufuhr sowie die Zufuhr von Vitamin D, Vitamin B_2 und Vitamin B_{12} sowie von Kalzium.

VeChi Diet-Studie

In der VeChi Diet-Studie aus Deutschland wurden von 2016 bis 2018 insgesamt 430 Kinder im Alter von einem bis drei Jahren untersucht (139 vegan, 127 vegetarisch und 164 omnivor ernährte Kinder). Anhand eines Drei-Tage-Wiegeverzehrsprotokolls wurden der Lebensmittelverzehr und die Nährstoffzufuhr erfasst, außerdem mittels Fragebogen anthropometrische Daten sowie weitere Daten zur Ernährung, zum Lebensstil und zu sozioökonomischen Aspekten.

Nach Adjustierung für zahlreiche Einflussfaktoren, wie Alter, Geschlecht und Muttermilchzufuhr, ergaben sich keine Unterschiede zwischen den Gruppen bei der Gesamtenergiezufuhr und der Energiedichte. Die Proteinzufuhr der omnivor ernährten Kinder war signifikant höher als bei den vegetarisch und vegan ernährten Kindern, jedoch lagen alle Kinder deutlich über dem D-A-CH-Referenzwert von 1 g Protein/kg Körpergewicht und Tag. Mit Mischkost ernährte Kinder hatten die höchste Fettzufuhr und vegane Kinder die höchste Kohlenhydrat- und Ballaststoffzufuhr.

Zudem wiesen die vegan ernährten Kinder die höchsten Zufuhren an essenziellen Fettsäuren, Vitamin E, Vitamin K, Vitamin B_1, Vitamin B_6, Folat, Vitamin C, Kalium, Magnesium und Eisen auf. Als einzige Gruppe erreichten die veganen Kinder im Durchschnitt die Empfehlungen für die Zufuhr von Eisen und Folat. Im Gegensatz dazu nahmen Mischköstler mehr gesättigte Fettsäuren, Arachidonsäure, EPA, DHA, Cholesterin, Vitamin B_2, Kalzium und Jod auf. Allerdings wurden die Referenzwerte für Vitamin B_2, Kalzium und Jod im Durchschnitt von keiner Gruppe erreicht, wobei vegane Kinder hier jeweils die niedrigste Zufuhr hatten. Alle Gruppen erreichten die Zufuhrempfehlung für Zink und Vitamin C, vegane Kinder hatten die höchste Vitamin-C-Zufuhr.

Ein Vitamin-B_{12}-Präparat nahmen fast alle (97 %) der vegan ernährten Kinder ein, bei den vegetarischen waren es etwa ein Drittel. Der Referenzwert für die Vitamin-B_{12}-Zufuhr wurde von 10 % der veganen, 57 % der vegetarischen und 47 % der omnivoren Kinder nicht erreicht.

Bei Körpergewicht und Körpergröße gab es keine signifikanten Unterschiede zwischen veganen, vegetarischen und mit Mischkost ernährten Kindern, alle Gruppen waren im Durchschnitt altersgemäß entwickelt. Dennoch war ein kleiner Teil der veganen (fünf) und vegetarischen (drei) Kinder deutlich zu klein für sein Alter; bei den Mischkostkindern gab es diese Abweichung nicht. Ein Teil dieser Befunde ließ sich durch zu niedrige Energiezufuhr, langes ausschließliches Stillen, kleine Eltern und/oder ein niedriges Geburtsgewicht erklären. Aber es gab auch für ihr Alter sehr große Kinder (vegan vier, vegetarisch vier, omnivor ein Kind).

Insgesamt zeigen diese aktuellen Daten der VeChi Diet-Studie, dass vegane Kinder im Alter von einem bis drei Jahren offenbar ein den Standards entsprechendes Wachstum aufweisen. Bei einzelnen Kindern muss jedoch auf eine ausreichende Energiezufuhr geachtet werden. Als kritische Nährstoffe erwiesen sich insbesondere Vitamin B_2, Kalzium und Jod – unabhängig von der Ernährungsweise, aber ganz besonders bei veganen Kindern. Bei den vegetarischen und veganen Kindern lag auch die Zufuhr von EPA und DHA durchschnittlich unter den Empfehlungen. Die Zufuhr vieler weiterer Mikronährstoffe sowie auch das Fettsäuremuster war bei den veganen Kindern günstiger als bei den omnivoren Kindern.

Einen Überblick über die wichtigsten Zufuhrdaten in der VeChi Diet-Studie gibt Tab. 4.9.

Tab. 4.9: Zufuhr von Energie, Ballaststoffen und ausgewählten Nährstoffen bei vegan, vegetarisch und omnivor ernährten Kleinkindern (1 bis 3 Jahre) in Deutschland nach Daten der VeChi Diet-Studie (Weder et al. 2019 u. unveröffentlichte Daten)

	Veganer (n = 139)	Vegetarier (n = 127)	Mischköstler (n = 164)
Energie (kcal/d)	986 (821–1186)	956 (790–1084)	974 (856–1099)
Protein (g/kg KG u. d)	2,3 (1,8–2,8)	2,3 (1,8–2,7)	2,5 (2,2–3,1)
LA (En %)	7,0 (6,1–8,1)	5,8 (4,4–6,9)	3,6 (3,0–4,6)
ALA (En %)	1,0 (0,7–2,0)	0,7 (0,5–1,2)	0,6 (0,4–0,8)
DHA (mg/d)	19,1 (6,2–42,6)	19,5 (6,8–37,9)	35,4 (15,6–82,3)
Ballaststoffe (g/1000 kcal)	19,6 (16,3–24,1)	16,1 (13,8–20,0)	13,4 (10,1–16,6)
Vitamin B_2 (mg/d)	0,5 (0,3–0,6)	0,5 (0,4–0,7)	0,6 (0,5–0,8)
Folat (µg/d)	153 (113–218)	117 (98–151)	108 (91–138)
Vitamin B_{12} (µg/d)	71,4 (5,5–333,5)	1,3 (0,6–6,1)	1,6 (1,1–2,6)
Vitamin C (mg/d)	64 (47–89)	56 (41–68)	47 (32–64)
Kalzium (mg/d)	327 (251–467)	392 (280–567)	452 (357–564)
Eisen (mg/d)	9,2 (6,1–11,9)	7,3 (5,5–9,0)	6,0 (4,7–7,4)
Zink (mg/d)	5,0 (4,1–5,8)	4,8 (3,8–5,7)	5,0 (4,1–5,8)
Jod[a] (µg/d)	34 (23–48)	33 (23–45)	48 (36–63)

dargestellte Werte sind unadjustierte Mediane (IQR)

KG = Körpergewicht, LA = Linolsäure, ALA = α-Linolensäure, IQR = Interquartile Range

[a] Jodzufuhr wird eher unterschätzt, da die Zufuhr von jodiertem Salz anhand von Ernährungsprotokollen schwer zu erfassen ist

Vegane Kita-Verpflegung

Im Jahr 2018 eröffneten in Deutschland erstmals zwei Kindertagesstätten (Kitas), die eine rein pflanzliche Verpflegung anbieten. Vor dem Hintergrund, dass wissenschaftlichen Empfehlungen für eine vegane Kita-Verpflegung bisher fehlen, haben sich 2019 zwei Bachelorarbeiten mit diesem Thema beschäftigt.

In der ersten Arbeit wurde das Speisenangebot der Münchner Kita „Erdlinge“ untersucht. Mithilfe einer eigens entwickelten Checkliste für vegane Kita-Verpflegung wurde der bestehende Speiseplan so optimiert, dass alle Kriterien der Checkliste erfüllt und für fast alle Nährstoffe die D-A-CH-Referenzwerte rechnerisch erreicht bzw. überschritten wurden (Ausnahmen: Vitamin B_{12} und Vitamin D). Allerdings basierten die Berechnungen aufgrund unzureichender Angaben des Caterers ausschließlich auf den namensgebenden Gerichten des Originalspeiseplans und dementsprechend auf fiktiven Rezepten (Ritzheim et al., unveröffentlichte Daten).
Eine genauere Erhebung des Ist-Zustandes konnte hingegen in der veganen Kita „Mokita“ in Frankfurt am Main erfolgen, da der Autor der Untersuchung die genauen Rezepturen erfassen und die tatsächlich verzehrten Mengen abwiegen konnte. Auch hier war die Nährstoffzufuhr nach einer Optimierung tendenziell bedarfsdeckend, außer bei Vitamin B_{12} und Vitamin D (Reichmann et al., unveröffentlichte Daten).
Die Ergebnisse der beiden Untersuchungen weisen somit darauf hin, dass auch eine vegane Kita-Verpflegung das Potenzial hat, den Energie- und Nährstoffbedarf von Kindern zu decken. Allerdings bestand in beiden Kitas Optimierungsbedarf, insbesondere bei den Rezepturen. Qualitätsstandards für die vegane Kita-Verpflegung wären demnach Voraussetzung für eine sorgfältige Planung des Speisenangebots.

Die richtige Lebensmittelauswahl für vegane Kinder

In diesem Kapitel erhalten Sie einen Überblick, welche Lebensmittelgruppen in welchen Mengen in der veganen Kinderernährung verzehrt werden sollten, um eine optimale Nährstoffversorgung sicherzustellen. Orientierung bieten die Optimierte Vegane Kost (Tab. 4.10, S. 70) und die Vegane Lebensmittelpyramide für Kinder (Abb. 4.2, S. 71). Für die Optimierte Vegane Kost wurden die vom damaligen Forschungsinstitut für Kinderernährung in Dortmund entwickelten lebensmittelbezogenen Empfehlungen – die Optimierte Mischkost für Kinder und Jugendliche (Alexy et al. 2008) – an die Anforderungen einer veganen Ernährung angepasst. Die Berechnungen basieren auf veganen Vier-Wochen-Speiseplänen der VeChi Diet-Studie, mit fünf Mahlzeiten pro Tag für vier- bis sechsjährige Kinder als Referenzaltersgruppe. Nach Optimierung der Speisepläne, um die aktuellen D-A-CH-Referenzwerte zu erreichen, wurden die Verzehrsmengen für die anderen Altersgruppen anhand des Energiebedarfs hochgerechnet (Alexy et al. 2020).

Tab. 4.10: Altersgemäße Verzehrsmengen (g/d) mit der Optimierten Veganen Kost (OVK (Referenzaltersgruppe: 4–6-jährige)) sowie Anteile am Gesamtverzehr (modifiziert nach Alexy et al. 2020)

Altersgruppe (Jahre)		1–3	*4–6*	7–9	10–12	13–14		15–18		% Gesamtverzehr[a]
						w[b]	m[c]	w[b]	m[c]	
Energiebedarf	kcal/d[d]	1150	*1350*	1600	1800	1900	2300	2000	2600	
Faktor[e]		0,85	*1*	1,19	1,33	1,41	1,7	1,48	1,92	
Lebensmittelgruppe										
Getränke	g/d	560	*655*	780	870	925	1115	970	1260	
Gemüse	g/d	190	*225*	270	300	320	380	335	430	20,3
Obst (inkl. Saft)	g/d	185	*215*	255	290	305	370	320	415	19,4
Getreide, Brot, Kartoffeln	g/d	190	*220*	260	295	310	375	325	420	19,8
Hülsenfrüchte[f]	g/d	40	*45*	66	60	65	80	70	90	4,1
Nüsse	g/d	25	*30*	35	40	40	50	45	60	2,7
Milchalternativen	g/d	210	*245*	290	325	345	420	365	470	22,1
Vegane Brotaufstriche	g/d	15	*20*	25	25	30	35	30	40	1,8
Fleischalternativen	g/d	25	*30*	35	40	40	50	45	60	2,7
Fette, Öle	g/d	15	*15*	20	20	20	25	20	30	1,4
Süßwaren, Gebäck, Knabberartikel[g]	g/d	45	*55*	65	75	80	95	80	105	5,0

[a] Anteil am Gesamtverzehr ohne Getränke

[b] Mädchen

[c] Jungen

[d] Richtwert für die Energiezufuhr bei geringer körperlicher Aktivität (PAL 1,4)

[e] Umrechnungsfaktor zur Extrapolation der Verzehrsmengen für andere Altersgruppen

[f] gegart, z. B. Linsen, Bohnen, Erbsen, Soja und andere Proteinquellen wie Tofu

[g] 3,8 % der Energiezufuhr

Getränke

Kinder in allen Altersgruppen sollten vorrangig Wasser zu sich nehmen. Bei Sport oder anderer körperlicher Aktivität können die Mengen nach oben abweichen. Hier sollte Kindern stets ausreichend Wasser zur Verfügung gestellt werden, damit der Flüssigkeitshaushalt wieder ausgeglichen werden kann. Um Kindern Abwechslung zu ermöglichen, können auch ungesüßter Tee oder verdünnte Fruchtsäfte (Verhältnis Saft:Wasser = 1:4) angeboten werden. Fruchtsäfte enthalten oft genauso viel Zucker wie Limonaden, daher sollten sie nicht regelmäßig pur getrunken werden. Bei einer veganen Ernährung dient kalziumreiches Mineralwasser (mind. 400 mg Kalzium pro Liter) als gute Kalziumquelle.

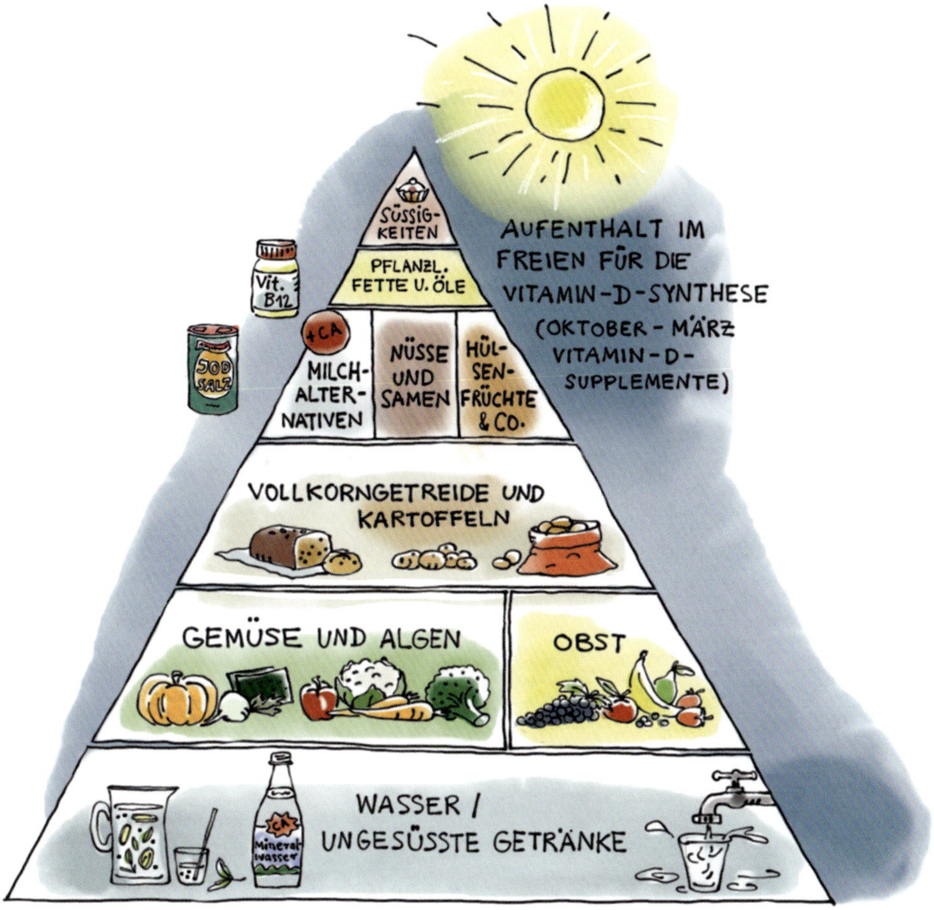

Abb. 4.2: Die Vegane Lebensmittelpyramide für Kinder.

Gemüse und Obst

Vitamine, Mineralstoffe, sekundäre Pflanzeninhaltsstoffe (siehe Infobox und Ballaststoffe sind die wesentlichen Inhaltsstoffe, die für die positiven Wirkungen von Gemüse und Obst verantwortlich sind. Deshalb sollte davon, unabhängig von der Ernährungsform, reichlich verzehrt werden. Auch aufgrund ihrer geringen Energie- und hohen Nährstoffdichte empfiehlt die DGE, täglich mindestens drei Portionen Gemüse und zwei Portionen Obst zu essen (eine Portion entspricht etwa einer Handvoll). Dabei sollte auf eine vielfältige und bunte Mischung geachtet werden. Ab und zu kann eine Portion Gemüse oder Obst auch durch einen frisch zubereiteten Smoothie oder ein frisch gepresstes Glas Saft ausgetauscht werden. Um Kindern ein Gespür für die Erntezeiten im Jahresverlauf zu vermitteln sowie aus

Nachhaltigkeitsgründen, sollten beim Einkauf möglichst saisonale Freilandprodukte aus der Region gewählt werden. Zur Minimierung von Nährstoffverlusten empfiehlt es sich, etwa die Hälfte des Gemüse- und Obstverzehrs als unerhitzte Frischkost zu sich zu nehmen.

Veganer sollten auch auf den Verzehr von kalziumreichem Gemüse wie Grünkohl (212 mg/100 g), Pak Choi (105 mg/100 g) oder Brokkoli (58 mg/100 g) achten, das gleichzeitig eine hohe Kalziumbioverfügbarkeit aufweist. Durch eine ansprechende Zubereitung kann man Gemüse auch Kindern schmackhaft machen (siehe S. 112).

Sekundäre Pflanzenstoffe

Die sekundären Pflanzenstoffe grenzen sich von primären Pflanzenstoffen (wie Kohlenhydraten, Fett oder Proteinen) dadurch ab, dass sie nicht im primären, sondern im sekundären Stoffwechsel der Pflanzen entstehen. Bislang sind etwa 100 000 verschiedene sekundäre Pflanzenstoffe bekannt, von denen 5000 bis 10 000 in der menschlichen Nahrung vorkommen (Watzl 2008). In der Pflanze dienen diese Substanzen unter anderem als Abwehrstoffe gegen Schädlinge und Krankheiten, als UV-Schutz oder als Lockmittel für Bestäuber. Auch die vielfältigen Farben, Düfte und Aromen verdanken Pflanzen diesen Stoffen. Zu den sekundären Pflanzenstoffen zählen beispielsweise Carotinoide, Polyphenole, Phytoöstrogene, Phytosterole, Glucosinulate und Sulfide. Beim Menschen entfalten sekundäre Pflanzenstoffe zahlreiche positive Gesundheitseffekte: Sie wirken appetit- und verdauungsanregend, senken den Blutdruck und den Cholesterinspiegel im Blut, wirken entzündungshemmend und antioxidativ sowie der Krebsentstehung entgegen. Bei durchschnittlicher Mischkost beträgt die tägliche Zufuhr an sekundären Pflanzenstoffen etwa 1,5 g (Hahn et al. 2016). Sekundäre Pflanzenstoffe kommen besonders in Gemüse, Obst, Vollkorngetreide, Kartoffeln, Hülsenfrüchte sowie Nüssen und Ölsamen vor.

Getreide

Getreide und Getreideprodukte wie Brot, Reis, Hirse, Couscous oder Nudeln dienen in der veganen Küche als Sättigungsbeilage und wichtige Proteinquelle. Um eine langanhaltende Sättigung sowie höhere Gehalte an Ballaststoffen, Vitaminen und Mineralstoffen zu erreichen, sollten überwiegend Vollkornprodukte verwendet werden. Um die Aufnahme von Eisen und Zink zu verbessern (die durch die enthaltenen Phytate gehemmt wird), können verschiedene Zubereitungsverfahren eingesetzt werden (z. B. Verwendung von Sauerteig bei der Brotherstellung, Einweichen, Keimen).

Pseudogetreide

Pseudogetreide sind glutenfreie Körnerfrüchte, die dem echten Getreide ähneln. Anders als diese gehören sie nicht der Familie der Süßgräser, sondern anderen botanischen Familien an. Die bekanntesten Pseudogetreide sind Quinoa, Amaranth und Buchweizen. Pseudogetreide haben einen hohen Proteingehalt (12–19 %) und aufgrund einer günstigen Aminosäurezusammensetzung meist sogar eine höhere biologische Wertigkeit (siehe Infobox, S. 56) als Getreide (Alonso-Miravalles und O'Mahony 2018). Zudem liefern sie neben anderen Inhaltsstoffen Vitamin E, Vitamin B_2, Kalzium, Magnesium, Eisen und Ballaststoffe. Buchweizen wird überwiegend in Mittel- und Osteuropa angebaut. Zwar stammen Quinoa und Amaranth hauptsächlich aus Südamerika, beide Pseudogetreide gibt es jedoch inzwischen auch aus Bio-Anbau in Deutschland.

Hülsenfrüchte

Hülsenfrüchte wie Bohnen, Erbsen, Linsen und Soja (inklusive daraus hergestellter Produkte wie Tofu) stellen eine wichtige Proteinquelle dar und sollten besonders bei vegan ernährten Kindern möglichst täglich auf dem Speiseplan stehen. Die geringere biologische Wertigkeit von pflanzlichem Protein (Ausnahme: Soja und Lupine) im Vergleich zu tierischem Protein kann durch Kombination verschiedener pflanzlicher Proteinquellen, beispielsweise Hülsenfrüchte und Getreide, verbessert werden. Außerdem liefern Hülsenfrüchte neben Ballaststoffen, komplexen Kohlenhydraten, B-Vitaminen und Magnesium zahlreiche weitere wertvolle Inhaltsstoffe. Hierzu zählen auch Eisen, Zink und Kalzium, die in einer veganen Ernährung als kritisch gelten.

Nüsse und Samen

Nüsse und Samen sind bei Kindern beliebte Snacks für zwischendurch. Obwohl sie einen hohen Fettgehalt aufweisen, ist die Fettsäurenzusammensetzung mit reichlich ungesättigten Fettsäuren als positiv zu bewerten. Nüsse enthalten Protein, Vitamin E, Folat, Ballaststoffe und sekundäre Pflanzenstoffe sowie Eisen, Kupfer und Zink. Vor allem bei Kleinkindern, die aufgrund der Erstickungsgefahr noch keine ganzen Nüsse essen sollten, bieten sich Nussmuse beim Kochen oder als Brotaufstrich an. Auch langfristig ist ein täglicher Nussverzehr empfehlenswert, denn er senkt im späteren Leben das Risiko für Übergewicht, Hypertonie, Dyslipoproteinämien, Herz-Kreislauf-Erkrankungen und bei Frauen für Diabetes mellitus Typ 2 und Dickdarmkrebs (Leitzmann und Keller 2020).

Milch- und Fleischalternativen

Mit der steigenden Popularität der veganen Lebensweise hat sich auch das Angebot an pflanzlichen Milch- und Fleischalternativen im Lebensmittelhandel deutlich ausgeweitet. Die meisten Produkte werden auf Basis von Soja, Getreide, Hülsenfrüchten oder Nüssen hergestellt. Aus ernährungsphysiologischer Sicht sind jedoch nicht alle Alternativprodukte empfehlenswert. Fleisch- und Wurstalternativen haben häufig einen hohen Salzgehalt und liefern teilweise reichlich Energie. Positiv ist der meist niedrige Gehalt an gesättigten Fettsäuren. Produkte auf Basis von Soja oder Soja und Weizen gemischt stellen zudem eine qualitativ hochwertige Proteinquelle dar. Beim Einkauf sollte auf einen möglichst geringen Salz- und Energiegehalt geachtet werden.

Fleisch- und Wurstalternativen: nur Zusatzstoffe und Aromen?

Die pauschale Aussage, dass Fleisch- und Wurstalternativen extrem viele Zusatzstoffe und Aromen enthalten, konnte inzwischen widerlegt werden. So hat eine Untersuchung von 80 vegetarischen und veganen Fleisch- und Wurstalternativen ergeben, dass vegane Produkte aus konventioneller Herstellung durchschnittlich zwei und solche aus Bio-Produktion nur einen Zusatzstoff pro Produkt enthielten. Bei vegetarischen Alternativen aus konventioneller Herstellung waren es im Durchschnitt 3,5 Zusatzstoffe pro Produkt. Aromen wurden nur in den konventionellen, aber nicht in den Bio-Produkten eingesetzt. Auch lange Zutatenlisten sind nicht per se schlecht, denn bei den Bio-Produkten sind dafür vor allem die einzeln aufgeführten Kräuter und Gewürze verantwortlich. Empfehlenswert sind daher vegane Fleisch- und Wurstalternativen aus Bio-Erzeugung, denn dort wurden nur die nötigsten Zusatzstoffe eingesetzt, meist Guarkernmehl oder ein anderes unbedenkliches Bindemittel (Huber und Keller 2017).

Bei den pflanzlichen Milchalternativen sollten solche bevorzugt werden, die mit Kalzium angereichert wurden. Bio-Produkte enthalten meist keine Aromen und seltener zugesetzten Zucker. Auf dem Markt gibt es auch Produkte, die mit Vitamin B_2, B_{12} und D angereichert sind – allerdings nur aus konventioneller Herstellung, denn im Bio-Bereich ist die Anreicherung mit Vitaminen nicht erlaubt (Ausnahme: Säuglingsnahrung).

Pflanzliche Brotaufstriche

Auch vegan ernährte Kinder müssen nicht auf ihr Pausenbrot verzichten. Neben Wurst- und Käsealternativen gibt es eine Vielzahl an pflanzlichen Brotaufstrichen unterschiedlichster Geschmacksrichtungen. Bislang liegt keine umfassende ernährungsphysiologische Bewertung dieser Produkte vor, die beispielsweise auf Basis von Nährhefe, Gemüse, Nüssen oder Pilzen hergestellt wurden. Daten der VeChi Diet-Studie zeigen jedoch, dass die von den veganen Kindern verzehrten pflanzlichen Aufstriche durchschnittlich weniger Energie und Fett, aber auch weniger Protein enthielten als beispielsweise Fleischwurst oder Gouda. Die Fettqualität war günstig zu beurteilen, mit einem hohen Anteil an einfach und mehrfach ungesättigten Fettsäuren. Insgesamt sind die Aufstrichalternativen somit eine Bereicherung des veganen Speiseplans. Neben den fertig gekauften Produkten bieten sich auch selbst hergestellte pflanzliche Brotaufstriche an (siehe Rezeptteil ab S. 125).

Fette und Öle

Pflanzliche Öle sind reich an einfach und mehrfach ungesättigten Fettsäuren. Öle mit einem hohen Gehalt an Omega-3-Fettsäuren wie Lein-, Raps-, Hanf- oder Walnussöl sollten in unerhitzter Form täglich auf dem Speiseplan stehen. Da Veganer oft ein ungünstiges Verhältnis bei der Zufuhr von Omega-6- zu Omega-3-Fettsäuren aufweisen (zu viel Omega-6), sollten Omega-6-reiche Öle (v. a. Sonnenblumen-, Distel- und Maiskeimöl) möglichst nicht verwendet werden.

Um eine ausreichende Versorgung mit DHA sicherzustellen, ist der Verzehr von mit DHA (aus Mikroalgen) angereichertem Leinöl zu empfehlen (wer Leinöl nicht mag: es gibt mittlerweile auch mit DHA angereichertes Olivenöl). Als Standardöl für die warme Küche ist Olivenöl die beste Wahl, zum Braten können ungehärtetes Kokosfett oder ölsäurereiches Bratöl verwendet werden (insgesamt sollte jedoch nur selten gebraten werden). Alle pflanzlichen Öle sollten kalt gepresst, nativ und aus ökologischer Erzeugung sein. Empfehlenswert sind, je nach Altersgruppe, 1,5 bis 3 Esslöffel Öl pro Tag, davon 1 bis 2 Esslöffel DHA-angereichertes Leinöl oder Olivenöl (entspricht 110–220 mg DHA).

Süßwaren, Gebäck und Knabberartikel

Süßigkeiten wie Gummibärchen, Eis und Schokolade sowie viele Arten von Knabbergebäck sind mittlerweile in veganen Varianten verfügbar. Kinder haben eine ausgeprägte Süßpräferenz und mögen salzige Snacks. Wie bei jeder anderen Ernährungsform sollten diese Produkte, die meist vor allem Energie und Fett, aber wenig Mikronährstoffe liefern, nur in Maßen verzehrt bzw. den Kindern angeboten werden. Da strikte Verbote oft das Gegenteil bewirken können, ist ein maßvoller Genuss sinnvoller. Keinesfalls sollten Süßigkeiten bzw. Essen generell als Belohnung eingesetzt werden (Methfessel et al. 2016).

Supplemente

Oft entsteht der Eindruck, dass eine vegane Ernährung mit zahlreichen Nahrungsergänzungsmitteln verbunden ist. Tatsächlich beschränkt sich die sinnvolle Supplementierung auf wenige Nährstoffe. Wirklich unentbehrlich ist eine zuverlässige Vitamin-B_{12}-Supplementierung, beispielsweise über Tropfen und Tabletten. Auch angereicherte Lebensmittel sowie eine Vitamin-B_{12}-Zahncreme können die Vitamin-B_{12}-Versorgung von veganen Kindern unterstützen. Empfehlenswert ist außerdem die Verwendung eines DHA-angereicherten Öls. Für die Jodversorgung kommt neben dem standardmäßigen Einsatz von jodiertem Salz der Verzehr von Meeresalgen mit moderatem Jodgehalt (z. B. Norialgen) infrage. Mögen Kinder den Algengeschmack nicht, bleiben in Absprache mit einem (Kinder-)Arzt Jodsupplemente als Alternative. Kalziumangereicherte Milchalternativen sollten zur Verbesserung der Kalziumzufuhr eingesetzt werden. Alle anderen Nährstoffe können (und sollten) über eine vollwertige und abwechslungsreiche pflanzliche Lebensmittelauswahl zugeführt werden.
Übrigens gelten die genannten Empfehlungen für DHA, Jod und Kalzium auch bei Mischkost, denn auch dort ist die Versorgung mit diesen Nährstoffen oft kritisch. Unabhängig von der Ernährungsweise sollte in den sonnenarmen Monaten zwischen Oktober und März Vitamin D supplementiert werden.

Fertiggerichte

Manchmal muss es schnell gehen im stressigen Alltag. Auch für diese Fälle finden Sie im Rezeptteil viele Anregungen und Vorschläge, Ihre Kinder vollwertig zu versorgen (ab S. 125). Ab und zu darf es dann auch mal eine vegane Tiefkühlpizza, ein Eintopf aus der Konserve oder eine Fertigsauce für die Pasta sein. Bevorzugen Sie auch hier Bio-Produkte (wenig Zusatzstoffe) und achten Sie auf den Energie-, Fett- und Salzgehalt.

5 Kritische Nährstoffe in der Praxis

Protein

Pflanzliche Eiweißträger wie Hülsenfrüchte, Getreide, Kartoffeln, Nüsse und Ölsamen sind meist nicht so eiweißreich wie tierische Lebensmittel. Zudem hat das Protein eine geringere biologische Wertigkeit (Ausnahme: Sojaprotein) (siehe Infobox S. 56). Kombiniert man allerdings verschiedene pflanzliche Eiweißträger in einer Mahlzeit oder auch über den Tag verteilt, erhöht sich die Qualität ihrer Eiweiße.

Aus der Praxis

- Lauwarmes Hirsemüsli (S. 134)
- Möhren-Sesam-Brötchen mit Cashew-Kräuter-Creme (S. 220)
- Linsen-Kartoffel-Pie (S. 174)

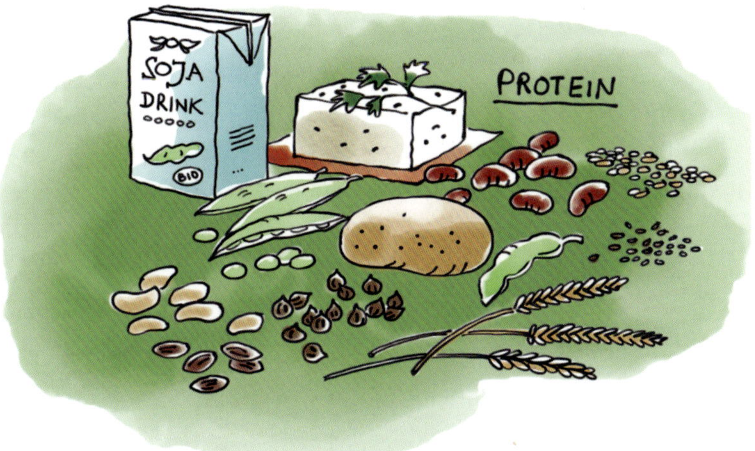

Omega-3-Fettsäuren

Pflanzliche Öle wie Lein-, Raps-, Walnuss- und Hanföl haben einen hohen Gehalt an α-Linolensäure, der pflanzlichen Omega-3-Fettsäure, die für die Entwicklung des Kindes sehr wichtig ist. Mit DHA (Docosahexaensäure) und EPA (Eicosapentaensäure) aus Mikroalgen angereichertes Lein- oder Olivenöl sichert die Versorgung mit den langkettigen Omega-3-Fettsäuren.

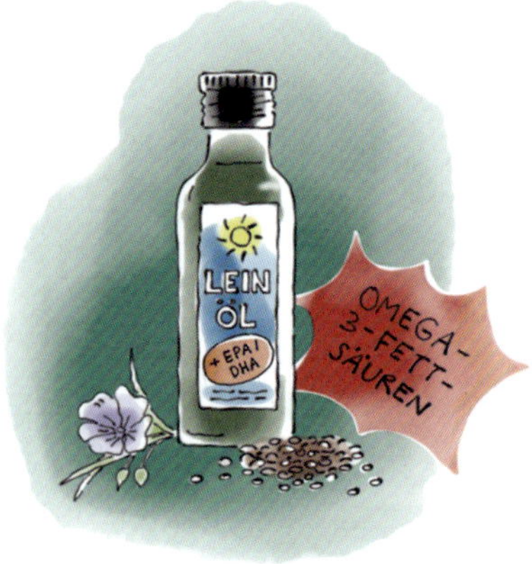

Aus der Praxis

- Hafermüsli (S. 134)
- Möhren-Walnuss-Brot mit Frischcreme (S. 140)
- Reis-Linsen-Sticks mit Aioli (S. 160)

Vitamin B_2

Vitamin B_2 ist wasserlöslich und sehr lichtempfindlich, jedoch beständig gegen Hitze und Säure. Über den Keimvorgang erhöht sich der Vitamin-B_2-Gehalt von beispielsweise Getreide, Hülsenfrüchten oder Mandeln. Neben Keimlingen sind auch Brokkoli, Grünkohl, Pilze, Mandeln, Cashewkerne und Hefeflocken besonders Vitamin-B_2-reich.

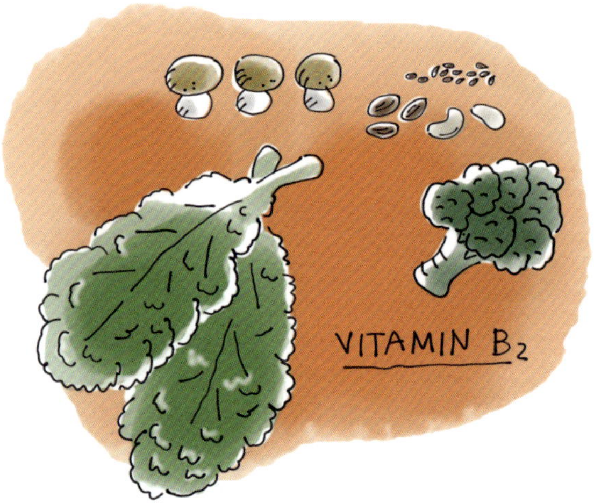

Aus der Praxis

- Hafermüsli (S. 134)
- Bananenbrot (S. 140)
- Vollkornnudeln mit Champignons und cremiger Sauce (S. 150)

Vitamin B_{12}

Vitamin B_{12} kommt in pflanzlichen Lebensmitteln nicht vor und muss zuverlässig supplementiert werden (Nahrungsergänzungsmittel, angereicherte Lebensmittel, angereicherte Zahncreme; siehe Kap. 4, S. 59)

Folat

Quellen für Folat sind Gemüse, insbesondere grünes Blattgemüse und Kohl, sowie Vollkorngetreide und Hülsenfrüchte. Da Folat bei der Lebensmittelzubereitung durch Waschen (Auslaugen), Erhitzen und Sauerstoffkontakt bis zu 100 Prozent abgebaut wird, sollten etwa ein Drittel bis die Hälfte der folathaltigen Lebensmittel unerhitzt verzehrt werden.

Daher gilt für die Zubereitung:

- Gemüse und Obst frisch einkaufen,
- dunkel lagern,
- unzerkleinert kurz, aber gründlich waschen,
- schonend garen, dämpfen und dünsten,
- die Garflüssigkeit mitverwenden,
- nicht warmhalten – besser: schnell abkühlen und wieder aufwärmen.

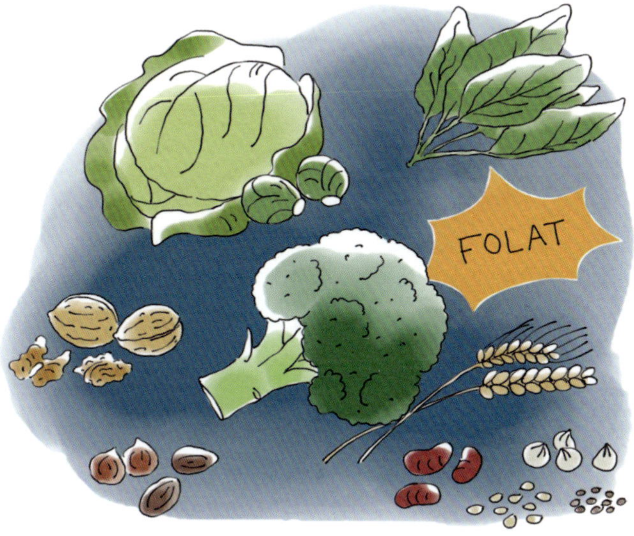

Aus der Praxis

- Trinkmüsli, ergänzt durch Spinat oder Feldsalat (S. 138)
- Wraps mit Salat (S. 218)
- Spinat-Kichererbsen-Eintopf (S. 178)

Kalzium

Die Kalziumresorption wird durch Phytate, Oxalsäure und Ballaststoffe gehemmt. Phytate finden sich in Getreide, Hülsenfrüchten, Nüssen und Ölsamen. Durch das Einweichen, Garen und/oder Keimen dieser Lebensmittel kann der Phytatgehalt aber reduziert werden. Neben der Kalziumzufuhr über die Nahrung ist auch eine ausreichende Vitamin-D-Versorgung wichtig, damit das Kalzium vom Körper des Kindes aufgenommen werden kann. Für eine optimale Knochengesundheit sind auch eine angemessene Zufuhr von Protein und basenbildenden Mineralstoffen aus Gemüse und Obst wichtig.

Gute Kalziumquellen sind mit Kalzium angereicherte Pflanzendrinks sowie kalziumreiches Mineralwasser (mindestens 400 mg Kalzium pro Liter), Sesam(mus), oxalatarme Kohlarten (z. B. Grünkohl, Chinakohl, Brokkoli), Mandeln und Kichererbsen. Da Kochsalz die Kalziumausscheidung fördert, ist es ratsam, damit sparsam umzugehen. Einen kräftigen und herzhaften Geschmack erreicht man beispielsweise auch durch Schabzigerklee oder geräuchertes Paprikapulver sowie frische Kräuter – mit diesen Tricks kann man sehr gut Salz einsparen. Achtung: Fertigprodukte sind häufig sehr stark gesalzen!

Aus der Praxis

- Müslischnitten, Pflanzendrink mit Kalzium (S. 198)
- Möhren-Sesam-Brötchen (S. 220)
- Gemüsequiche (S. 176)

Eisen

Pflanzliches Eisen (Fe^{3+}) wird deutlich schlechter resorbiert als tierisches (Hämeisen, Fe^{2+}), doch in Kombination mit Vitamin-C-haltigen Lebensmitteln verbessert sich die Aufnahme deutlich.

Phytate, Ballaststoffe sowie Kalzium hemmen die Eisenaufnahme. Achten Sie bei der Zubereitung von eisenreichen Lebensmitteln wie Hirse, Hafer, Roggen, Kürbiskernen, Möhren, Petersilie und Spinat daher auf folgende Punkte, damit Ihr Kind das Eisen optimal aufnehmen kann:

- Einweichen bzw. Garen,
- Pürieren,
- Getreide in kalziumfreier Flüssigkeit einweichen und zubereiten

Aus der Praxis

- Müslischnitten mit frischem Orangensaft (S. 198)
- Roggen-Vollkorn-Sauerteig-Brot mit Pflaumenmus, dazu Beeren (S. 144)
- Vollkornnudeln mit Spinatpesto und Möhren-Mais-Salat (S. 180)

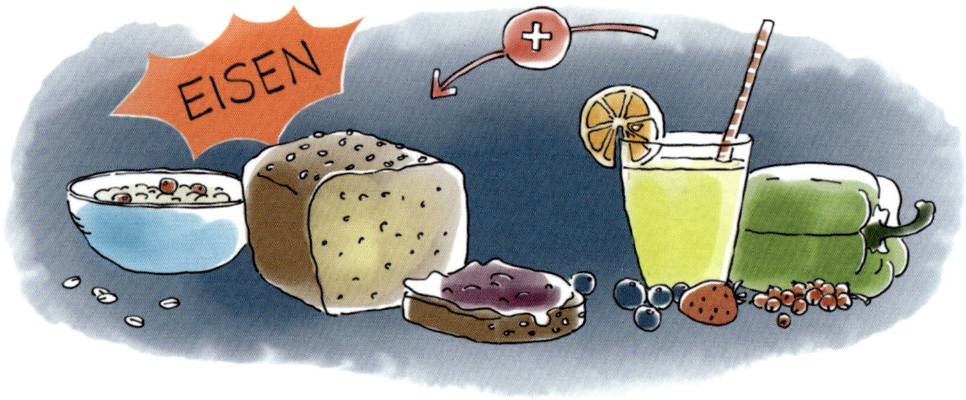

Zink

Die Zinkaufnahme wird durch Protein und Zitronensäure gefördert und durch Phytate, Ballaststoffe, Kalzium, Eisen und Kupfer gehemmt. Sojabohnen, Haferflocken, Linsen, Kürbiskerne, Paranüsse und Walnüsse sind besonders zinkreich.
Sie sollten eingeweicht, schonend gegart, geröstet, fermentiert oder gekeimt verzehrt werden.

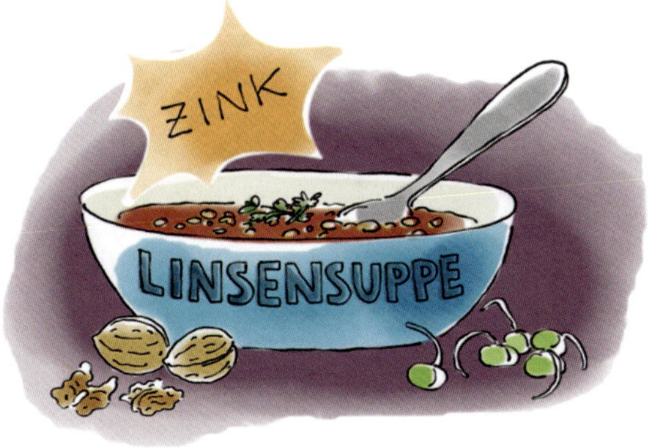

Aus der Praxis

- Müslischnitten mit Sojajoghurt und Obst (S. 198)
- Haferkekse (S. 198)
- Erdnusssuppe (S. 178)

Jod

Die Jodversorgung kann über die ausschließliche Verwendung von Jodsalz, von mit Jodsalz hergestellten Produkten (z. B. Brot) und über den regelmäßigen Verzehr von Meeresalgen mit moderatem Jodgehalt, beispielsweise Nori-Algen, gedeckt werden.

Aus der Praxis

- Backwaren mit Jodsalz selbst backen
- Spinatpesto, Gemüsewürze (S. 152 + 126)
- Knäckebrot (S. 226)

6 Wie Kinder Essen erleben und erlernen

Wir Erwachsenen haben hohe Erwartungen an unsere Kinder: Sie *sollen* erst flüssig, dann breiig und später stückig essen. Und natürlich stets nach Plan, möglichst sauber, immer in der vorgesehenen Menge und besonders gesund. Und das alles bitte immer freudig und gerne neugierig (und selbstverständlich vollwertig/vegan).

Aber gut essende Kinder fallen nicht einfach so von den Bäumen. Denn Kinder haben Bedürfnisse, sie *wollen* in Beziehung, mit Begleitung, mit Selbstvertrauen, mit Verlässlichkeit, mit Kontinuität und mit Aufmerksamkeit essen lernen. Am Tisch sitzen sich so unser „Sollen" und das „Wollen" des Kindes gegenüber. Nicht selten behindert das „Sollen" die Wahrnehmung des „Wollens". Je größer die Diskrepanz zwischen den Erwartungen der Eltern und den Bedürfnissen des Kindes ist, umso schwieriger gestaltet sich die Situation am Esstisch und somit die Entwicklung des Kindes zu einem selbstbestimmten, gesundheitsförderlichen, vollwertig-veganen und genussvollen Essverhalten.

Damit sich die Erwartungen von uns Erwachsenen – das „Sollen" – und die Bedürfnisse unserer Kinder – das „Wollen" – annähern können, müssen wir uns das entsprechende Wissen über das Essverhalten von Kindern und die Bedeutung einer Mahlzeit sowie die Einflussfaktoren auf das kindliche Essverhalten aneignen.

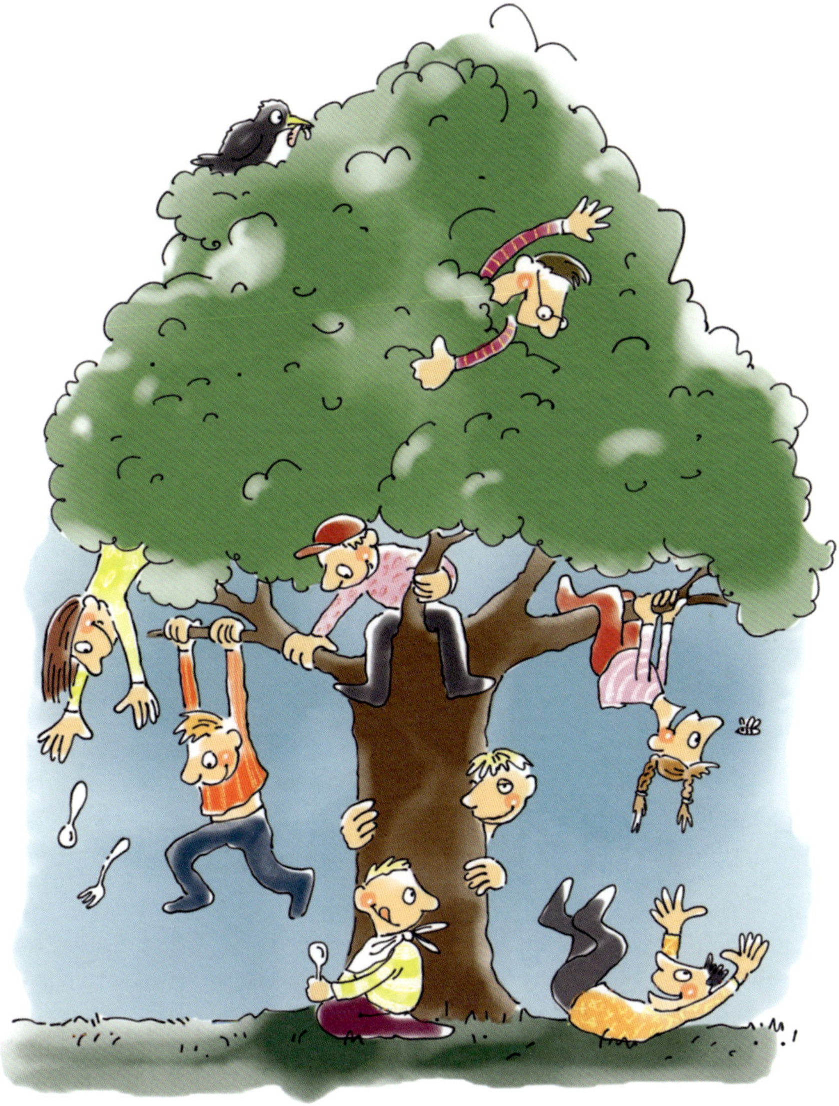

Die sechs Phasen der Kinderernährung und Geschmacksentwicklung

Das Essverhalten von Kindern wird durch sehr viele Faktoren bestimmt: Es sind zum einen die festgelegten Dinge wie biologische und physiologische Vorgänge, Evolution, Genetik, Geschmacksentwicklung und kulturelle Prägung. Aber auch die von uns beeinflussbaren Aspekte wie Beziehung, Erziehung und Erfahrungen spielen eine Rolle.

Ernährung und Essverhalten von Anfang an bis zum Erwachsenenalter lassen sich grob in sechs Phasen einteilen. Diese Phasen sind geprägt von der Entwicklung des Verdauungstraktes, der Motorik und den physischen und psychischen Bedürfnissen des Kindes. Doch auch eine langsame Ablösung von der engen Bindung an die Eltern bis hin zur Autonomie sind beeinflussend. Bezeichnend für die einzelnen Phasen ist die Art und Weise, wie gegessen wird, was, wann und warum. Die Übergänge zwischen den Phasen sind in der Regel (außer zwischen der ersten und zweiten Phase) fließend. Werden diese gut begleitet, kann sich ein selbstbestimmtes, gesundheitsförderliches und genussvolles Essverhalten entwickeln.

Phase 1

Die erste Phase findet im Mutterleib statt. Über die Nabelschnur wird der Fötus rund um die Uhr mit niedermolekularen Nährstoffen und vor Krankheiten schützenden Antikörpern versorgt. Die Nahrungszufuhr ist passiv und kontinuierlich, sie dient ausschließlich dem Aufbau des Kindes.

Phase 2

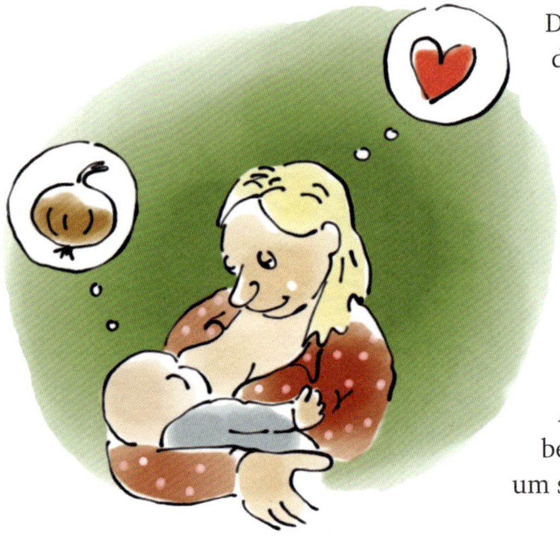

Die zweite Phase beginnt mit der Geburt. Auch der Hunger wird jetzt geboren. Der Säugling saugt aktiv und über Reflexe gesteuert Muttermilch, in einer liegenden Position und liebevoll gehalten. Die Milch hat Körpertemperatur und ist angepasst an das noch unreife Verdauungssystem des Kindes. Sein Hunger wird so gestillt – sowohl der physiologische (über Energie und Nährstoffe) als auch der emotionale (das sind Beziehung, Lust, Orientierung und Selbstwerterhöhung). Das Angebot bestimmen die Eltern, der Säugling bedient sich bis zu sechzehnmal in 24 Stunden, um seine Bedürfnisse zu befriedigen.

Phase 3

Die dritte Phase beginnt im zweiten Lebenshalbjahr. Der Säugling saugt weiterhin Milch, dazu kommen jetzt der Verzehr von halbfester Nahrung über den Löffel und das Trinken aus dem Glas. Das Essen wird in einer liebevoll gehaltenen sitzenden Position gelernt. Außer Milch bekommt das Kind Mus und Brei, warm oder kalt, sowie Weiches und bröseliges Fingerfood. Angebot und Menge bestimmen die Eltern, die Tagespfleger oder Erzieher und das Kind nimmt sich – etwa sechsmal in 24 Stunden. Neugierde kommt als Motiv hinzu.

Phase 4

Die vierte Phase beginnt etwa mit dem ersten Geburtstag – und damit auch der langsame Abschied vom Saugen. Dafür isst das Kind mehr stückige, feste Nahrung zusammen mit den Eltern von einem gemeinsamen Teller, selbständig sitzend auf ihrem Schoß. Angepasst an die Zahnentwicklung gibt es ein abwechslungsreiches Angebot. Das Essen ist mehr und mehr an Mahlzeiten gebunden, etwa vier bis fünf pro Tag. Die direkte Bedürfnisbefriedigung nimmt ab. Zur Neugierde kommen das Imitieren und der Spaß am Essen sowie der Gemeinschaft hinzu.

Phase 5

Die fünfte Phase beginnt etwa mit eineinhalb Jahren. Nun können Kinder schon selbständig mit Besteck essen und portionieren. Das Kind sitzt mit am Tisch, alle essen bei Familien- und Kita-Mahlzeiten das Gleiche. Verschiedene Konsistenzen und Temperaturen werden angeboten, das Kind bedient sich, Erwachsene und andere Kinder sind „Vorleber". Es gibt vier bis fünf gemeinsame Mahlzeiten am Tag und das Kind lernt nun, Bedürfnisse aufzuschieben. Gegessen und getrunken wird aus Hunger und Durst, aber auch aus Appetit. Motive wie Beschäftigung, Gemeinschaftserleben, Essensneid und Trotz haben einen Einfluss auf das Essverhalten. Der physiologische Hunger wird über die Lebensmittel, Energie und Nährstoffe gesättigt, der emotionale Hunger über Kontakt und Kommunikation bei gemeinsamen Mahlzeiten.

Phase 6

Die sechste Phase beginnt zum Ende der Grundschulzeit. Das Kind organisiert und gestaltet jetzt schon Mahlzeiten selbständig, isst alleine oder mit Freunden, in der Schule, unterwegs und in der

Familie. Motive wie „Trends“, „Image“, „Schönsein“, „sportliche Leistung“, „Ökologie“, „Politik/Soziales“ oder „Abgrenzung von den Eltern“ spielen eine große Rolle.

Einflussfaktoren auf das Essverhalten

Geschmacksentwicklung

Schon sehr früh beginnen sich die ersten Geschmackszellen beim Fötus auszubilden und zwar bereits ab der achten Schwangerschaftswoche. Die Hauptgeschmacksrichtungen süß, sauer und bitter sind für ihn nun schon identifizierbar. Schon jetzt bevorzugt er den süßen Geschmack, lehnt aber sauer und bitter ab.

Etwas später, in der zwölften Schwangerschaftswoche, entwickelt sich der Schluckreflex. Nun trinkt der Fötus bis zu 750 ml Fruchtwasser am Tag. Über das Fruchtwasser und das Nabelschnurblut lernt er die Geschmacksstoffe kennen, die aus der Nahrung der Mutter stammen, denn diese gehen in das Fruchtwasser und Blut über. Er lernt also jetzt schon die Familienernährung kennen. So beginnt die Geschmacksentwicklung bereits durch Prägung im Mutterleib.

Nach der Geburt formt zunächst die Muttermilch den Geschmack auf vielfältige Weise, denn die Geschmacksstoffe des Essens der Mutter gehen in kurzer Zeit, nach etwa ein bis zwei Stunden, in die Muttermilch über.

Mit sechs Monaten ist das Kind in der Lage, den salzigen Geschmack wahrzunehmen und im Alter von neun Monaten kommt umami hinzu, der Geschmack, der für „eiweißreich“, „fleischig“ und ein wenig für „fettig“ steht.

Mit drei Jahren ist die Entwicklung der Geschmacksknospen physiologisch abgeschlossen, das Kind kann jetzt alles schmecken – die Ausdifferenzierung des Geschmackssinns geht aber ein Leben lang weiter.

Ein Kind kommt mit rund 10 000 Geschmacksknospen auf der Zunge und im Mundraum auf die Welt. Es ist ein wahrer Geschmackskünstler und kann die Geschmacksrichtungen, die es bereits wahrnehmen kann, so gut riechen und schmecken wie wir Erwachsene es uns nicht vorstellen können. Kinder kommen sozusagen mit langen Sinnesantennen auf die Welt, damit sie die Welt auch mit allen Sinnen in sich aufnehmen können. Im Erwachsenenalter degenerieren diese Sinne nach und nach. Erwachsene haben nur noch halb so viele Geschmacksknospen wie Säuglinge.

Was können Sie tun?

Eine ausgewogene, abwechslungsreiche vollwertig-vegane Ernährung für Mutter und Kind während der Schwangerschaft und Stillzeit und der Zeit der Beikost hat einen enorm positiven Einfluss auf die Geschmacksprägung des Kindes. Das Vorleben beginnt schon sehr früh!

Biologische Sicherheits- und Schutzprogramme

In jeder unserer Zellen sind biologische Sicherheits- und Schutzprogramme evolutionsgeschichtlich und genetisch fest verankert. Sie haben sich im Laufe der Entwicklung des Menschen ausgebildet, um den Körper vor Gefahren zu schützen und dafür zu sorgen, dass der Organismus mit allen notwendigen Nährstoffen versorgt wird. Diese Programme hatten zu Zeiten, als der Mensch noch als Jäger und Sammler unterwegs war, einen Sinn, sie haben unter anderem für das Überleben der Menschheit gesorgt.

Heute, im 21. Jahrhundert, brauchen wir diese Programme nicht mehr für unser Überleben, denn wir haben sichere Lebensmittel, die uns gut versorgen, vor Vergiftungen, Verkeimung und Mangel schützen und durchweg gut verfügbar sind. Hinzu kommt, dass diese Programme der Entwicklung eines gesundheitsförderlichen Essverhaltens, das heute bei ständiger Lebensmittelverfügbarkeit und mangelnder Bewegung notwendig ist, entgegenwirken.

Bei unseren Kindern zeigen sich diese eigentlich schon längst hinfälligen Programme noch sehr deutlich und üben einen enormen Einfluss auf deren Lebensmittelauswahl und Essverhalten aus. Im Gegensatz zu uns Erwachsenen sind Kinder intuitive Esser, während wir kognitive Esser sind, also unser Essverhalten und unsere Lebensmittelauswahl erlernt haben und reflektieren. Diese uralten Programme steuern das Essverhalten unserer Kinder auf folgende Weise:

Ich liebe Süßes!

Denn reife, süße Früchte und manche Gemüsearten sind reich an dem schnellen Energielieferanten Zucker und an Vitaminen und Mineralstoffen.

Ich lehne Bitteres und Saures ab!

Denn bittere und saure Früchte und Gemüse könnten unreif, verdorben oder giftig sein.

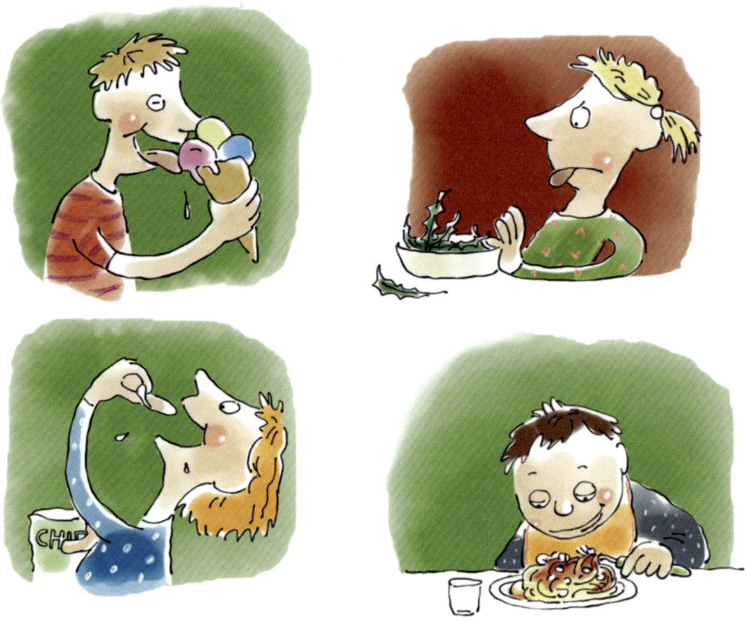

Ich liebe Salziges!

Denn der Körper braucht kleine Mengen Salz für seinen Organismus. Salz war in früheren Zeiten sehr schwer zu beschaffen. So sorgte das Bedürfnis nach salzigem Geschmack dafür, dass unsere Vorfahren nach Salz suchten, um überleben zu können.

Ich liebe konzentrierte Energie!

Denn Lebensmittel mit einem hohen Energiegehalt haben viel Fett und machen lange satt. Früher konnte eine Mahlzeit auch einmal ein paar Stunden oder Tage auf sich warten lassen, deshalb hatte es keinen Sinn, Lebensmittel mit einem großen Volumen und wenig Energie zu bevorzugen, weil diese den Magen nur kurzfristig füllen und nicht lange satt machen. Die Suche nach konzentrierter Energie ist insbesondere bei kleinen Kindern sehr stark ausgeprägt. Ihr Magen ist klein, aber ihr Energiebedarf sehr hoch.

Geniale Muttermilch

Muttermilch erfüllt diese genetisch bedingten Vorlieben perfekt: Sie ist süß und fett, enthält kleine Mengen Salz und ist nur dann bitter, wenn die stillende Mutter eine große Menge bitterer Lebensmittel, beispielsweise Spargel, gegessen hat. Das führt nicht selten dazu, dass die Milch abgelehnt wird.

Zusammengefasst bedeutet das also …

… dass wir Menschen eine Vorliebe für süße, salzige und fette Lebensmittel haben und bittere bzw. saure Lebensmittel ablehnen. Da passt ein noch so dringend empfohlenes und zu einer wunderschönen Landschaft dekoriertes Brokkoliröschen überhaupt nicht hinein. Dieses Brokkoliröschen gibt dem Kind nicht die Information, die es braucht, nämlich davon lange satt und gut versorgt zu sein. Bei uns Erwachsenen ist das nicht anders. Aber als kognitive Esser können wir mit der Information anders umgehen.

Ein Beispiel: Stellen Sie sich vor, Sie haben sich ohne Proviant zu einer Wanderung aufgemacht. Nach 15 Kilometern meldet sich der Hunger dann sehr deutlich und Sie sehen ein Hinweisschild: „Noch 3 km bis zur nächsten Berghütte". „Okay", sagen Sie sich, „das schaffe ich". Sie kommen an, setzen sich an den Tisch und sogleich serviert Ihnen jemand einen mit gedünstetem Gemüse gefüllten Teller. Ihr Blick richtet sich auf das Gemüse, Sie werden kurz unruhig – und stellen sich die Frage: „Wovon soll ich denn jetzt satt werden?" Schnell versuchen Sie, mit Ihrem Blick Ihr „Überleben" zu sichern. Hier steht weder ein Korb mit Brot, noch liegt ein Nachtischlöffel bereit. Sie hoffen auf einen zweiten Gang, aber auch hierfür ist kein Besteck vorgesehen – und die Küche ist mittlerweile auch geschlossen. Dann schalten Sie Ihren Verstand ein, der könnte beispielsweise sagen: „Ich habe in den letzten Tagen sowieso zu viel gegessen, das tut mir gut". Oder: „Ich habe gerade auch einen Artikel über intermittierendes Fasten gelesen", oder: „Noch zwei Kilometer Wandern, da steht mein Auto und im Handschuhfach ist noch eine Tafel Schokolade".

All diese Möglichkeiten haben Kinder nicht, sie können nur das Gemüse verweigern. Das bedeutet, dass der kritische Blick der Kinder auf das Gemüse kein Trotz gegen den Eltern- bzw. Erzieher-Willen ist, sondern eine pure Überlebensstrategie!

Was können Sie tun?

Wenn Sie also wollen, dass Ihr Kind Gemüse isst, beziehungsweise, dass Ihr Kind auch das essen will, was es soll und in einer vollwertig veganen Ernährung notwendig ist, dann müssen Sie das gegarte Gemüse immer zusammen mit konzentrierter Energie anbieten. Das können komplexe Kohlenhydrate sein, dann gibt es Vollkornnudeln zu gelber Paprikasauce oder einen Bulgurauflauf. Es können Hülsenfrüchten sein, wie in einem Kichererbseneintopf mit Spinat oder es kann Tofu sein, wie in Tofubällchen mit Kartoffel-Möhren-Stampf. Damit bekommt Ihr Kind das richtige Signal: Hier werde ich satt!

Und noch ein kleiner Trick: Frisch geschnittenes Gemüse wie Möhren, Kohlrabi, Gurken und Paprika essen viele Kinder sehr gerne, insbesondere, wenn sie es dippen können. Denn dabei haben sie nicht den Anspruch, satt werden zu wollen. Hier geht es mehr um den Spaß, um das Krachende, Bunte und Saftige.

Die Geschmackseindrücke süß und fett sind nicht nur genetisch positiv belegt, sondern auch über unsere Erfahrungen und unsere Esskultur. Kinder bekommen monatelang allersüßeste und fette Muttermilch, verbunden mit der allerengsten Liebesbeziehung und engem Körperkontakt. Sie machen die Erfahrung, satt, rund und groß zu werden, besser geht es nicht. Das macht uns unsere Esskultur nach: Immer dann, wenn es uns schon so richtig gut geht, ob an Weihnachten, Ostern oder bei Geburtstagsfeiern, wird dieses Gefühl mit etwas Süßem und Fetten noch unterstützt. Weihnachtskekse, Schokoladeneier und Geburtstagskuchen erfüllen genau diese Funktion, und im Sommer, wenn das Wetter schön ist, toppen wir unser ohnehin schon gutes Gefühl mit einem Eis. So ist Süßes und Fettes immer mit liebevoller Zuwendung und guter Atmosphäre verbunden, was die genetisch angelegte Vorliebe unterstützt. Bitteres wird eher mit negativen Situationen assoziiert, mit Druck bis hin zur Erpressung, mit Ablehnung und unter Umständen auch Ekel: „Nur wer Rosenkohl isst, bekommt auch Nachtisch".

Bieten Sie Lebensmittel bzw. Gerichte, die aufgrund der biologischen Programme eher abgelehnt werden, in guter und angenehmer Atmosphäre an – also ohne Druck, möglichst selbstverständlich und „in Beziehung". Kombinieren Sie diese eher bitteren Lebensmittel mit vertrauten und geliebten Komponenten, möglicherweise auch mit süßen und fetten, sattmachenden Ergänzungen. Den bitteren Spinat im Spinatpesto können Sie zum Beispiel mit milden, fettreichen Macadamianüssen kombinieren und dazu dann die Lieblingsnudeln servieren. Oder mischen Sie das saure Kraut im Sauerkrautauflauf mit süßem Apfel, cremigen Kartoffeln und sättigendem Grünkern. Oder machen Sie die erdige Rote Bete im Rote-Bete-Salat mit cremigem Joghurt an.

Ich verlasse mich auf meine Eltern

Bis zu einem Alter von etwa eineinhalb Jahren sind Kinder noch nicht in der Lage, die Lebensmittel nach ihrer Sicherheit und ihrem Wert fürs Überleben selbst zu beurteilen. Daher essen sie am liebsten das, was ihre Eltern auch essen und noch lieber von einem gemeinsamen Teller. Am allerbesten ist es, wenn das Kind auf dem Schoß der Eltern bzw. auf dem eines vertrauten Menschen sitzen darf, dann fühlt es sich rundum sicher. Nicht selten nimmt das Kind

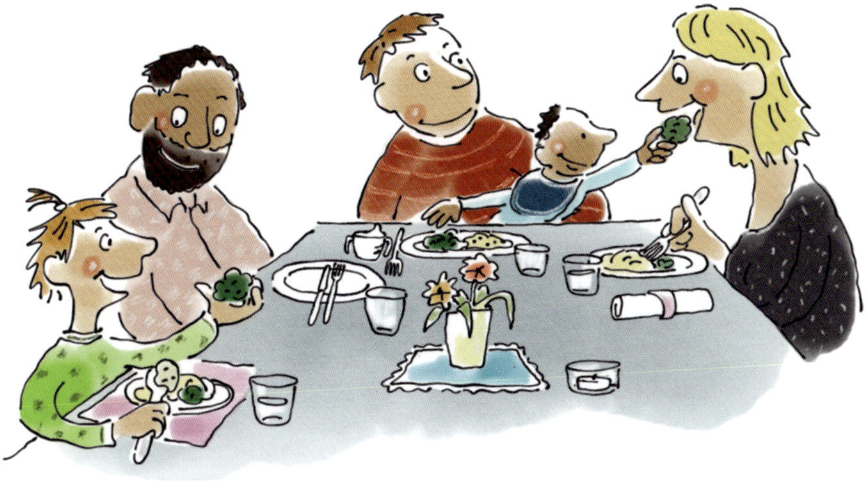

auch ein wenig Essen, beispielsweise ein Stückchen Gemüse, von dem Teller und bietet es dem Schoßbesitzer an. Das ist ein Zeichen von tiefem Vertrauen. Das Kind überprüft mit dem Anbieten die Sicherheit und den Lebenswert dieses Stückchen Gemüses.

Was können Sie tun?

Nehmen Sie unbedingt das Angebot Ihres Kindes an. Nur so kann es lernen zu vertrauen. Ihr Kind sieht: „Meine Mutter/mein Vater isst das Stückchen Gemüse“ und erfährt darüber, dass dieses Essensangebot sicher ist. Dem gleichen Angebot auf dem eigenen Teller traut es noch nicht. Deshalb ist das Essen von einem Teller sehr vorteilhaft. Ihr Kind fühlt sich sicher in seinem Tun und Sie können sich darüber freuen, dass das Essensangebot angenommen wird. Ihr Kind lernt, vollwertigem veganem Essen zu vertrauen, sich wieder ein Stückchen mehr daran zu gewöhnen und sein Geschmacksgedächtnis zu erweitern.

Ich habe Angst vor Unbekanntem

Dies ist ein angeborenes Sicherheitsprinzip, das im Alter von eineinhalb bis zweieinhalb Jahren am stärksten wirkt. Zu diesem Zeitpunkt sind Kinder bereits mobil und könnten sich alles Mögliche in den Mund stecken. Die Angst vor Unbekanntem schützt dann vor Gesundheitsschädlichem, das beispielsweise auf dem Boden herumliegt. So lehnen Kinder in den ersten Lebensjahren häufig Lebensmittel ab, die anders aussehen, riechen oder schmecken als gewohnt.

Doch nicht alle Kinder sind in ihrer Lebensmittelauswahl so vorsichtig. Es gibt Kinder, und die hat es immer schon gegeben, die das Essen und die Welt der Lebensmittel als ihr „Hobby“ auserkoren haben. Sie haben eine vielleicht angeborene Leidenschaft für das Essen. Diese Hobbyesser lassen sich von genetischen Programmen nicht irritieren, machen stets gute Erfahrungen, und wenn sie doch einmal eine unangenehme Erfahrung machen, ist diese nicht nachhaltig.

Dem Hobbyesser steht der sogenannte Supertaster gegenüber. Einige Kinder kommen mit der doppelten Anzahl Geschmacksknospen, also mit rund 20 000, auf die Welt. Sie sind im Mundraum hochsensibel in Bezug auf Geschmack, Geruch und Konsistenz. Für Erwachsene ist das kaum vorstellbar. Diese Supertaster schmecken aus Gerichten einzelne Komponenten heraus. Kleinste Veränderungen, die von dem gewohnten und akzeptierten Geschmack oder der Konsistenz abweichen, fallen ihnen sofort auf und führen möglicherweise zu einer schlechten Erfahrung. Die Angst vor dem Unbekannten begleitet diese Kinder deshalb länger. Auch Konsistenzen stellen Herausforderungen dar – beispielsweise sind frische Tomaten mit ihrer glatten Haut, dem mürben Fruchtfleisch und den „glibberigen“ Samen für Supertaster eine unglaubliche Herausforderung, püriert in der Sauce aber kein Problem.

Was können Sie tun?

Verändern Sie die Lieblingsgerichte Ihres Kindes nicht. Bereiten Sie sie immer gleich zu und servieren Sie sie auch immer auf dieselbe Weise. So kann Ihr Kind stets gute Erfahrungen machen. Wenn das Brot zum Beispiel nicht wie gewohnt in vier Quadrate geschnitten ist, sondern in zwei Dreiecke, könnte das Ihr Kind so irritieren, dass es das Brot erst gar nicht anrührt. Wenn Ihr Kind dann doch einmal etwas Unbekanntes in den Mund genommen hat und erst dann merkt, dass es dieses Lebensmittel nicht kennt, kann es sein, dass es dieses ausspuckt. Lassen Sie dies ohne Bemerkung zu. Und wenn es das Essen in den Backentaschen hortet, befreien Sie Ihr Kind davon.

Ich versuche, mich auf mich selbst zu verlassen

Ab dem zweiten Geburtstag entwickelt sich langsam das Autonomiebestreben des Kindes. Es möchte zunehmend die Dinge selbst entscheiden und beurteilen und es möchte lernen, sich selbst zu vertrauen. So auch beim Essen. Kinder verlassen sich jetzt nicht mehr ausschließlich auf die Erwachsenen, sondern versuchen, selber ab-

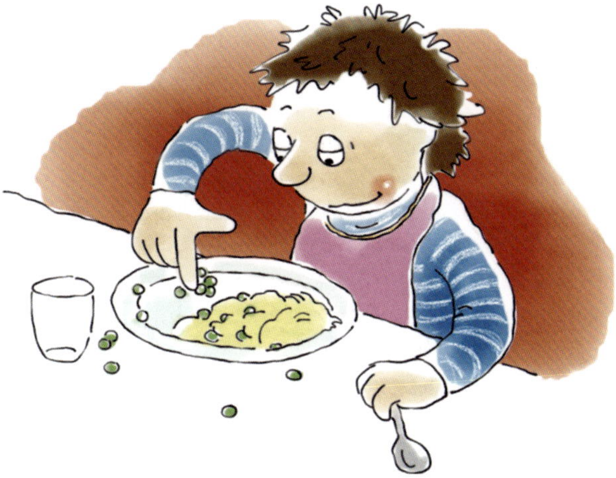

zuwägen – das geschieht schneller oder langsamer, bewusster oder unbewusster, klammheimlich oder laut tönend – sicherlich nicht immer gleich. Kurz: Es geschieht kindgemäß. Das Kind versucht, die Lebensmittel selbst nach ihrem Überlebenswert und ihrer Sicherheit einzustufen und dies gelingt an einem Tag sicherer und besser, am nächsten unsicherer und skeptischer. Was gestern noch superlecker war, kann heute schon vehement abgelehnt werden.

Kinder lieben in diesem Alter bis etwa sechs Jahren die Übersicht auf dem Teller. Sie möchten klar erkennen können, was sich in den Schüsseln befindet, bevor sie sich davon nehmen. Und nicht selten essen sie die verschiedenen Komponenten nacheinander, also getrennt und so pur wie möglich. Nur so können sie herausfinden, ob diese Lebensmittel sicher sind. Aus der Perspektive eines Erwachsenen erscheint das eher unattraktiv, wenn die Kinder die Nudeln trocken essen, um im Anschluss die Sauce mit Hingabe zu löffeln. Also gibt es erst die Hirsebällchen, dann die Tomatensauce!

Was können Sie tun?

Respektieren Sie dieses Verhalten, bewerten Sie es nicht aus Ihrer Erwachsenensichtweise. Wenn gestern der Grünkohl sehr lecker war und heute absolut ungenießbar ist, dann lassen Sie diese Situation möglichst unkommentiert. Ihr Kind sichert sich selbst ab, denn heute vermittelt der Grünkohl ihm nicht so sichere Signale. Ein Satz wie: „Aber gestern mochtest du den Grünkohl doch so gerne“ zeigt Ihrem Kind nur, dass ihm heute etwas, also das Grünkohlessen, nicht gelingt und nimmt ihm die Motivation, sich in der Welt der Lebensmittel zurechtfinden zu wollen. Und wenn das Essen nur in seine Einzelteile zerlegt für Ihr Kind akzeptabel ist, dann lassen Sie auch das zu.

Ich mag plötzlich mein Lieblingsessen nicht mehr

Dieses Programm sorgt dafür, dass Kinder nicht zu einseitig essen und daraufhin womöglich einen Mangel an bestimmten Nährstoffen erleiden. Es kann passieren, dass ein Kind sechs Monate lang das gleiche Müsli mit dem gleichen Obst isst und das als sehr lecker und gut empfindet. Doch von heute auf morgen beschließt das Kind womöglich, dieses Müsli nicht mehr zu essen, es nicht zu mögen und behauptet mit Überzeugung, es noch nie gemocht zu haben. Diese spezifisch sensorische Sättigung ist der Auslöser dafür, dass wir Abwechslung in unsere Essenswelt bringen.

Was können Sie tun?

Das, was Ihr Kind ein halbes Jahr gerne gegessen hat und es jetzt plötzlich mit der Aussage „Das mag ich nicht" ablehnt, sollten Sie als Erwachsene übersetzen. Das heißt nichts anderes als „Mein Körper braucht Neues". Dies kann Ihr Kind aber so nicht ausdrücken – also auch hier: Nicht kommentieren, sondern gemeinsam etwas Neues suchen.

Beziehungen

Essen ist von Anfang an in zwischenmenschliche Interaktionen fest eingebunden. Die alte Volksweisheit „Essen hält Leib und Seele zusammen" beschreibt, dass Essen und Trinken für unsere Seele genauso wichtig ist wie für unsere körperlichen Vorgänge – so hat Essen immer auch etwas mit Beziehung zu tun. Kinder lernen Essen in der Auseinandersetzung mit ihrer Umwelt, den körperlichen, seelischen und sozialen Beziehungssystemen. Wie das Kind das Essen lernt, wird somit von verschiedenen Beziehungen beeinflusst: Von denjenigen Menschen, von denen sie das Essen lernen und gelernt haben (Eltern, Großeltern, Geschwistern, Tageseltern und Erzieher) und denen, mit denen sie in der aktuellen Situation essen, beispielsweise zu Hause, in der Kita, in der Schule.

Das Essen hängt aber auch mit der Beziehung der Kinder zu sich selbst zusammen, mit ihrer momentanen Stimmung und dem allgemeinen Selbstwertgefühl. Zu guter Letzt hat es auch mit der Beziehung zu den Lebensmitteln selbst zu tun und den Erfahrungen mit einzelnen Lebensmitteln. Mit der Linsensuppe bei den Großeltern, die gemeinsam mit Zeit und Ruhe gekocht worden ist, die zudem die Lieblingssuppe des Großvaters ist und die nur als „Angebot" auf dem Tisch steht, da die Großeltern ohne den Erziehungsauftrag keine Sorge haben, wenn das Kind nicht isst, wird ein Kind vermut-

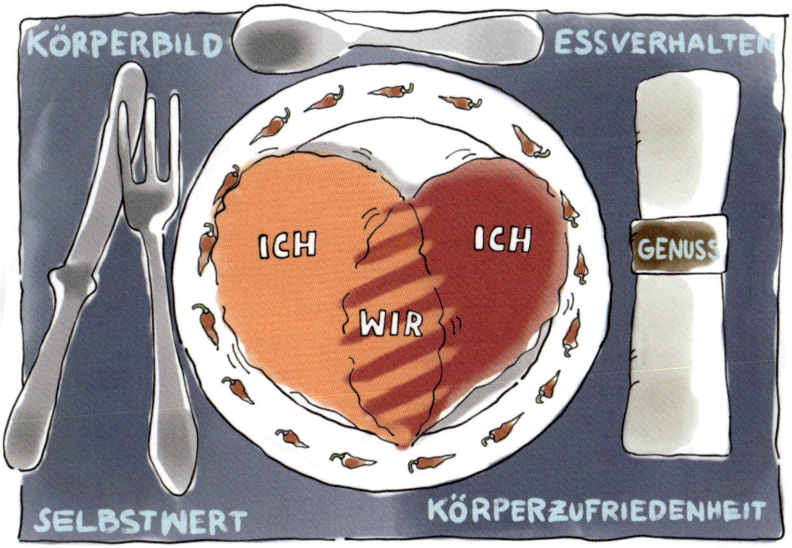

lich sehr gute Erfahrungen machen. Es wird die Linsensuppe positiv abspeichern.

Damit Kinder eine gute Beziehung zum Essen aufbauen können, brauchen sie Erwachsene, zu denen sie eine gute Beziehung haben und die selbst eine gute Beziehung zum Essen haben. Eine Beziehung fühlt sich gut an, wenn die Balance zwischen Autonomie und Verbundenheit gegeben ist. So haben alle Erwachsenen, Eltern, Großeltern, Erzieher und Lehrer, die die Kinder beim Essen begleiten, den Auftrag, ihre Beziehung zu dem Kind zu überprüfen und zu überlegen, wie viel Autonomie sie ihm beim Essen zusprechen.

Was können Sie tun?

Reflektieren Sie Ihr Essverhalten, Ihre Beziehung zum Essen und insbesondere Ihre Entscheidung, vollwertig vegan zu essen. Wie viel Autonomie können Sie Ihrem Kind einräumen, eigene Entscheidungen zu treffen, die von Ihren eigenen Ideen und Überzeugungen abweichen? Welchen Einfluss hat dies auf die Beziehung zu Ihrem Kind? Dieser Aspekt ist wichtig zu beleuchten, wenn Ihr Kind in eine Kita oder Schule ohne selbstverständliches veganes Essensangebot geht und wenn es dort Essensbegleiter gibt, die Ihre Entscheidung nicht mittragen. Kommunizieren Sie hier offen und erörtern Sie für sich selbst genau, was Ihnen wichtig ist.

Folgende Fragen können Sie sich stellen:

- Wie wichtig ist es mir, dass mein Kind eine gute Beziehung zum Essen aufbaut?
- Wie gut gelingt es mir, meinem Kind in Essensangelegenheiten zu vertrauen?
- Wie wichtig ist es mir, dass mein Kind außer Haus zur Essensgemeinschaft gehört?
- Wie wichtig ist es mir, dass mein Kind auch außer Haus beim Essen und mit dem Essen gute Erfahrungen macht?
- Wie gelingt es mir, nicht vegan essende Familienmitglieder, Freunde und Erzieher in der Essbegleitung meines Kindes zu vertrauen?
- Wie gehe ich damit um, wenn mein Kind zu Hause vegan isst und außer Haus nicht?

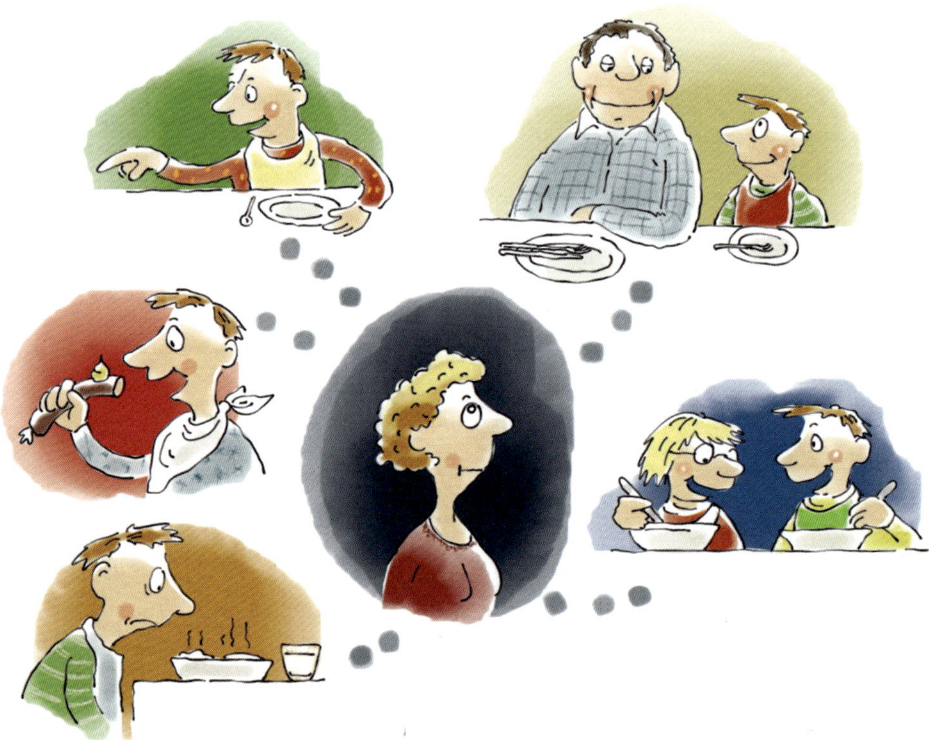

Erfahrungen

Positive Gefühle (Erfahrungen) führen dazu, dass ein Kind etwas annimmt. Denn was wir mit positiven Gefühlen tun, dazu fühlen wir uns hingezogen, dabei sind wir konzentriert und motiviert und dabei entstehen auch wieder positive Gefühle. Doch wenn Kinder – und bei Erwachsenen ist es nicht viel anders – beim Riechen oder Schmecken eines Lebensmittels, insbesondere, wenn sie dazu gedrängt werden, negative Gefühle empfinden – sei es, dass das Lebensmittel zu bitter ist oder möglicherweise auch mit Ekel verbunden wird – dann wollen sie dieses Lebensmittel erst einmal nicht essen. Manchmal wird dieses Lebensmittel auch über Jahre vehement abgelehnt. Und ehemalige Lieblingsessen werden erst einmal nicht mehr angerührt, wenn nach deren Genuss eine Magen-Darm-Grippe zu Übelkeit und Erbrechen geführt hat. Diese negative Erfahrung ist deutlich stärker als die vorherigen positiven Erfahrungen.

Was können Sie tun?

Damit Kinder positive Erfahrungen mit dem Essen machen können, brauchen sie einen „Lebens-Ess-Raum", der ihnen dieses ermöglicht. Dazu gehört in erster Linie die Erlaubnis, die Lebensmittel mit allen Sinnen erfahren zu dürfen. Kinder lernen über die Sinne, nicht über den Verstand. Diese Erkundungen müssen auch am Esstisch möglich sein. Kinder brauchen bis zu 20 Kontakte mit ein und demselben Lebensmittel und diese Kontakte sind keine (!) Geschmackskontakte, sondern Sicht-, Hör-, Fühl- und Riechkontakte – erst zum Schluss kommen die Geschmackskontakte. Geben Sie Ihrem Kind die Möglichkeit, mit den Lebensmitteln zu flirten. Ein Flirt ist ganz unverbindlich und funktioniert nur über den Blick. Ob daraus eine Verabredung, ein Kennenlernen oder eine lebenslange Liebesbeziehung wird, das weiß man noch nicht. Nicht selten werden aber Kinder ermutigt, vor dem Flirten zu „küssen", also auch gleich zu essen. Doch das ist übergriffig. Es gilt: *Kein Kind muss probieren!*
Im Jugend- und Erwachsenenalter ist das anders. Wir mögen nun die Dinge, weil wir sie so oft gegessen haben. Vielleicht kennen Sie das noch von Ihrer eigenen Umstellung auf die vegane Ernährung. Der erste Schluck Sojadrink im Kaffee hat sicherlich noch nicht (allen) so gut geschmeckt. Aber Sie waren motiviert und nach ein paar Tagen hat Ihnen der Kaffee genauso gut geschmeckt wie mit Kuhmilch. Diese Motivation fehlt den kleinen Kindern, aber durch die Begleitung von freundlichen Erwachsenen können Kinder positive Erfahrungen machen und sind so motiviert.

Erziehung

Die Mahlzeiten sollten immer an die Bedürfnisse der Kinder, an deren Alter, deren Entwicklung von beispielsweise Verdauungsorganen und Zähnen, der motorischen Entwicklung und ihrer momentanen Verfassung gestaltet werden. Ein Kind sollte also eine pädagogische Begleitung geboten bekommen. Erwachsene orientieren sich idealerweise an dem „Wollen" des Kindes, haben dabei das eigene und vielleicht das gesamtgesellschaftliche „Sollen" im Blick und nehmen gegebenenfalls eine gezielte Soll-Anpassung vor. Dabei sollten folgende Grundideen der Esserziehung bewusst gemacht werden:

- Wir haben Spaß am Essen.
- Wir bestimmen, wann (wie oft), was und wie es etwas zu essen gibt – also das Gesamtsetting „Mahlzeit". Das Kind entscheidet, ob und wie viel es essen möchte und darin vertrauen Sie ihm. Für beide Seiten gilt: Ein Nein ist ein Nein!
- Wir animieren zum Flirten mit Lebensmitteln, akzeptieren die Ablehnung und unterstützen die Freiwilligkeit.
- Wir sind authentisch, unser Sollen und Wollen stimmen überein.
- Wir unterstützen das Essen mit allen Sinnen.
- Wir geben Zeit und Raum für Entwicklung.
- Wir versüßen das Leben und nicht das Essen – Essen wird weder als Belohnung noch zur Bestrafung eingesetzt.
- Wir stellen gemeinsam Vereinbarungen auf und halten uns an diese.

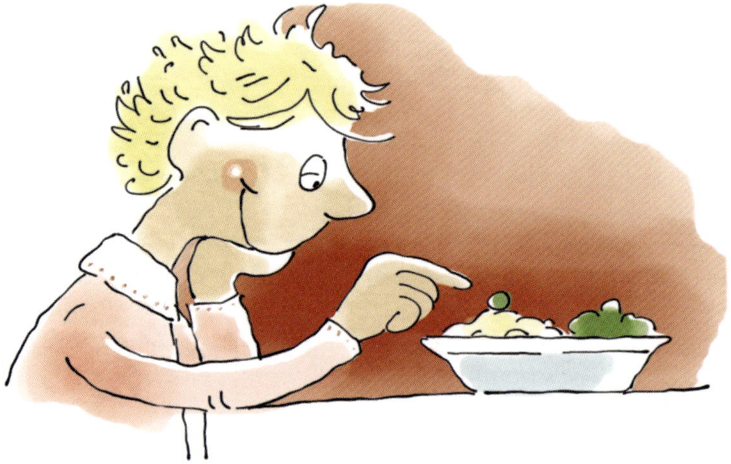

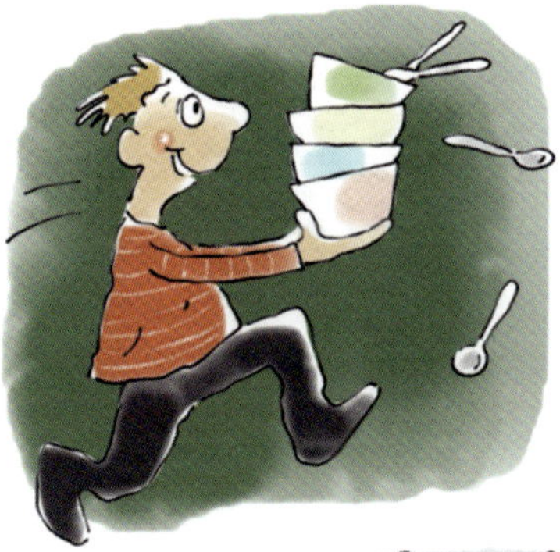

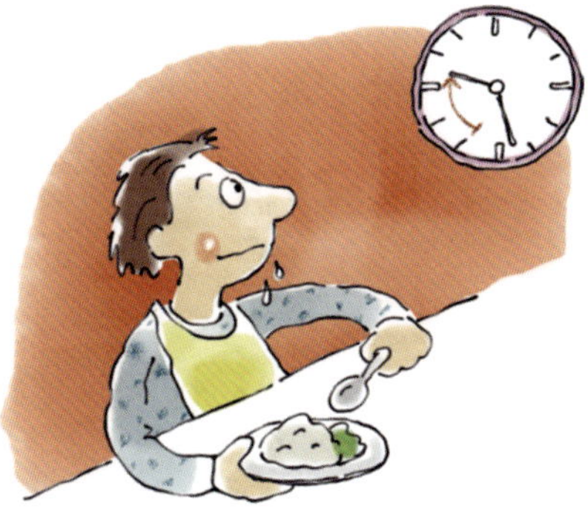

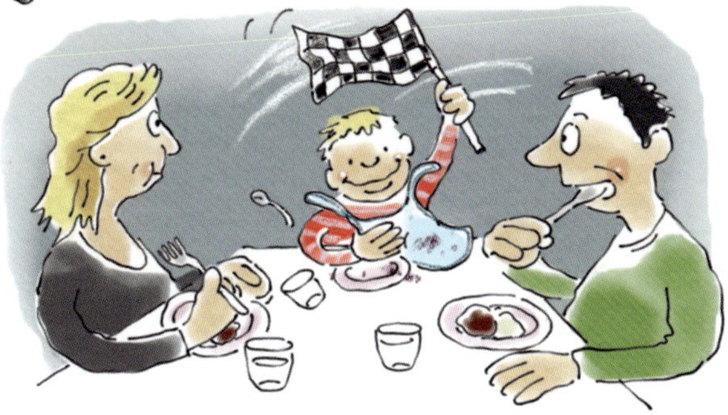

Wie die Vereinbarungen mit dem Kind besprochen und wie ausführlich ihr Hintergrund erklärt wird, hängt von dem Alter des Kindes ab. Je jünger es ist, desto eher ist es angemessen, die Vereinbarungen erst einmal selbst aufzustellen und vorzuleben, gegebenenfalls situativ zu erklären und später dann gemeinsam zu verändern und an das Familienleben anzupassen.

Was können Sie tun?

Gemeinsame Vereinbarungen könnten sein:
- Alle helfen mit, jeder so gut, wie er kann (Einkauf, Zubereitung, Tisch decken und abräumen).
- Jede Mahlzeit hat einen Anfang und ein Ende und zwischen zwei Mahlzeiten wird mindestens zwei bis zweieinhalb Stunden nichts gegessen.
- Wir beginnen und beenden die Mahlzeit gemeinsam.
- Jeder nimmt sich selbst von dem, was er sich nehmen möchte und so viel, wie er möchte mit dem Blick auf die gemeinschaftliche/familiäre Verteilung.
- Wer etwas nicht essen möchte, sagt: „Das möchte ich nicht essen“.

7 Mahlzeiten

Essen ist an Mahlzeiten gebunden

In den verschiedenen Phasen lernen Kinder also allmählich, immer selbstständiger zu essen. Genauer gesagt lernen sie, Mahlzeiten einzunehmen, denn gegessen wird in der Regel im Kontext einer Mahlzeit, ob gemeinsam oder alleine.

Was verstehen wir aber unter einer „Mahlzeit"? Unsere klassische Mahlzeit besteht aus mehreren Komponenten und wir nehmen sie am Tisch ein. Bestimmte Mahlzeiten, dazu zählen Frühstück, Mittagessen und Abendessen, ähneln sich in ihrer Struktur und in ihrem Aufbau. Das ermöglicht uns gewisse Routinen, vom Einkauf über das Zubereiten bis hin zum Spülen, was die Durchführung vereinfacht. Solche Routinen drücken sich besonders bei Festmahlzeiten, Weihnachts- und Geburtstagsessen durch bestimmte Rituale aus, die familiär und kulturell sehr verschieden sein können. Diese gelebten Rituale setzen voraus, dass eine Beziehung entsteht und damit Kommunikation gegeben und eine gewisse Beständigkeit vorhanden ist.

Mahlzeiten unterliegen einer Ordnung, die wir sozial und kulturell prägen und die sich ständig wandelt. Dazu gehört, wie viele Mahlzeiten am Tag zu welcher Uhrzeit stattfinden, was dazu gereicht wird oder auch, ob sie warm oder kalt sind.

Gemeinsame Mahlzeiten haben viele Vorteile: Sie machen rundum satt und dienen so auch der Vorbeugung von Heißhungerattacken. Die Familienmahlzeit ist Beziehungszeit, im besten Fall eine positive Anregungszeit. Gemeinsame Mahlzeiten machen eine Familie stark. Aber nicht selten werden Mahlzeiten in Familien auch als Stresszeiten empfunden. So ermöglicht die moderne Snackkultur, dem Stress am Tisch aus dem Weg zu gehen – zumindest vorerst (siehe Infobox S. 101).

Unsere Snackkultur

Wir bewegen uns immer mehr weg vom Mahlzeiten-Tisch und gewöhnen uns das Snacken an. Dies hat nicht nur körperliche oder sogar gesundheitliche Konsequenzen, sondern auch familiäre, pädagogische und psychologische. Doch streng genommen ist auch diese Art des Essens zwischendurch, ob wir es jetzt Naschen oder Snacken nennen, eine Mahlzeit, denn auch dafür haben wir Lebensmittel beschafft und essen diese bewusst (wenn wir sie auch meist nicht – zumindest rückblickend – bewusst verbuchen).

Die Bedeutung einer Mahlzeit

Eine Mahlzeit kann deutlich mehr, als unser Bedürfnis nach Sättigung zu befriedigen. Sie erfüllt verschiedene weitere menschliche Bedürfnisse. Natürlich steht die körperliche Funktion zunächst einmal im Vordergrund: Wir wollen Hunger und Durst stillen und damit die Energie- und Nährstoffbilanz ausgleichen. Eine Mahlzeit stiftet aber auch Gemeinschaft und bietet gute Möglichkeiten, Regeln und Normen zu lernen. Wir kommunizieren und leben Beziehungen, denn gemeinsam zu essen ist Kommunikation. Und da wir alle essen müssen, ist eine Mahlzeit auf der zwischenmenschlichen Ebene das Ereignis, das uns am meisten und häufigsten verbindet. Gemeinsam zu essen befriedet. So hat eine Mahlzeit auch eine soziale sowie eine psychische Funktion im Sinne von „Mahl-Zeit-Nehmen". Unserem Wunsch nach Sicherheit, Zugehörigkeit, Liebe, Wachstum und Wertschätzung wird bei einer Mahlzeit entgegengekommen.

Mahlzeit ist Bildungszeit

Eine Mahlzeit ist nicht nur in Kita und Schule, sondern auch zu Hause automatisch eine pädagogische Bildungszeit. Nebenbei lernen Kinder – und auch wir Erwachsenen – Lebensmittel und deren Herkunft kennen und erfahren etwas über Zubereitungsarten. So wird ihnen Esskultur vermittelt bzw. werden unterschiedliche Esskulturen kennengelernt.

Eine gemeinsame Mahlzeit ist demnach nicht nur ein Sättigungsort, sondern auch ein Ort für Kommunikation, Beziehungen, Emotionen, Erziehung und Bildung. Die soziale, psychische und pädagogische Funktion einer Mahlzeit sättigt den emotionalen Hunger, die physiologische Funktion den Hunger nach Energie und Nährstoffen. Wir

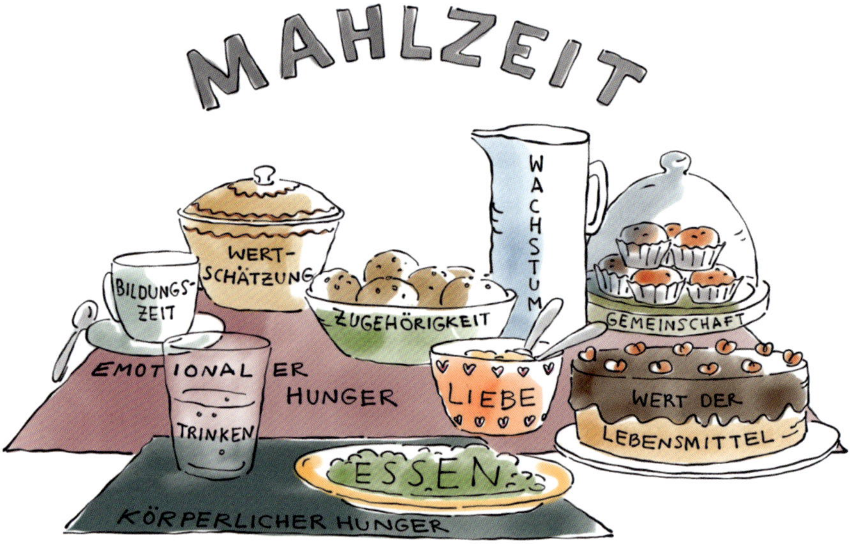

sind dann erst richtig rundum zufrieden mit einer Mahlzeit, wenn beide „Hunger" gestillt werden.

Essen im Vorübergehen, auch das häufige Essen von Fastfood, führt auf der physiologischen Seite oft zu einer Überernährung, aber seelisch zu einer Unterernährung. Wir sind zwar kalorisch satt, doch emotional noch immer hungrig. Obwohl wir dabei in Bewegung sind, kann es zu Übergewicht kommen, da wir dann versuchen, den nicht gesättigten emotionalen Hunger über Kalorien zu sättigen.

Tellerthemen und Tischthemen

Bei einer Mahlzeit sollten „Tellerthemen" (also die rein physiologische Sättigung) sowie „Tischthemen" (die sozialen, psychischen und pädagogischen Aspekte einer Mahlzeit) ebenso relevant sein. Bereits ein Säugling zeigt deutlich, wenn das nicht gegeben ist: Widmet die Mutter ihre Aufmerksamkeit beim Stillen beispielsweise dem Smartphone und nicht ihrem Kind, dann wird das Kind zwar durch die Milch satt, bleibt aber emotional hungrig. Es wird sich immer wieder melden, weil es zwar genährt ist, ihm aber die emotionale Zuwendung fehlt.
Aus demselben Grund sind auch Jugendliche noch nicht gesättigt, wenn sie allein in ihrem Zimmer vor dem PC eine Pizza essen. Sie essen weiter und versuchen so, ihren emotionalen Hunger mit Nahrungskalorien zu sättigen.

Mahlzeiten strukturieren den Tag

Kleine Kinder erfahren ihren Tagesablauf vor allem über die Mahlzeiten. Wir verbinden bestimmte Handlungen – davor oder danach – mit der Mahlzeit und geben Rhythmus und Sicherheit. Mahlzeiten machen so den Tag überschaubarer. Auch im Schul- und Berufsleben dienen Mahlzeiten oft dazu, dem Tag eine Struktur zu verleihen, in dem uns kleine Inseln der Erholung sicher sind, aber auch Gespräche mit der Familie oder mit Freunden. Auch der Austausch mit Kollegen findet hier, beim gemeinsamen Essen, auf einer anderen als der rein beruflichen Ebene statt. Für manche Senioren bieten Mahlzeiten eine gefühlte willkommene Verkürzung des Tages und sind oft auch die einzigen täglichen Termine.

Vereinbarungen bei Tisch

Mahlzeiten schaffen nicht nur Struktur im Tagesablauf, sie unterliegen auch einem bestimmten Regelwerk. Es beginnt mit der Sitzordnung, die jedes Familienmitglied seine Position innerhalb der Familie sicher feststellen lässt, geht weiter mit der Reihenfolge der Speisen und geht bis zum Zeitpunkt, an dem die Mahlzeit beendet ist.

Tischregeln und Tischmanieren sind zum einen kulturell festgelegt, können aber auch sehr familienspezifisch sein – und sie gelten für alle! Wir Erwachsenen verstehen darunter gerne das Benehmen unserer Kinder bei Tisch – mit Serviette und Besteck umgehen, nicht rumhampeln usw. Doch auch für die Erwachsenen am Tisch gibt es Tischvereinbarungen und -manieren. Dazu gehört, keine Konfliktgespräche am Tisch zu führen, denn ein Kind kann sich dem nicht entziehen, oder das Kind (sorgenvoll) zu beobachten. Das Kind darf etwas nicht mögen, es darf satt sein und alles ist gut, nicht zu essen ist in Ordnung. Gespräche bei Tisch sollten erwünscht sein und alle sollten zu Wort kommen dürfen. Diese Tischregeln und -manieren sind sehr viel wichtiger, als die für die Kinder und können Mahlzeiten zu Essenszeiten aufwerten, die Erholungspausen im Alltagsgeschehen bieten. Das Essen wird damit zu einem Strukturgeber, zu einer „Tankstelle“ für Energie und Emotionen, zu einer Genusszeit, die eine heitere Sinneszeit ist. Das „Miteinander essen“ ist dann eine gemeinsame Familienmahlzeit, bei der jeder die nachhaltige Erfahrung von Aufmerksamkeit, Geborgenheit, Sicherheit und zugetrauten Herausforderungen machen kann. Körperliches und seelisches Wachsen wird möglich.

Mahlzeiten schaffen Tagesabläufe

Kleine Kinder verbinden bestimmte Handlungen mit den verschiedenen Mahlzeiten, die davor oder danach angesiedelt sind. Ihr Tagesablauf wird durch die regelmäßigen Mahlzeiten strukturiert. Nach dem Frühstück zu Hause geht es los in die Kita oder Schule, dort gibt es ein zweites Frühstück aus der Frühstücksbox und dann wird weiter gespielt oder gelernt. Mittagessen gibt es dann in der großen Gemeinschaft und danach wird eine kleine Pause eingelegt. Die Zwischenmahlzeit am Nachmittag – oft schon wieder zu Hause – läutet dann das Spielen ein und nach dem gemeinsamen Abendessen mit der Familie beginnt das Abendritual und es geht ins Bett.

Rhythmen und Rituale, die täglich wiederkehren, vermitteln Kindern enorme Sicherheit im Umgang mit den Aufgaben des Alltags, die sie bewältigen müssen. Aber auch der Biorhythmus schreibt eine Einteilung des Tages in fünf Mahlzeiten vor. Kinder haben aufgrund ihres kleinen Magens und des hohen Energiebedarfs nur geringe Energiereserven, die immer wieder aufgefüllt werden müssen. So geben ihnen regelmäßige Mahlzeiten ausreichend Energie zum Spielen, Lernen, Entspannen und führen zu guter Laune.

Die vier bis fünf Mahlzeiten setzen sich aus drei Haupt- und ein bis zwei Zwischenmahlzeiten zusammen. Für alle Mahlzeiten gilt:

- Gegessen wird im Sitzen.
- Gemeinsam statt einsam.
- Mahlzeiten haben einen Anfang und ein Ende.
- Zwischen zwei Mahlzeiten liegen mindestens zwei bis zweieinhalb Stunden.
- Zu jeder Mahlzeit gibt es ein energiefreies Getränk.
- Zu jeder Mahlzeit gibt es eine Portion Gemüse oder Obst.
- Eine Mahlzeit setzt sich aus Komponenten zusammen, die aus mindestens zwei bis drei verschiedenen Lebensmittelgruppen kommen (siehe Pyramide).
- Mahlzeiten sollten über Farbe, Geruch, Konsistenz, Geschmack und Aussehen alle Sinne ansprechen.

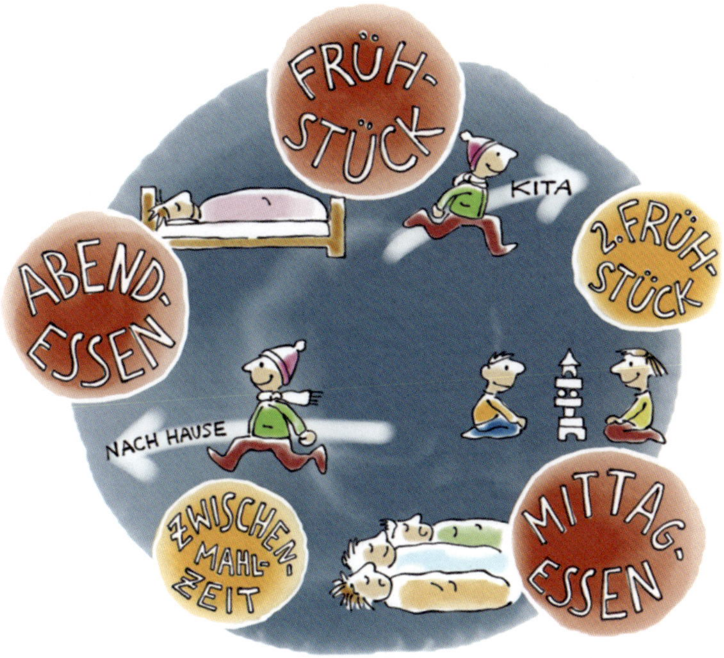

Mahl-Zeiten einhalten und Daueressen vermeiden

Wer ständig etwas isst, verspürt besonders bei den Hauptmahlzeiten keinen Hunger mehr. Das kann dazu führen, dass Kinder eher mäkelig werden, denn wer bei den Mahlzeiten nicht hungrig ist, der kann es sich leisten zu sagen: „Hier ist heute für mich nicht das Richtige dabei". Hunger ist bekanntlich der beste Koch und macht Kinder mutig und neugierig. Richtig großer Hunger allerdings entmutigt und lässt Kinder vor einem nicht passenden Angebot verzweifeln.

Regelmäßige Mahlzeiten helfen auch, die physiologischen Leistungstiefs abzumildern, den ganz großen Hunger zu verhindern und wirken sich durch das Vermeiden von Daueressen auf die Zahngesundheit positiv aus.

Das Frühstück

Erstes und zweites Frühstück ergänzen sich, bezogen auf die Zusammensetzung, die Lebensmittelgruppen aus der veganen Lebensmittelpyramide, Geschmack, Farbe und Konsistenz. Während der Nacht zehrt der Körper von den Energiereserven, sodass am Morgen ein Energie- und Nährstoffschub nicht nur für Kinder besonders wichtig ist. Auch die gemeinsam verbrachte Zeit, die Zuwendung, die ein Kind gleich am Morgen erfährt, gibt ihm den ganzen Tag Sicherheit und Halt. Guter Tagesanfang und gutes Tagesende – das macht Familien stark.

Fünf Dinge gelten für ein gelungenes Frühstück:

- Zeit (ca. 20 Minuten),
- Getreide (Vollkornbrot, Flocken...),
- Obst oder Gemüse (frisch geschnitten),
- kalziumreiche pflanzliche Drinks, Sojajoghurt, Nüsse,
- Wasser oder Tee.

In vielen Familien entfällt das gemeinsame Frühstück zu Lasten der allgemeinen Organisationsaufgaben oder weil schon immer nicht gefrühstückt worden ist. Prüfen Sie, was Sie vorbereiten können. Sie könnten schon am Abend den Tisch decken und Obst oder Gemüse waschen und vorputzen. Dann ist am Morgen das Frühstück schnell zubereitet. Im Praxisteil „Frühstück" (S. 134) finden Sie einige Ideen für kleine oder große Frühstücke.

Das zweite Frühstück in Kita oder Schule ergänzt dann in Menge und Auswahl das erste Frühstück. Gab es zu Hause Müsli oder Trinkmüsli, gibt es in der Frühstücksbox Vollkornbrot mit Aufstrich und aufgeschnittenes Gemüse (siehe Kapitel „Brotdose" S. 218).

Die beiden Frühstücke zusammen decken etwa 35 Prozent des Tagesenergiebedarfs ab.

Das Mittagessen

Das Mittagessen nehmen die meisten Kinder wochentags in Kita oder Schule ein. Es sollte bezogen auf Eiweiß, Fett und Kohlenhydrate ausgewogen sowie saisonal vielfältig sein. Frischkost, gegartes Gemüse, Sättigungsbeilagen wie Nudeln, Kartoffeln, Reis oder Hülsenfrüchte und kleine Mengen an Tofu, Seitan usw. sollten jeden Tag angeboten werden.

Das Mittagessen deckt rund 30 Prozent des Tagesenergiebedarfs ab.

Die Zwischenmahlzeit am Nachmittag

Die Zwischenmahlzeit am Nachmittag wird je nach Betreuungsart in der Schule, Kita oder zu Hause gegessen. Frisches Gemüse oder Obst sowie ein Muffin, ein Pfannküchlein, Kokosmilchreis (S. 210) oder Joghurt-Pudding (S. 208) stillen hier den kleinen Hunger. Sie helfen aber auch bei Süßhunger. Im Sommer ein Eis, im Herbst ein schneller Streuselkuchen (S. 202), ein paar Haferkekse in der Adventszeit und im Frühjahr Joghurt-Pudding mit Apfelkompott (s. o.).

Die Zwischenmahlzeit deckt etwa zehn Prozent des Tagesenergiebedarfs ab.

Das Abendessen

Das Abendessen sollte nach dem turbulenten Familienalltag, in dem jeder tagsüber seinen eigenen Weg geht, gemeinsam gestaltet werden. Gemeinsam Essen und auch Kochen ist *die* Beziehungs- und Bildungszeit mit den Kindern in der Familie. Ist Ihr Kind noch im Kindergartenalter, bewährt es sich, möglichst früh gemeinsam zu essen, da zu starke Müdigkeit eine appetithemmende Wirkung hat und der Esstisch dann auch schnell zum „Stresstisch" werden kann. So ist ein Abendessen gegen 18 Uhr für alle Familienmitglieder angenehm. Das Kind bzw. die Kinder sind noch fit zum Essen, Genießen und Erleben der Mahlzeit und der Gemeinschaft. Die Eltern oder ein Elternteil hat auch noch nach dem Essen Zeit für besondere Aktivitäten.

Grundschulkinder halten schon etwas länger durch. Hier ist eine entspannte Familienmahlzeit um 19 Uhr möglich und nicht selten auch erst machbar, da die Kinder nach der Schule am Nachmittag gegebenenfalls noch Aktivitäten wie Sport, Musik oder Verabredungen mit Freunden haben.

In vielen Familien wird abends gekocht, da die Erwachsenen im Gegensatz zu den Kindern mittags noch keine warme Mahlzeit genossen haben. Die Frage, ob Kinder zweimal warm essen dürfen, kann man mit „Ja, auf jeden Fall!" beantworten. Unsere Nachbarn in Frankreich, Italien oder Skandinavien machen es uns vor, dort sind zwei warme Mahlzeiten pro Tag kulturell fest etabliert. Eine warme Mahlzeit muss nicht zwingend warm sein. „Warm" bezieht sich vor allem auf „gegart". In diesem Sinne ist auch ein Kartoffelsalat oder ein Couscoussalat eine warme Mahlzeit und bietet Abwechslung hinsichtlich des Geschmacks und der Nährstoffvielfalt und -aufnahme.

Ein Blick auf den Wochen-Speiseplan bei Kita oder Schule hilft, die Mahlzeiten besser zu kombinieren bzw. zu ergänzen. Wer mittags schon Nudeln gegessen hat, mag abends vielleicht lieber Reis oder Kartoffeln.

Kita- und Schulessen kann niemals so ausgewogen, frisch und nährstoffreich sein wie das Essen zu Hause, das unmittelbar vor dem Genuss zubereitet wird. Frischkost, gegartes Gemüse, Vollkornprodukte und Hülsenfrüchte kommen in den Kantinen und Mensen meist zu kurz, sodass Sie aus diesen Komponenten die Abendmahlzeit kreativ gestalten können. So ist es insbesondere in der veganen Kinderernährung empfehlenswert, zweimal am Tag warm zu essen, da zum einen eine Mahlzeit in der Gemeinschaftsverpflegung nie so frisch sein kann, wie eine Mahlzeit, die zu Hause zubereitet wird. Zum anderen ist auch heute noch nicht gesichert, inwieweit das vegane Angebot in Kitas und Schulen ausgewogen und vollwertig ist. Sicher ist auch, dass eine warme Mahlzeit in der Regel ein deutlich größeres Spektrum an Nährstoffen mitbringt und dementsprechend vielseitiger und somit auch ausgewogener zusammengestellt werden kann. Hier finden Sie in den Rezepten in den Kapiteln „Warme Mahlzeiten“ (S. 148) und „Kalte Hauptspeisen und leichte Suppen“ (S. 180) entsprechende Ideen. Übrigens: In Familien, in denen ein gemeinsames Abendessen fest etabliert ist, werden mehr Vollkornprodukte, Hülsenfrüchte, Gemüse und Obst gegessen. Auch sind Kinder im Kreise ihrer Familie deutlich mutiger, Neues zu entdecken und auszuprobieren.

Das Abendessen deckt die restlichen 25 Prozent des Tagesenergiebedarfs ab.

Fazit

Auch wenn Kinder viele Mahlzeiten außer Haus einnehmen, die Verantwortung für ihre Ernährung und ihr Essverhalten bleibt auf jeden Fall bei den Eltern und sollte nicht bei Erziehern oder Lehrern abgegeben werden. Regelmäßige Familienmahlzeiten sind ein Schlüssel zu einer gesundheitsfördernden, vollwertigen veganen Ernährung. Und das nicht nur, was die Versorgung angeht. Familienmahlzeiten führen auch zu engeren Beziehungen zwischen Eltern und Kindern und stärken die Kommunikationsfähigkeit.

8 Kochen wie die Profis

Ausstattung

Manch ein Hobbywerkraum ist besser ausgestattet als die Küche. Dabei gibt es einige wichtige Küchenhelfer, mit denen Sie Zeit und Mühe sparen und gleichzeitig die Lebensmittel besonders schonend behandeln. Dieses Küchenwerkzeug macht Sie zum Profi:

- mindestens drei auf die Größe der Herdplatten abgestimmte Töpfe mit gut schließendem Deckel,
- eine Großraumpfanne mit Deckel,
- eine beschichtete Pfanne,
- ein Sparschäler,
- ein Schneebesen mit fester Spange,
- 5 kleine Küchenmesser mit und ohne Spitze,
- 1 großes Schneidemesser, 1 Brotmesser,
- 2 große Schneidebretter, 3 kleine Schneidebretter,
- eine Salatschleuder,
- ein Messbecher,
- eine Haushaltswaage,
- ein Pürierstab/Turbomixer,
- eine Küchenmaschine mit Gemüseraspelvorrichtung,
- 2–3 Auflaufformen mit Deckel zum Einfrieren,
- mehrere Dosen in verschiedenen Größen zum Aufbewahren und Einfrieren.

Wenn Sie eine neue Küche planen, sollten Sie die Anschaffung eines Dampfgarers als Einbau- oder Standgerät überdenken. Ein praktisches Gerät, das den Kochalltag in einer Familie auf gesündeste Art und Weise enorm erleichtert! Im Dampfgarer können Sie nicht nur Gemüse hervorragend bissfest und nährstoffschonend garen, sondern auch Hülsenfrüchte und Getreide optimal zubereiten. Auch ein Kühlschrank mit Klimazonen ist praktisch. Hier bleibt Gemüse besonders lange frisch. Der schon genannte Turbomixer ist gerade in der veganen Küche ein Muss. Die darin zubereiteten pflanzlichen Milche, Cremes und Brotaufstriche werden besonders fein püriert und bieten dadurch ein besonderes Geschmackserlebnis.

An übermorgen denken, heute vorbereiten

Damit im Berufs- und Familienalltag die Zubereitung von Mahlzeiten schnell von der Hand geht, ist Vorbereitung der Schlüssel zu mehr Gelassenheit im Essalltag und Fertigprodukte sind keine mögliche Option mehr.

Teilen Sie sich die Arbeit ein:

- Reis oder Hülsenfrüchte kochen prima nebenher, da bleibt Zeit für andere Küchenarbeiten.
- Vollkornreis, Hirse, Bulgur, usw. während des Frühstücks kochen und bis zum Mittag oder Abend ausquellen lassen.
- Hülsenfrüchte abends einweichen, zur Frühstückszeit kochen und bis zum Mittag oder Abend ausquellen lassen.
- Kartoffeln, Nudeln oder Reis gleich für zwei Tage kochen und gekühlt aufbewahren.
- Gemüse direkt nach dem Einkauf vorputzen und entsprechend verpackt kühl aufbewahren (siehe: Das Wichtigste rund ums Gemüsegaren, S. 112).
- Blattsalate im ganzen Blatt waschen, trocknen, verpacken und kühl aufbewahren.
- Salatsauce (ohne rohe Zwiebel) für eine Woche zubereiten und im Schraubglas aufbewahren.
- Bratlinge, Nudelsaucen, Gemüsewürze, Hülsenfrüchte, Pizzaböden, usw. gleich in größeren Mengen zubereiten und einfrieren.
- Brote für die Dosen schon am Abend zubereiten, dann bleibt für das Frühstück mehr Zeit.

Versäumen Sie es nicht, die Arbeiten in der Küche auch auf andere Familienmitglieder aufzuteilen. Kleine Kinder können weiche Gemüsearten schon gut schneiden, größere lieben es zu rühren, und bestimmt lässt sich auch Ihr Partner oder Ihre Partnerin einspannen. Gemeinsam am Tisch zu essen heißt auch, gemeinsam den Weg dorthin zu gehen.

Acht Punkte zum Zeit- und Energiesparen

- „Mise en place“: Das Rezept in Ruhe durchlesen und alle Zutaten und Küchengeräte zurechtlegen.
- Bitte scharf: Messer und Schäler sollten geschärft sein.
- Schön groß: Ein großes Brett und ein großes Messer machen jedes Gemüse schneller klein.
- Wasserkocher marsch: Großen Topf auf den Herd stellen und kochendes Wasser aus dem Wasserkocher einfüllen. Übrigens: Je breiter der Topf, desto schneller wird alles warm.
- Deckel drauf: Energie sparen und Garzeit reduzieren mit einem gut schließenden Deckel.
- Nicht rühren: Zu viel Rühren verringert die Temperatur in den Töpfen und verlängert dadurch die Garzeit.
- Vorgeheizt: Nicht alle Gerichte brauchen einen vorgeheizten Backofen – wenn aber doch, ist es gut, ihn zur rechten Zeit einzuschalten.
- Tisch decken und aufräumen: Während der Geh-, Steh- und Garzeiten den Tisch decken, die Küche aufräumen und spülen.

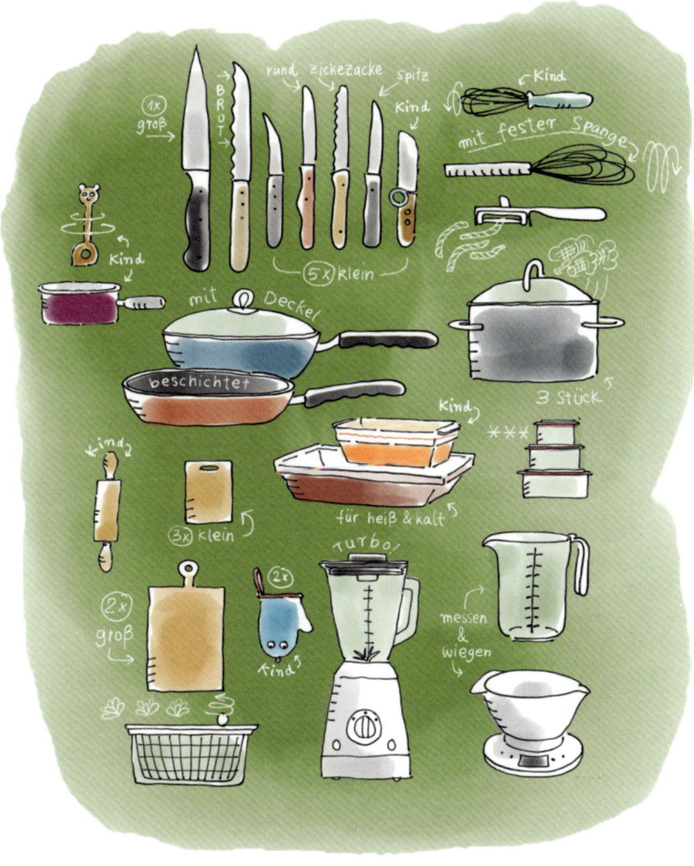

Das Wichtigste rund ums Gemüsegaren

Inwieweit Gemüse Sie und Ihre Familie mit allen möglichen Nährstoffen versorgt und Ihnen dann auch schmeckt, hängt von verschiedenen Faktoren ab: der Qualität, dem Grad der Frische, der Lagerung, dem Waschen und Putzen, der Garmethode sowie vom Herunterkühlen und Regenerieren.

- **Gute Qualität:** Kaufen Sie Gemüse der Saison und aus der Region sowie aus kontrolliert biologischem Anbau ein. Das Gemüse ist dann optimal ausgereift, hat einen hohen Gehalt an sekundären Pflanzenstoffen und ist nahezu rückstandsfrei.
- **Beste Frische:** Achten Sie auf optimale Frische, diese ist erkennbar an der Farbe, an frischen und glatten Schnittstellen, der Festigkeit und dem satten Blattgrün.
- **Kurze Lagerung:** Da bei der Lagerung die meisten Verluste entstehen, gilt es, diese möglichst zu vermeiden. Blattgemüse wie Spinat und Mangold halten sich im Kühlschrank ein bis zwei Tage. Fruchtgemüse wie Auberginen, grüne Bohnen, Paprika, Gurken, Tomaten und Zucchini können Sie gekühlt bis zu fünf Tage lagern. Kohlgemüse, Weißkohl, Rotkohl, Wirsing und Blumenkohl halten sich gekühlt zehn Tage, das gleiche gilt für Wurzel- und Knollengemüse wie Möhren, Pastinaken und Rote Bete. Grundsätzlich gilt: Gemüse sollte kühl gelagert werden (Ausnahme: Auberginen, Tomaten und Paprika halten auch ein bis zwei Tage bei Zimmertemperatur durch). Blattgrün (von Möhren, Roter Bete, Radieschen) sollte immer entfernt und getrennt kühl aufbewahrt werden. Vorgeputztes Gemüse (z. B. Spinat) hält sich gekühlt und gut verpackt zwei Tage länger. Gemüse bleibt in Dosen mit Gitter oder in der Gemüseschublade des Kühlschranks sowie in feuchten Tüchern eingewickelt länger frisch.
- **Gründlich Waschen und Putzen:** Gemüse sollte generell vor dem Zerkleinern gewaschen werden und nicht im Wasser liegen. So werden die Verluste von wasserlöslichen Nährstoffen gering gehalten. Wurzel- und Knollengemüse können Sie mit einer Bürste unter fließendem Wasser säubern, Stängel-, Frucht- und Blattgemüse je nach Art in reichlich Wasser bürsten oder abreiben. Blattgemüse kurz und gründlich in stehendem Wasser waschen.
- **Schonend Garen:** Verwenden Sie schonende Garmethoden wie Dämpfen, Dünsten, Pfannenrühren (im Wok) oder das Schmoren im Backofen. Generell gilt: So wenig Wasser wie möglich, jedoch so viel wie nötig, um Auslaugverluste zu vermeiden. Das Gemüsekochwasser immer weiterverwenden, gebunden in einer Sauce oder gestampft mit dem Gemüse. Oder für die nächste Suppe oder einen Smoothie aufbewahren. Garen Sie das Gemüse nur kurz – es sollte noch Biss haben.

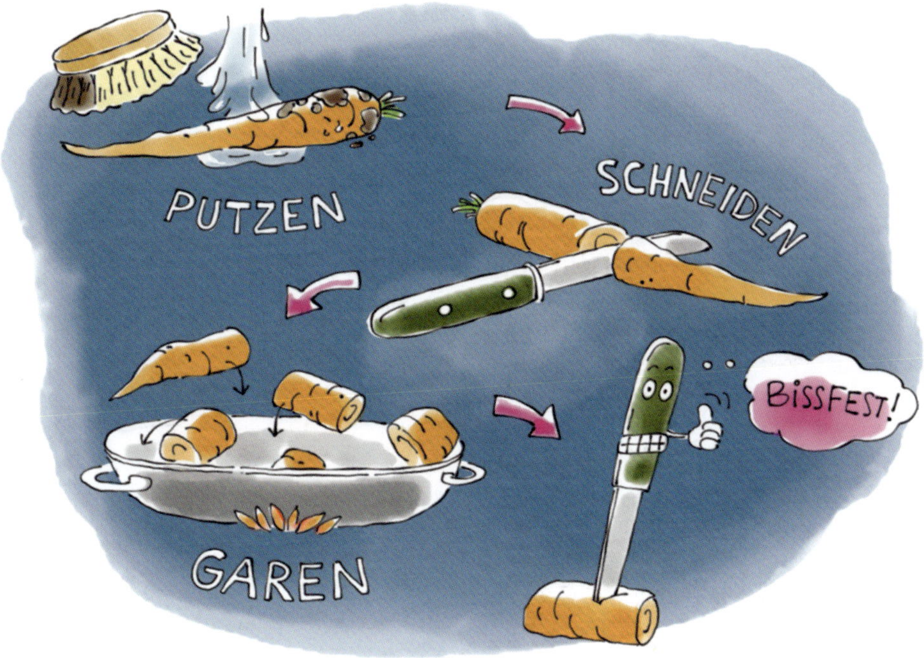

- **Schnell Kühlen:** Gemüse sollte möglichst nicht länger als 20 bis 30 Minuten warmgehalten werden. Reste oder Portionen für den nächsten Tag sollten umgefüllt und schnell im kalten Wasserbad – oder im Winter draußen – heruntergekühlt und dann im Kühlschrank oder im Tiefkühler gelagert werden. Vor dem Regenerieren tiefgekühlte Gemüsegerichte im Kühlschrank auftauen und anschließend im Dampfgarer, im Backofen, in der Pfanne oder im Topf zügig erwärmen.

Nährstoffverluste bei der Gemüseverarbeitung

Auslaugen beim Waschen und Garen	Inaktivierung durch Wärme, Licht und/oder Sauerstoff
– Mineralstoffe – wasserlösliche Vitamine (v. a. C, B_1, B_2, Folat)	– wasserlösliche Vitamine (v. a. C, B_1, B_2, Folat), – fettlösliche Vitamine – sekundäre Pflanzenstoffe

Zu den Rezepten

Im Praxisteil dieses Buches finden Sie eine große Auswahl von veganen Rezepten, die in der Familie gut ankommen und erprobt sind. Sie sind einfach in der Zubereitung, zeitlich nicht aufwändig, enthalten Zutaten, die Sie in jedem Bio-Supermarkt einkaufen können und lassen sich auch sehr gut mit Kindern zusammen zubereiten.

- Die Rezepte sind berechnet für zwei Erwachsene und zwei Kinder oder für einen Erwachsenen und ein Kind, dann aber für zwei Tage oder für den Vorrat.
- Unter den Rezepten finden Sie Angaben zu den Zubereitungszeiten, der Stückzahl, Haltbarkeit im Kühlschrank, im Tiefkühlschrank und der Vorratsdose.
- Die Rezepte sind nach einem Baukastenprinzip in vier Rubriken eingeteilt: „Erste Hauptmahlzeit: Frühstück", „Zweite Hauptmahlzeit: warme Hauptmahlzeiten", „Dritte Hauptmahlzeit: kalte Hauptmahlzeiten und leichte Suppen", „Zwischenmahlzeiten: Gebackenes und Desserts". Zudem gibt es in weiteren Kategorien Grundrezepte für Teige, Saucen und mehr. Darüber hinaus finden Sie Ideen für die Brotdose, den Geburtstag, für Picknick und Weihnachten.
- Wenn Ihre Familie alle drei Hauptmahlzeiten zu Hause einnimmt, dann wählen Sie aus den Hauptmahlzeiten-Rubriken jeweils ein Rezept aus und ein bis zwei Rezepte aus der Rubrik Zwischenmahlzeit.
- Werden bei Ihnen alle Familienmitglieder außer Haus mit einer warmen Mittagsmahlzeit versorgt, dann wählen Sie ein Rezept aus der Rubrik „Erste Hauptmahlzeit: Frühstück", ein bis zwei Rezepte aus der Zwischenmahlzeit-Rubrik „Gebackenes und Desserts" und am Abend ein Rezept aus der Rubrik „Dritte Hauptmahlzeit: Kalte Hauptmahlzeiten und leichte Suppen". Sollte nur ein Teil der Familie in den Genuss einer warmen Mittagsmahlzeit kommen, dann kann selbstverständlich die ganze Familie gemeinsam ein Gericht aus der Rubrik „Zweite Hauptmahlzeit: warme Hauptmahlzeit" einnehmen.
- Vegane Gemüse- oder Getreidegerichte haben in der Regel eine günstigere Nährstoffzusammensetzung als die Brotmahlzeiten. Außerdem ermöglichen sie problemlos, die Empfehlungen für den Gemüse-, Obst- und Getreideverzehr umzusetzen. Ein weiterer Vorteil ist, dass solche warmen Hauptmahlzeiten in der Regel deutlich preiswerter sind als eine typische Brotmahlzeit.
- In der Rubrik „Erste Hauptmahlzeit: Frühstück" finden Sie verschiedene Ideen für Müslis, sowie Brot- und Brötchenrezepte und süße bzw. milde Brotaufstriche.

- In der Rubrik „Zwischenmahlzeiten: Desserts und Gebackenes“ sowie „Brotdose“ befinden sich Ideen für die Zwischenmahlzeit in Kita oder Schule sowie Süßes für den Nachmittag, das sich auch als Dessert eignet.
- Die Rubrik „Warme Hauptmahlzeit“ enthält komplette Gerichte oder einzelne Getreide- bzw. Gemüsegerichte (mit einem Hinweis, wie Sie diese zu einer vollständigen Mahlzeit ergänzen können).
- Der Schwerpunkt der Rezepte liegt auf vollwertigen Getreide-, Kartoffel- sowie Hülsenfruchtgerichten, da diese in der Regel die Herausforderung in der veganen Ernährung sind. Gemüse zu garen und für Kinder lecker zuzubereiten ist den meisten Eltern im Alltag vertraut. Alles Wichtige rund um die Zubereitung von Gemüse finden Sie auf S. 112.
- Die Rubrik „Kalte Hauptmahlzeit“ enthält sättigende Salate und leichte Gemüsesuppen, die Sie mit Brot kombinieren können sowie herzhafte Brotaufstriche und Dips.

Zu den verwendeten Lebensmitteln

- Bei den angegebenen Gemüse- und Obstmengen wird vom Rohgewicht der ungeputzten Ware ausgegangen.
- Die in einigen Rezepten benutzte Gemüsebrühe können Sie auf der Grundlage des Rezepts „Frische Gemüsewürze – Grundlage für Gemüsebrühe“ (S. 126) herstellen, indem Sie 1–2 TL davon in 500 ml Wasser auflösen.
- In allen Rezepten, in denen Dinkelvollkornmehl eingesetzt wird, können Sie dieses selbstverständlich durch Weizenvollkornmehl ersetzen. Mit Dinkelmehl gelingen die Gerichte, insbesondere Hefe-Backwaren, wegen des höheren Klebergehalts aber etwas besser.
- Weinsteinbackpulver hat gegenüber herkömmlichem Backpulver den Vorteil, besser verträglich zu sein, denn Weinsteinsäure ruft weder allergische Reaktionen hervor noch hinterlässt sie auf den Zähnen ein stumpfes Gefühl.
- Verwechseln Sie Vanillezucker nicht mit Vanillinzucker. In den Rezepten ist immer Vanillezucker gemeint. In ihm ist getrocknete und gemahlene Vanilleschote enthalten, im Vanillinzucker nur das künstliche Aroma. Statt Vanillezucker können Sie auch gemahlene Vanille oder das mit 1 TL Zucker gemischte Mark einer Vanilleschote verwenden.

9 Die vegane Speisekammer

Viele der aufgezählten Lebensmittel können Sie als Vorrat immer im Haus haben, andere kaufen Sie besser immer dann frisch, wenn Sie sie auch bald verwerten möchten. Mit einem gut gefüllten Vorrat wird es nie an Abwechslung auf Ihrem Tisch fehlen. Hier ein paar Tipps, worauf Sie bei den einzelnen Lebensmitteln achten sollten und was aus den jeweiligen Lebensmittelgruppen zu einer vollwertigen veganen Ernährung passt.

Getränke

Empfehlenswert sind Wasser, Säfte und Tees. Achten Sie bei Wasser darauf, dass es kalziumreich ist (mindestens 400 mg Kalzium pro Liter). Naturtrübe Säfte (nicht mit tierischem Eiweiß geklärt) verdünnen Sie am besten 1:4 mit Wasser, Tees sollten auf jeden Fall ohne zugesetzte Aromen, Süßstoffe und ohne Heilwirkung sein sowie aus kontrolliert biologischem Anbau stammen. Schwarzer und grüner Tee sind für Kinder nicht geeignet. Und: Nie ohne Wasser aus dem Haus gehen!

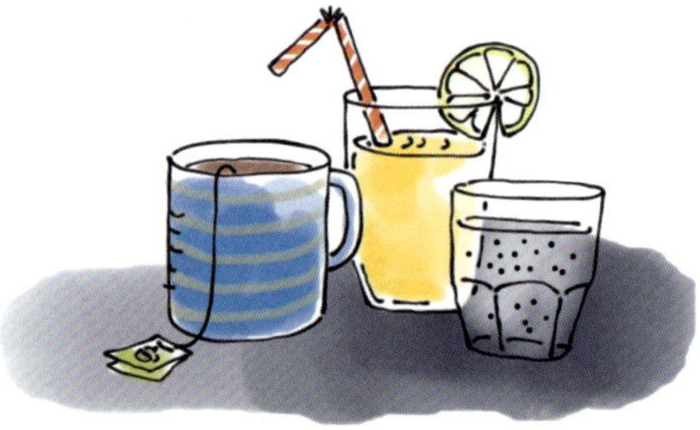

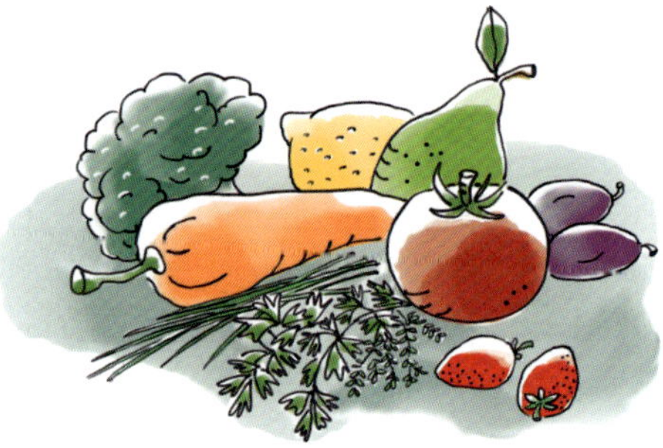

Gemüse, Kräuter und Obst

Saisonal, regional, frisch und aus kontrolliert biologischem Anbau sollte es sein. Alternativ sind auch Tiefkühl-Produkte ohne Zusätze geeignet. Im Winter und Frühjahr sind Tomaten und Tomatenpassata sowie Tomatenmark aus dem Glas bzw. getrocknete Tomaten besser als frische. Bieten Sie idealerweise innerhalb einer Woche die gesamte Palette an Farben an, die Gemüse und Obst zu bieten haben.

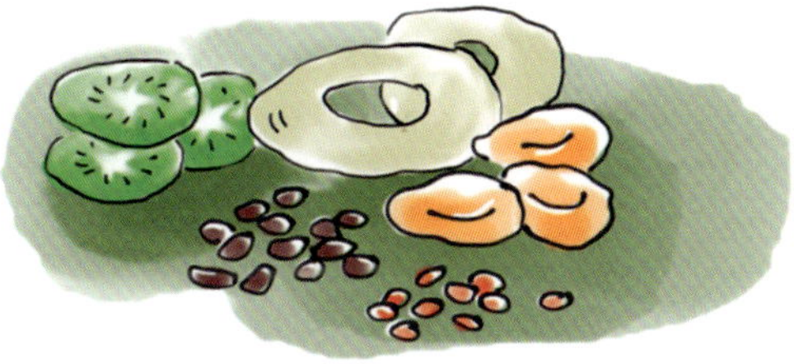

Trockenfrüchte

Achten Sie bei getrockneten Aprikosen, Pflaumen, Cranberries, Rosinen usw. darauf, dass diese ungeschwefelt sind und aus kontrolliert biologischem Anbau stammen. Kaufen Sie sie immer nur kleine Mengen ein. Weichen Sie Trockenfrüchte öfter ein, beispielsweise für das Müsli, denn so wirken sie weniger Karies verursachend.

Hülsenfrüchte

Dazu zählen vor allem Linsen, Bohnen, Erbsen und Kichererbsen – Hülsenfrüchte sind das Kernstück einer vollwertigen, veganen Ernährung! Rote Linsen sind geschälte Linsen, die dennoch reich an Nährstoffen sind und wegen ihrer kurzen Garzeit und Bekömmlichkeit vielseitig eingesetzt werden können. Kichererbsen und Bohnen haben eine sehr lange Garzeit und lassen sich gegart einfrieren. Alternativ kann man sie auch schon fertig gegart aus dem Glas kaufen. Getrocknete Hülsenfrüchte verderben zwar nicht, aber haben eine umso längere Garzeit, je älter sie sind.

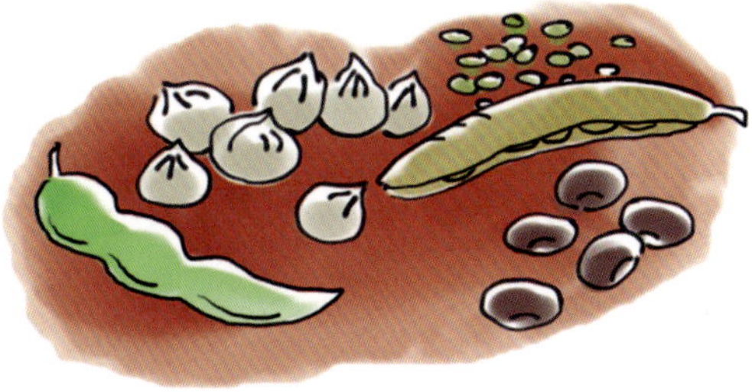

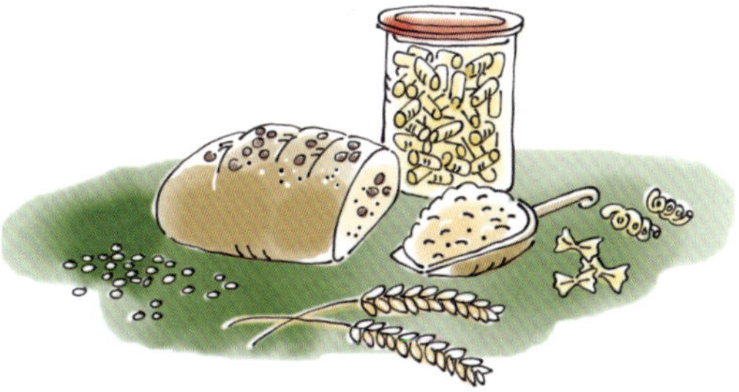

Getreide

Getreide und Getreideprodukte sollten immer aus dem vollen Korn und aus kontrolliert biologischem Anbau stammen. Frisch gemahlen erhöhen sich Nährwert und Genuss. Mehl, Schrot, Flocken, Grieß, Brot, Brötchen, Gebäck, Pfannkuchen und Bratlinge. Nudeln aus Vollkorn-Hartweizenmehl sind heller in der Farbe als solche aus Vollkornweizen oder -dinkel und haben deutlich mehr Biss.

Sojaprodukte

Empfehlenswert sind Sojadrinks, Sojajoghurt (ungesüßt), Naturtofu, Räuchertofu, Seidentofu und TVP-Granulat. Wählen Sie mit Kalzium angereicherte Sojadrinks. Das Soja sollte immer aus regionalem kontrolliert biologischem Anbau stammen.

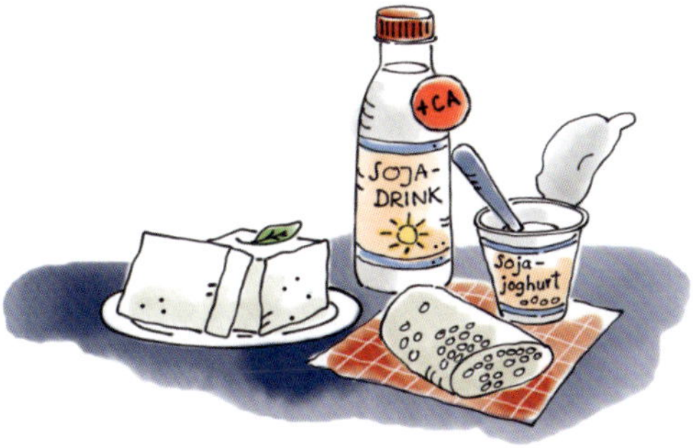

Fleisch- und Wurstalternativen

Diese Produkte basieren auf Sojaeiweiß (Tofu), Weizeneiweiß bzw. Gluten (Seitan) oder Lupineneiweiß. Auf jeden Fall sollte es sich um Bio-Qualität handeln, denn diese Produkte enthalten weniger unerwünschte Zutaten, nur sehr wenig Zusatzstoffe und meist keine Aromen. Achten Sie auf einen niedrigen Salzgehalt! Achtung: Manche Produkte sind nicht vegan, da Milcheiweiß oder Ei enthalten ist.

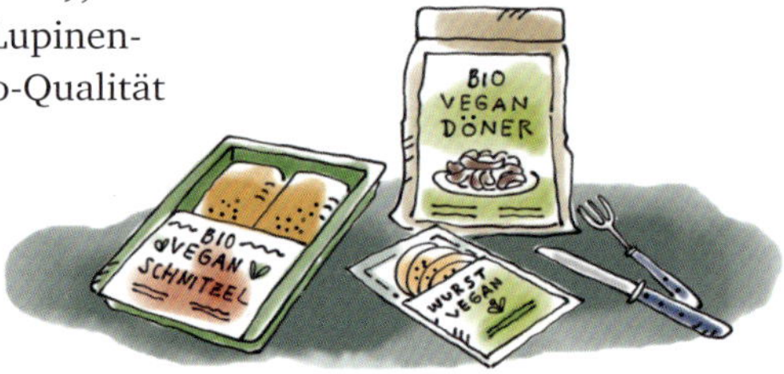

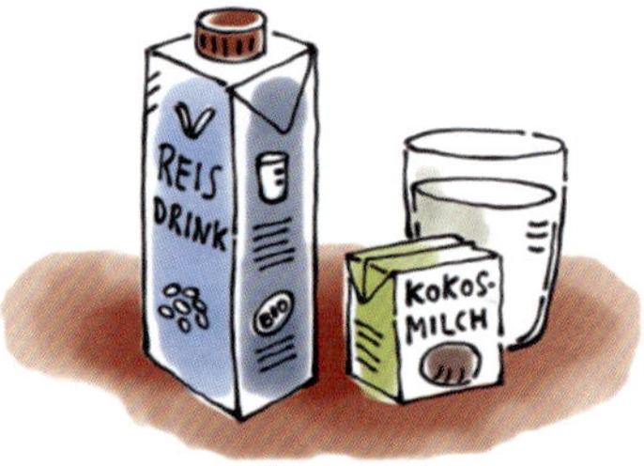

Pflanzendrinks

Diese Drinks werden auf Basis von Getreide, Hülsenfrüchten (v. a. Soja) oder von Nüssen (inkl. Mandeln) hergestellt. Sie sollten aus kontrolliert biologischem Anbau stammen und mit Kalzium angereichert sein. Kokosmilch als fetteres Produkt ist eine gute Alternative zu Sahne.

Pflanzen-Cuisine

Auch diese Produkte basieren auf Getreide, Hülsenfrüchten (Soja) oder Nüssen und sollten ebenfalls aus kontrolliert biologischem Anbau (weniger Zutaten, Zusatzstoffe und Aromen) sein. Achten Sie darauf, dass kein Sonnenblumenöl zugesetzt wurde. Hafer-Cuisine enthält weniger Eiweiß als Soja-Cuisine und gerinnt daher nicht so schnell.

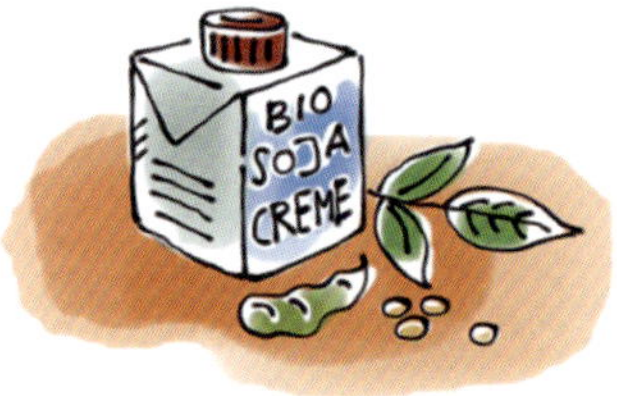

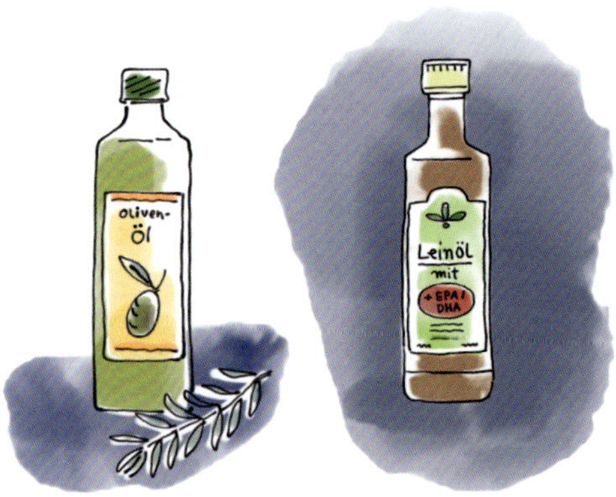

Öle

Zu den empfehlenswerten Ölen zählen Olivenöl, Rapsöl, Leinöl sowie Leinöl mit DHA und EPA angereichert, kalt gepresst und unraffiniert aus kontrolliert biologischem Anbau.

Leinöl und Leinöl mit DHA und EPA müssen im Kühlschrank aufbewahrt werden und sind einmal geöffnet nur sechs Wochen haltbar. Sie lassen sich aber sehr gut einfrieren.

Oliven- und Rapsöl dienen zum Andünsten von Gemüse, Leinöl ist nur für die kalte Küche geeignet. Zum Braten sind Kokosöl, Bratöl oder geröstetes Sesamöl die beste Wahl. Bratöl sollte einen möglichst hohen Anteil an Olivenöl aufweisen.

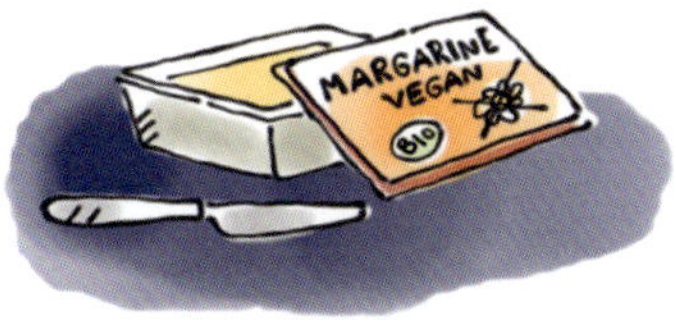

Margarine

Alle Zutaten sollten aus kontrolliert biologischem Anbau stammen und auf Basis von Raps- oder Olivenöl sein. Meiden Sie Palmöl möglichst und verwenden Sie keine Margarine mit Sonnenblumenöl.

Nüsse, Ölsamen und Nussmuse

Hier steht eine breite Palette zur Wahl: Mandeln, Haselnüsse, Cashewkerne, Walnüsse, Paranüsse, Erdnüsse, Sonnenblumenkerne, Sesam, Kürbiskerne, Hanfsamen, Chia-Samen, Leinsamen usw. Sie sollten stets naturbelassen, ungesalzen, ungesüßt und kontrolliert biologisch angebaut sein.

Kaufen Sie immer nur kleine Mengen, wo möglich auch aus regionalem Anbau. Nüsse und Samen lassen sich auch gut einfrieren. Ungesüßte und naturbelassene Nussmuse sind sehr lange haltbar und lassen sich vielseitig einsetzen.

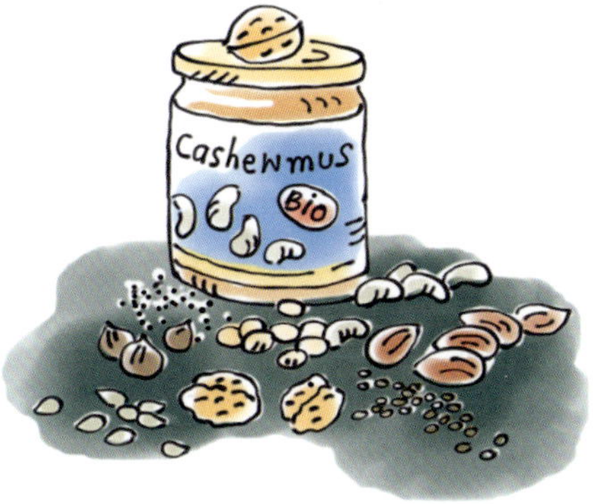

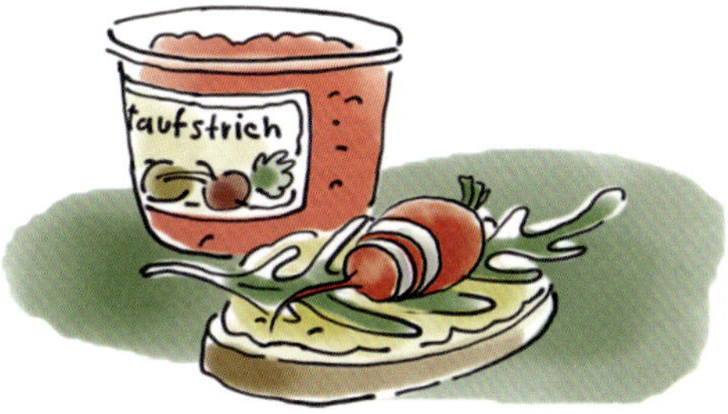

Brotaufstriche

Brotaufstriche haben meist Getreide, Gemüse, Sonnenblumenkerne oder Lupinen als Basis. Achten Sie darauf, dass kein Sonnenblumenöl enthalten ist und die Zutaten aus kontrolliert biologischem Anbau stammen. Größere Gläser sind deutlich preiswerter. Damit die Aufstriche nicht verderben und Sie dennoch eine gute Auswahl haben, frieren Sie halb gefüllte Gläser einfach ein.

Süßungsmittel

Zu den empfehlenswerten Süßungsmitteln (in Maßen) zählen Vollrohrzucker, Rohrohrzucker, Agavendicksaft, Dattel-Fruchtsüße und Rübenkraut. Für eine neutrale Süße nimmt man am besten Rohrohrzucker und Agavendicksaft. Vollrohrzucker, Dattel-Fruchtsüße und Rübenkraut haben einen deutlichen Eigengeschmack.

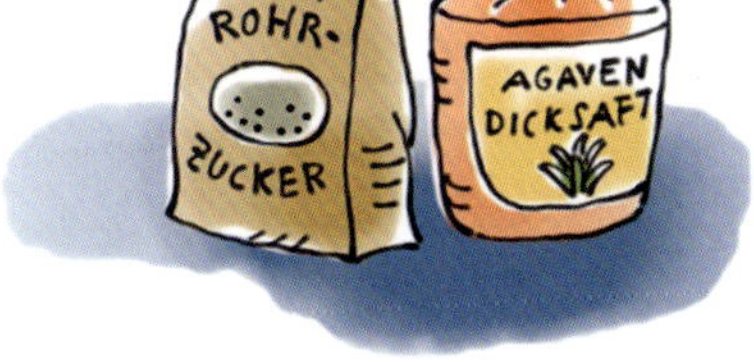

Algen

Hierzu zählen vor allem Nori-Algen, Nori-Flocken und Meeressalat. Diese Algenarten haben einen geringen Jodgehalt und sind daher vielfältig und gut einsetzbar. Sie sollten dunkel und vor allem trocken gelagert werden und können überall untergerührt werden. Andere Algen haben einen sehr hohen und teilweise stark schwankenden Jodgehalt. Achten Sie auf den deklarierten Jodgehalt auf der Verpackung!

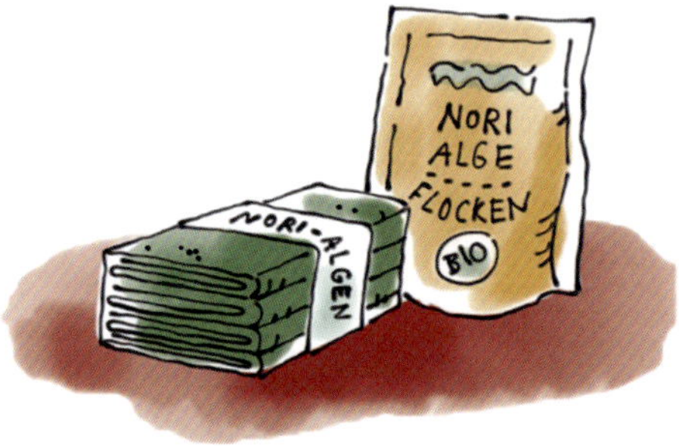

Salz

Salz sollte (mit Algen) jodiert sein und dunkel in einem geschlossenen Gefäß aufbewahrt werden. Auf dem Markt gibt es auch Kräutersalz, das mit Algen jodiert ist. Kräutersalz hilft, Salz einzusparen und ist bei Kindern sehr beliebt.

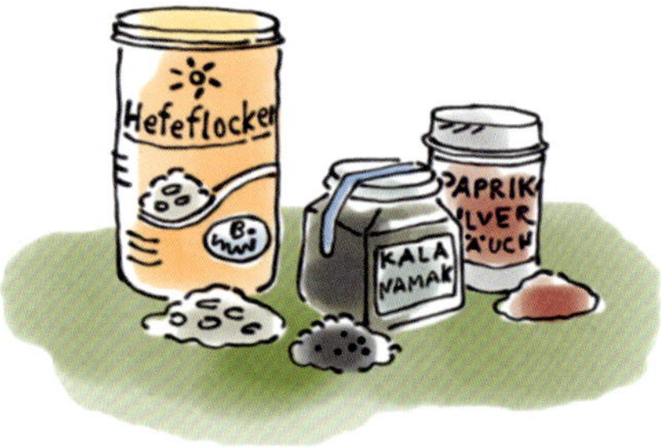

Hefeflocken

Hefeflocken werden aus getrockneter inaktiver Hefe hergestellt, sie enthalten viele B-Vitamine (aber kein Vitamin B_{12}). Der Einsatz von Hefeflocken führt zu einem kräftigen und auch „käsigen“ Geschmack.

Kala Namak

Dabei handelt es sich um indisches Steinsalz mit schwefeligem Geschmack, das man nur sehr vorsichtig dosiert. Der Geschmack bleibt erhalten, auch wenn der Geruch nach mehrmaligem Öffnen des Behälters verfliegt. Kala Namak sorgt für einen eiähnlichen Geschmack.

Geräuchertes Paprikapulver

Geräuchertes Paprikapulver gibt es in milden bis sehr scharfen Abstufungen, von fein bis derb, und auch Chilipulver ist erhältlich. Geräuchertes Paprikapulver verleiht einem Gericht einen kräftigen Räuchergeschmack. Es ist besonders gut geeignet für Suppen und Eintöpfe aus Hülsenfrüchten.

Grundrezepte für vegane „Milch“ und „Milchprodukte“

Rezept Cashewdrink

50 g Cashewkerne, 2 Datteln, 500 ml kochendes Wasser, 1 Prise Salz, 24 Stunden einweichen und mixen.

Rezept Hafer„sahne“

25–30 g Haferflocken, 25 g Cashewkerne, 2 EL Öl, 400 ml kochendes Wasser, 1 Prise Salz, alles mixen, evtl. passieren.

Rezept Cashew„sahne“

50 g Cashewkerne, 120 ml kochendes Wasser, 24 Stunden einweichen und mixen. Kaltstellen.

Rezept selbst gemachte „saure Sahne“

100 g Tofu natur, 100 g Seidentofu, 30 g gemahlene Cashewkerne/Mandeln, 15 ml Zitronensaft, 1 EL Öl, ¼–½ TL Senf, 1 Prise Salz, alles mixen.

Rezept selbst gemachter „Joghurt“

50 g Hirseflocken, 50 g Cashewkerne, 25–40 ml Zitronensaft, 500 ml kochendes Wasser, evtl. 4–8 Datteln, alles mixen. Kaltstellen.

Rezept selbst gemachtes Streichfett

140 g Kokosöl (erwärmt), 60 g Leinöl, 1 Prise Salz, 1 Spritzer Zitronensaft vermischen und kaltstellen.

Rezept selbst gemachter kerniger „Quark“

100 g blanchierte Mandeln und 130 g Cashewkerne in 500 ml kochendem Wasser 24 Stunden einweichen, 30–40 ml Zitronensaft, evtl. Hefeflocken, Salz. Einweichwasser verwerfen, alles mixen.

Rezept selbst gemachter „Parmesan“

50 g geröstete Pinienkerne, 50 g geröstete Mandeln, 50 g Hefeflocken, 50 g Paniermehl, ½ TL Salz, ¼ TL Paprika (evtl. geräuchertes Paprikapulver), alles mixen.

Rezept selbst gemachter „Frischkäse“

150 g Tofu natur, 50 g Seidentofu, 30 g gemahlene Cashewkerne, 1 EL Zitronensaft, 1 EL Hefeflocken, Salz, Senf, alles mixen.

Oder: 500 g Sojajoghurt natur in einen Kaffeefilter mit Filterpapier geben und mindestens 12 Stunden abtropfen lassen. Herausnehmen, evtl. weiter verarbeiten und kühl stellen.

Rezept selbst gemachter „Feta“

Gewürfelten Tofu natur in Zitronen-Knoblauch-Salz-Wasser 8 Minuten kochen. Abgießen und 2–3 Tage in Olivenöl mit Kräutern marinieren.

Vegane Tauschbörse

Original	Alternativen	Geschmack	Verwendung
Kuhmilch 1:1 austauschbar	Sojadrink	Eigengeschmack	kann im Kaffee ausflocken, lässt sich für Cappuccino gut aufschäumen, kann beim Kochen ausflocken; warm/kalt, herzhaft/süß
	Haferdrink	neutral, vollmundig	Kaffee; warm/kalt, herzhaft süß
	Dinkeldrink	neutral, vollmundig	warm/kalt, herzhaft/süß
	Reisdrink	neutral, wässrig	warm/kalt, herzhaft/süß
	Mandeldrink	Eigengeschmack	warm/kalt, süß
	Haselnussdrink	Eigengeschmack	warm/kalt, süß
	Cashewnussdrink*	neutral, vollmundig	warm/kalt, herzhaft/süß
	Kokosmilch	Eigengeschmack, cremig	warm/kalt, herzhaft/süß
süße Sahne 1:1 austauschbar	Soja-Cuisine	neutral, leichter Eigengeschmack	warm/kalt, herzhaft/süß; aufschlagbar, kann ausflocken
	Hafer-Cuisine	sehr neutral	warm, herzhaft/süß
	Dinkel-Cuisine	wässrig	warm, herzhaft/süß
	Reis-Cuisine	wässrig	warm, herzhaft/süß
	Hafersahne*	neutral, vollmundig	warm/kalt, herzhaft/süß
	Cashewsahne*	neutral, vollmundig	warm/kalt, herzhaft/süß
	Kokoscreme	Eigengeschmack, cremig	warm/kalt, herzhaft/süß
mit Wasser 1:3 verdünnt	Nussmuse	starker Eigengeschmack, cremig	warm/kalt, herzhaft/süß
saure Sahne 1:1 austauschbar	pflanzliche saure Sahne	neutral	warm/kalt, herzhaft/süß
	selbst gemachte saure Tofusahne*	neutral, cremig	warm/kalt, herzhaft/süß
Joghurt 1:1 austauschbar	Sojajoghurt	neutral, leichter Eigengeschmack	warm/kalt, herzhaft/süß
	selbst gemachter* „Joghurt“	sehr neutral, mild	warm/kalt, herzhaft/süß
Butter 1:1 austauschbar	Milcheiweißfreie ungehärtete Margarine	neutral	Streichfett; warm/kalt, herzhaft/süß
Quark 1:1 austauschbar	Tofu natur, püriert	neutral	warm/kalt, herzhaft/süß
	Seidentofu	neutral, cremig	warm/kalt, herzhaft/süß
	selbst gemachter „Quark“*	kernig, mild	warm/kalt, herzhaft/süß

* Rezepte auf S. 121

Original	Alternativen	Geschmack	Verwendung
Käse 1:1 austauschbar	selbst gemachter „Parmesan"*	kräftig	warm/kalt, herzhaft; über Nudeln, zum Überbacken
	pflanzlicher Reibekäse	mild bis kräftig	warm, herzhaft; zum Überbacken
	pflanzlicher Frischkäse	mild	warm, kalt, herzhaft/süß
	selbst gemachter „Frischkäse"*	frisch, mild	warm/kalt, herzhaft/süß
	selbst gemachter „Feta"*	mild	warm/kalt, herzhaft
1 Ei 1:1 austauschbar als Binde- und Lockerungsmittel bei Rezepten mit 1–2 Eiern	20 g Leinsamenschrot + 50 ml lauwarmes Wasser	ganz neutral	Rührteig; herzhaft, süß
	60 g Seidentofu, püriert	neutral	Rührteig, Hefeteig, Getreidemassen; herzhaft, süß
	60 g Apfel- oder Kürbismus	leichter Eigengeschmack	Rührteig, Hefeteig, Getreidemassen; herzhaft, süß
	15 g Stärke + 30 ml Wasser	neutral	Rührteig, Hefeteig, Getreidemassen; herzhaft, süß
	10 g Vollsojamehl + 40 ml Wasser	leicht bohnig	Rührteig, Hefeteig, Getreidemassen; herzhaft, süß
1:1 austauschbar zur Lockerung von Backwerk	2 EL Tomatenmark	neutral + Farbe	für Backwerk, Brotaufstriche
	50 ml Kokosmilch	Eigengeschmack	für Backlinge/Bratlinge, Brotaufstriche, Puddings
	50 g Seidentofu, püriert	neutral	für Backlinge/Bratlinge, Brotaufstriche, Puddings
Fleisch	Seitan	mild bis fleischig	warm/kalt, herzhaft
	Tofu	mild	warm/kalt, herzhaft
	Lupinenprodukte	mild	warm/kalt, herzhaft
	Tempeh	Eigengeschmack, bohnig	warm, herzhaft
	Sojageschnetzeltes (TVP)	neutral	warm, herzhaft
	Räuchertofu	rauchig, kräftig	warm/kalt, herzhaft
Speckwürfel	Roggenbrot, gebraten	kräftig	warm/kalt, herzhaft
Wurstaufschnitt	vegane Wurstwaren	Eigengeschmack	warm/kalt, herzhaft

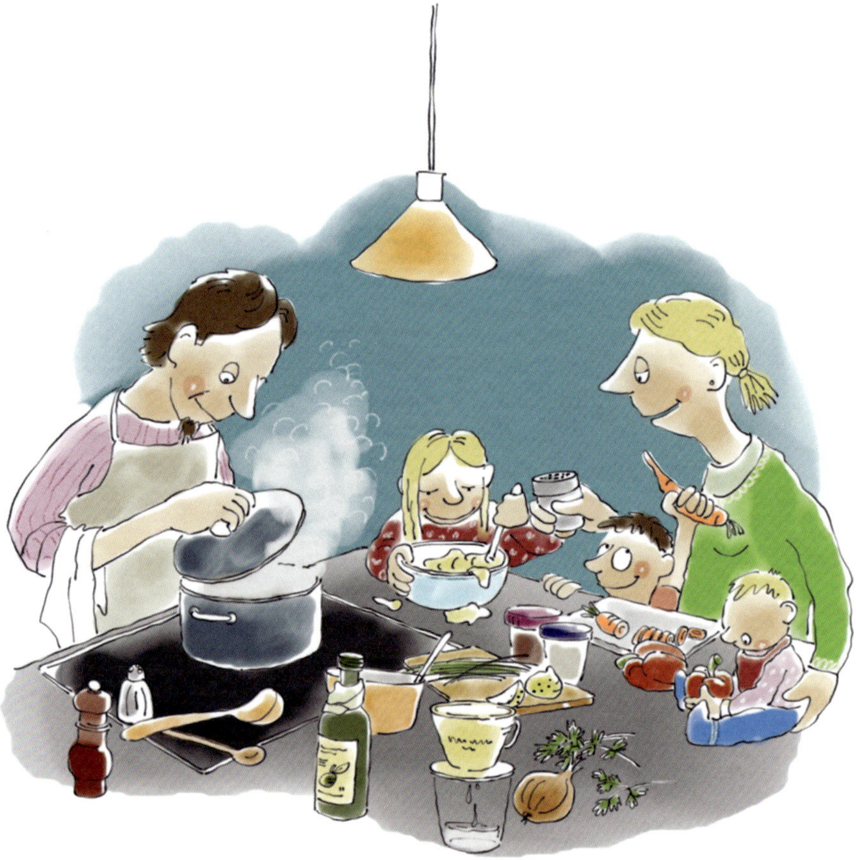

Das brauchen Kinder, um kochen zu können

Wenn Sie mit Kindern kochen, dann ist auf der einen Seite Gemeinschaft, Kreativität und gute Laune angesagt, auf der anderen Seite aber auch Sicherheit. Darauf sollten Sie achten:

- Kinder beim Schneiden und Kochen immer im Auge behalten.
- Kinder sollten sich in sicherer Entfernung zum Herd und Backofen befinden.

Das braucht Ihr Kind:

- Kinder sollten sicher in der Küche stehen (rutschfeste Fußbank oder Lernturm).
- Das Messer sollte leicht und scharf sein, gut in die Kinderhand passen und eine abgerundete Spitze haben.
- Ein großes und rutschfestes Schneidebrett.

10 Rezepte

= Vorratshaltung = Kühlschrank = Tiefkühltruhe

Grundrezepte

Frische Gemüsewürze

- 130 g Zwiebeln
- 130 g Möhren
- 130 g Lauch
- 130 g Sellerie
- 130 g Tomaten
- 130 g Petersilie mit Stängel
- 3 EL Nori-Flocken
- 40–60 g Jodsalz
- 8 EL Olivenöl

Das Gemüse putzen und waschen, schälen, die Petersilie waschen und alles grob schneiden bzw. raspeln und pürieren. Die Nori-Flocken, das Salz und das Olivenöl unterrühren.
In ein oder zwei Schraubgläser füllen.

Tipp: Diese Gemüsewürze ist die Grundlage für die Gemüsebrühe, die in einigen Rezepten verwendet wird. Für Gemüsebrühe einfach 1–2 TL Gemüsewürze in 500 ml Wasser auflösen.

Zubereitung: 25 Minuten

mehrere Monate

Braune Instant-Sauce

- 100 g Schwarzbrot/Pumpernickel (ca. 2 Scheiben)
- 50 g Röstzwiebeln
- 40 g getrocknete Steinpilze oder Champignons
- 20 g getrocknete Tomaten
- 100 g Gemüsewürze (s. Rezept)
- 80 ml Olivenöl

Das Brot an der Luft oder in der Restwärme des Backofens trocknen.
Mit den Röstzwiebeln, den getrockneten Pilzen und Tomaten im Mixer pulverisieren. Die Gemüsewürze und das Öl unterkneten, die Masse in ein heiß ausgespültes Schraubglas geben und kühl aufbewahren.

Tipp: Für braune Sauce 1–2 EL mit 250 ml Wasser oder Gemüsekochwasser aufkochen, 5–10 Minuten köcheln lassen und je nach Geschmack mit Sojasauce, Thymian, Rosmarin, Majoran oder Chili abschmecken. Mit Hafer-Cuisine verfeinern.

Zubereitung: 10 Minuten

4–6 Wochen

Mandelstreu

- 50 g Mandeln
- 15 g Hefeflocken
- 15 g Couscous
- 1 Msp. Paprikapulver
- Jodsalz

Mandeln leicht rösten und mit den Hefeflocken und dem Couscous im Standmixer fein mahlen. Mit Paprikapulver und Salz würzen.

Tipp: Passt über viele Gerichte (Nudeln, Aufläufe).

Zubereitung: 10 Minuten

mehrere Wochen

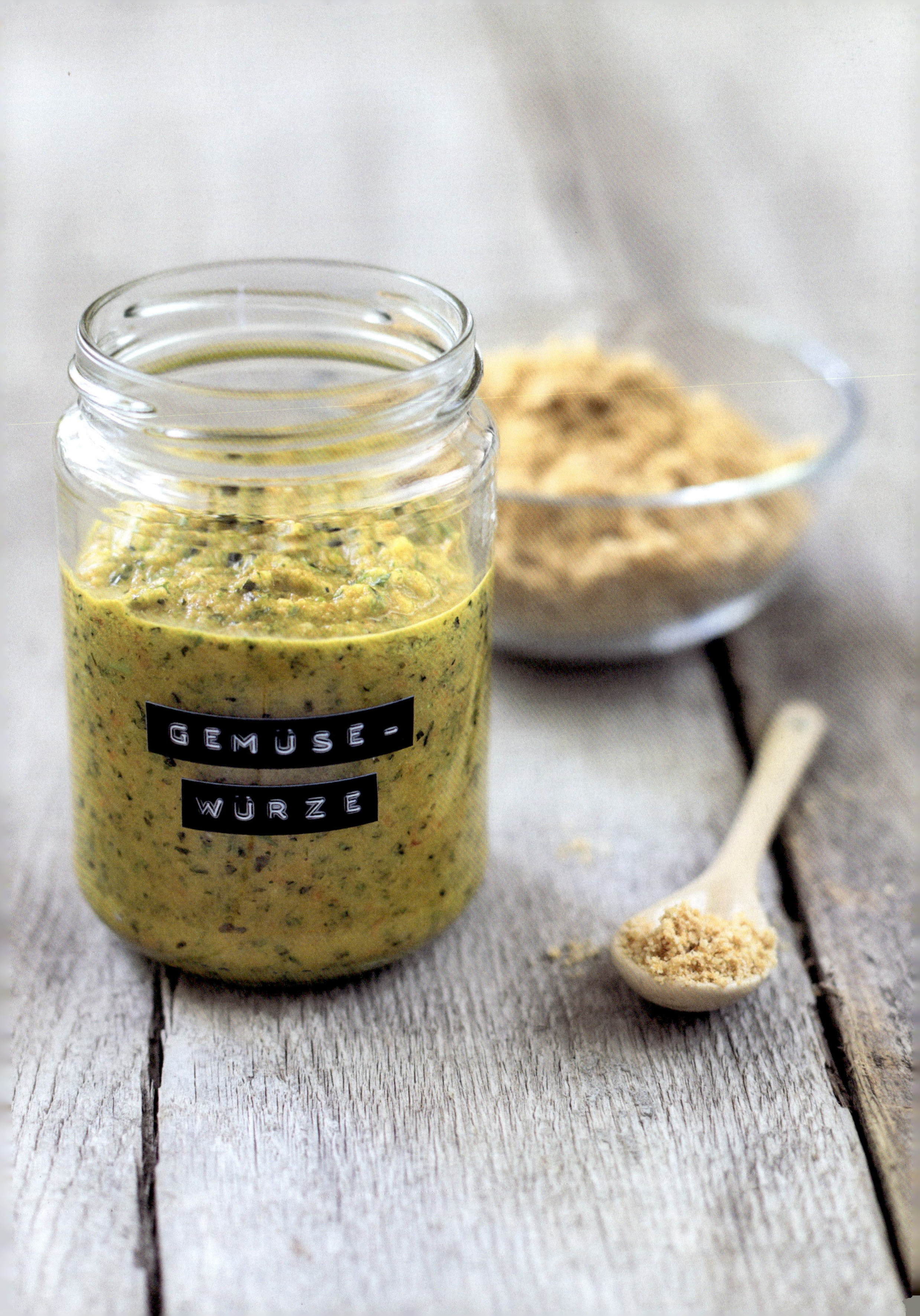
GEMÜSE-
WÜRZE

Grundrezepte Teige

Schneller pikanter Hefeteig

Für 1 Blech
- ½ Würfel Hefe (20 g)
- 1 TL Jodsalz
- 350 g Dinkelvollkornmehl
- Gewürze (z. B. Kümmel, Rosmarin, Kräuter der Provence, Zwiebeln, Knoblauch)
- 2 EL Olivenöl

Zubereitung: 15 Minuten

Die Hefe und das Salz in 230 ml lauwarmem Wasser auflösen. Das Mehl mit den Gewürzen dazugeben und gut verrühren. Zum Schluss das Öl dazugeben. 1–2 Minuten kneten, Feuchtigkeit überprüfen, evtl. noch etwas Wasser oder Mehl hinzufügen und weitere 8 Minuten zu einem geschmeidigen Teig kneten und nach Wunsch weiterverarbeiten. Der Teig gelingt auch ohne weitere Gehzeit und wird in den kalten Ofen gegeben.

Süßer Hefeteig

Für 1 Blech:
- ½ Würfel Hefe (20 g)
- ¼ TL Jodsalz
- 230 ml lauwarmer pflanzlicher Drink
- 350 g Dinkelvollkornmehl
- 40 g Rohrohrzucker
- Gewürze (z. B. Vanille, Zimt, abgeriebene Zitronenschale)
- 2 EL Mandel- oder Haselnussöl oder Margarine

Zubereitung: 15 Minuten
Gehen: 30 Minuten

Die Hefe und das Salz in dem lauwarmen Drink auflösen. Das Mehl mit dem Zucker und den Gewürzen dazugeben und gut verrühren. Zum Schluss das Öl dazugeben. 1–2 Minuten kneten, Feuchtigkeit überprüfen, evtl. noch etwas Drink oder Mehl hinzufügen und weitere 8 Minuten zu einem geschmeidigen Teig verkneten.
Den Teig abgedeckt 30 Minuten gehen lassen, bis sich sein Volumen verdoppelt hat und sich Poren an der Oberfläche zeigen. Den Teig nochmals kräftig durchkneten und weiter verarbeiten.

Tipp: Der Teig wird feiner und süßer, wenn man ihn gehen lässt. Er gelingt aber auch ohne Gehzeit – dann direkt in den kalten Ofen geben.

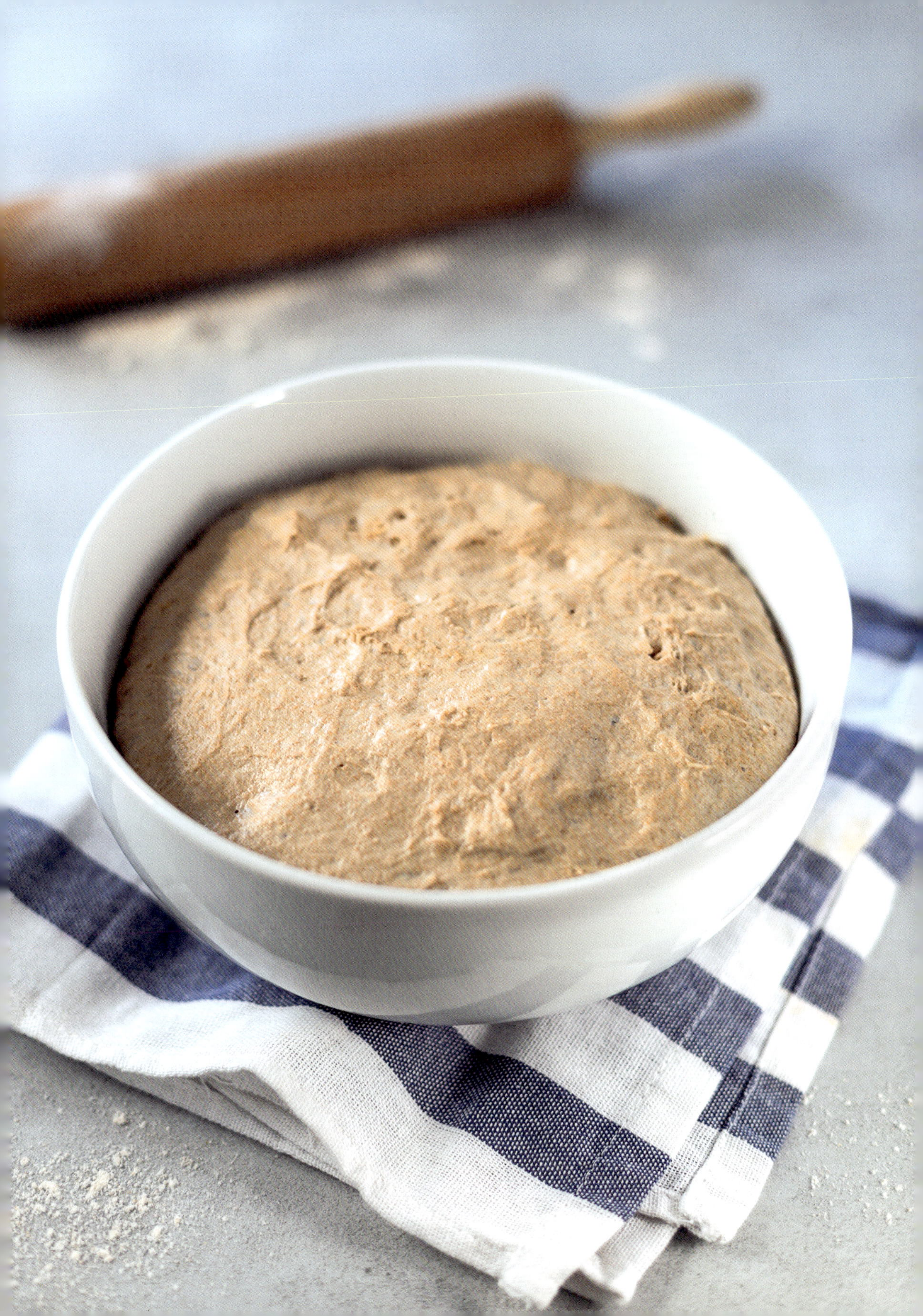

Mürbeteig

- 200 g Dinkelvollkornmehl
- ½ TL Jodsalz
- 100 g Margarine

Süße Version:

- + 50 g Rohrohrzucker
- gemahlene Vanille

Zubereitung: 10 Minuten
Kühlen: 30 Minuten

Für den Teig alle Zutaten mit 3–4 EL kaltem Wasser zügig verkneten. Eine Springform oder Quicheform mit Backpapier auslegen.
Den Teig etwas größer als die Form ausrollen und in die Form legen, dabei den Rand hochdrücken. Den Teig gut abgedeckt mindestens 30 Minuten kalt stellen. Nach Rezept weiter verarbeiten.

3 Tage 6 Monate

Rührkuchen

- 380 g Dinkelvollkornmehl
- 30 g Paniermehl
- 1 Pck. Weinsteinbackpulver
- 1 Pck. Vanillezucker
- 125 g Rohrohrzucker
- 100 ml Olivenöl
- 100 ml pflanzliche Sahne
- 150 ml kohlensäurehaltiges Mineralwasser

Zubereitung: 10 Minuten
Backen: 30–40 Minuten

Den Backofen auf 180 °C vorheizen. Alle Zutaten zu einem Teig verrühren und in einer mit Backpapier ausgelegten Springform (Ø 26 cm) verteilen. Nach Wunsch mit Obst belegen und 30–40 Minuten backen.

Pfannkuchenteig

- 100 g Maismehl
- 160 g Dinkelvollkornmehl
- 40 g Vollsojamehl
- ½ Pck. Weinsteinbackpulver
- 1 TL Jodsalz
- 600 ml kohlensäurehaltiges Mineralwasser
- 2 EL Oliven-oder Rapskernöl
- Kokosfett zum Ausbacken

Zubereitung: 20 Minuten
Ausbacken: 20 Minuten

Alle Zutaten bis auf das Kokosfett zu einem glatten Teig verrühren und mindestens 15 Minuten quellen lassen. Das Kokosfett in einer beschichteten Pfanne erhitzen und je ½ Suppenkelle Teig pro Pfannkuchen mit einer drehenden Bewegung gleichmäßig in der Pfanne verteilen. Die Pfannkuchen nacheinander von beiden Seiten 2 Minuten goldgelb backen.

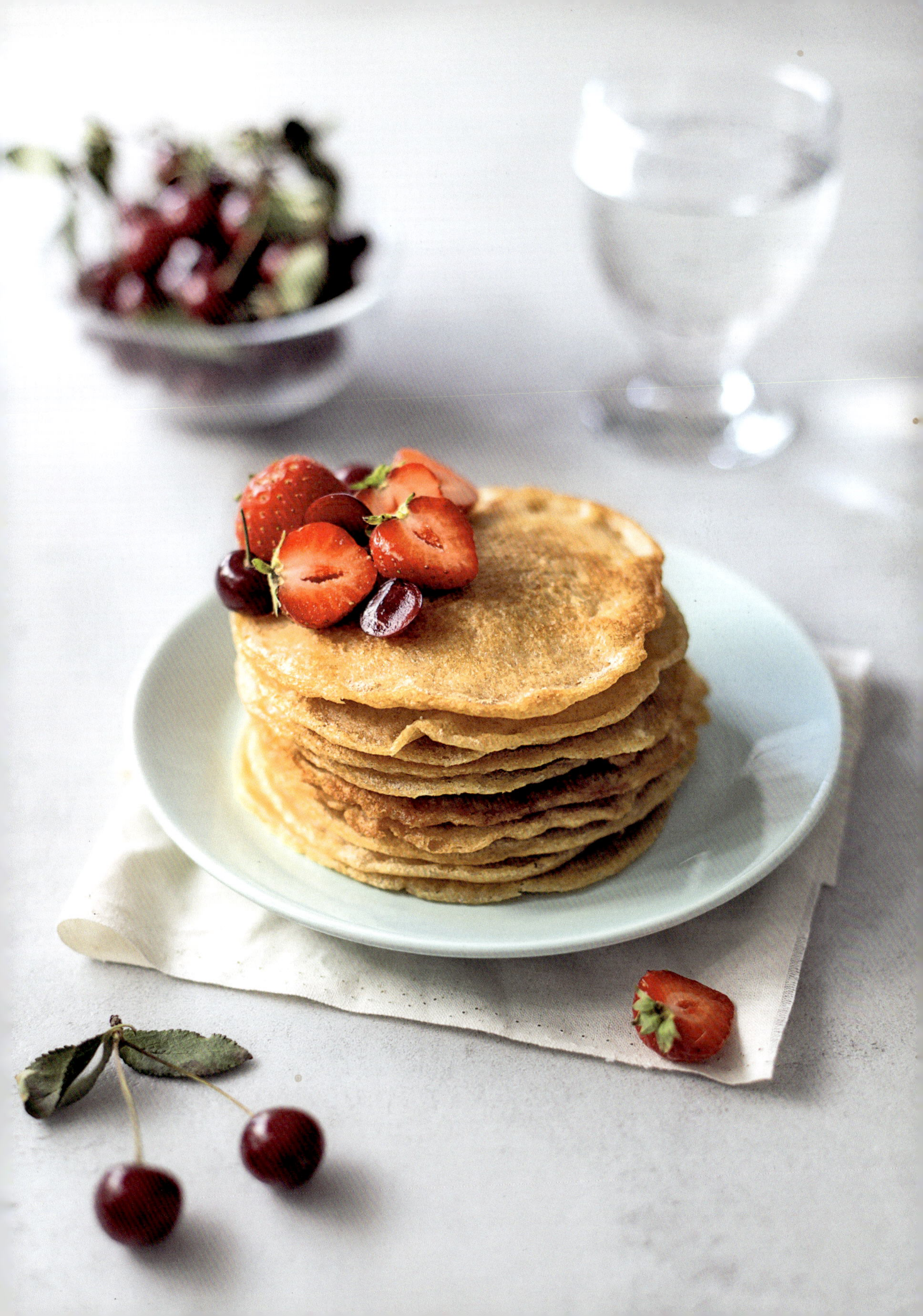

Saucen

Rote Salatsauce

- 2 Tomaten
- 1 EL Balsamessig
- 2 EL Olivenöl
- 2 EL Rapskernöl
- 1 EL Tomatenmark
- Jodsalz
- Pfeffer, frisch gemahlen
- 10 Basilikumblätter
- Gewürze (Zwiebel, Knoblauch)

Zubereitung: 10 Minuten

Die Tomaten waschen, vierteln und mit den restlichen Zutaten pürieren.

Tipp: Wenn Sie die Zwiebeln verwenden, dünsten Sie diese vorher an, dann können Sie die Sauce auch auf Vorrat zubereiten.

5–6 Tage

Mandel-Salatsauce

- 2 EL Zitronensaft, frisch gepresst
- 2 EL Olivenöl
- 2 EL Rapskernöl
- 1 EL weißes Mandelmus
- ½ TL Agavendicksaft
- 1 Msp. Kurkuma
- Jodsalz

Zubereitung: 10 Minuten

Alle Zutaten mit 6 EL warmem Wasser mixen. Konsistenz evtl. mit etwas Wasser korrigieren und mit Salz abschmecken.

5–6 Tage

Bechamelsauce

- 50 g Zwiebeln
- 60 g Margarine
- 1 Lorbeerblatt
- 60 g Maismehl
- 450 ml Soja- oder Haferdrink
- Jodsalz
- Pfeffer, frisch gemahlen
- Muskat, frisch gerieben
- Zitronensaft, frisch gepresst

Zubereitung: 10 Minuten

Die Zwiebeln schälen und fein würfeln. Die Margarine erhitzen und Zwiebel und Lorbeerblatt darin andünsten. Das Maismehl unter Rühren einstreuen und kurz mit anschwitzen. Dann den Soja- oder Haferdrink dazugießen und 2–3 Minuten köcheln lassen. Mit den Gewürzen und dem Zitronensaft abschmecken.

Tipps: Ein Teil des Drinks kann auch durch Gemüsebrühe ersetzt werden. Passt sehr gut zu Blumenkohl oder anderem Gemüse und ist eine gute Grundlage für eine Lasagne.

3 Tage   mehrere Monate

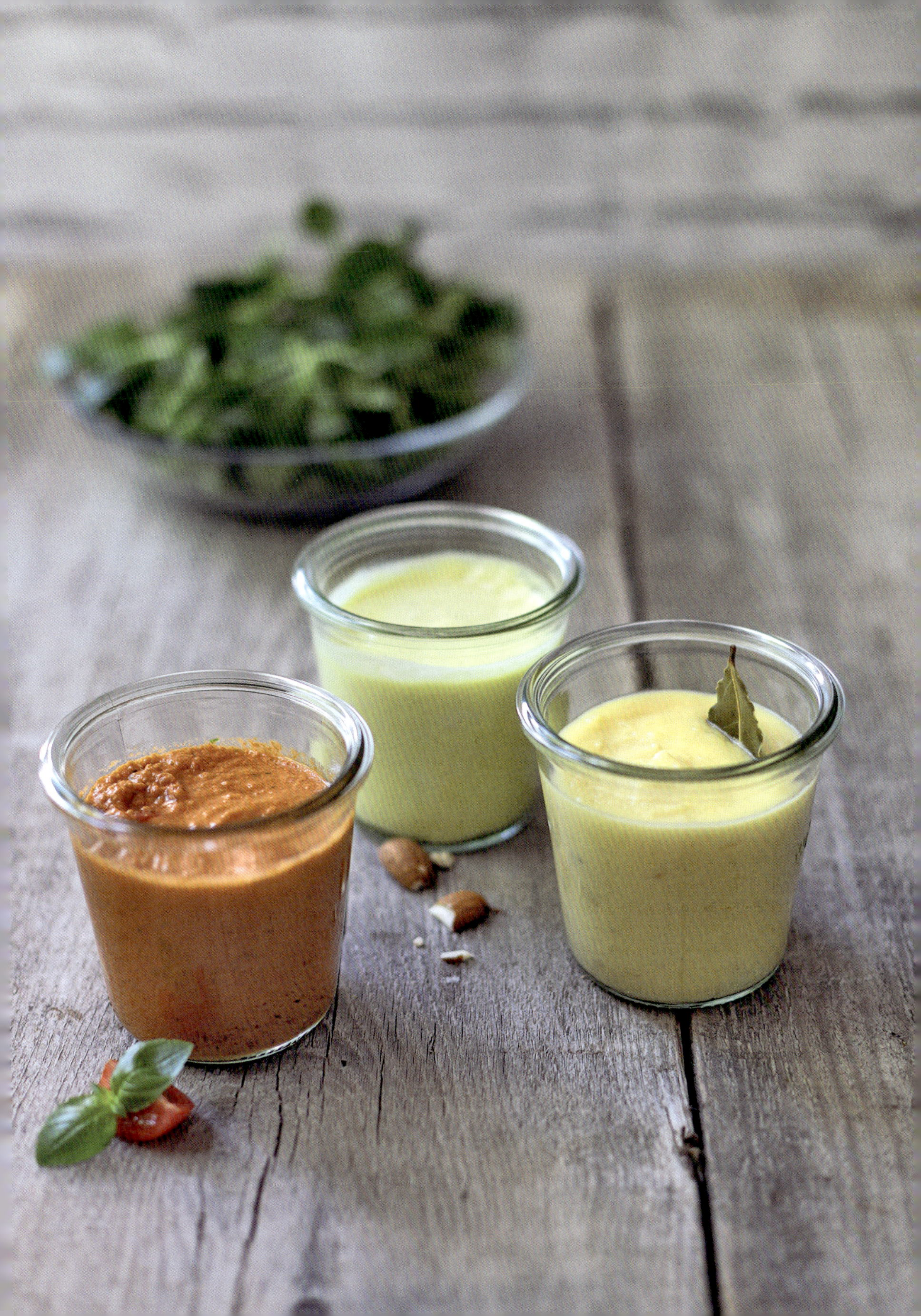

Frühstück

Hafermüsli

- 120 g grobe Haferflocken
- 2 Äpfel
- 2 Bananen
- 2 EL Sonnenblumenkerne
- 2 EL gehackte Mandeln, Haselnüsse oder Walnüsse
- 2 EL Leinöl mit DHA
- 1–2 EL Cashew- oder Mandelmus (25 g)
- Zitronensaft, frisch gepresst
- Vanille
- Zimt
- 150 g Obst der Saison
- 4–8 Paranüsse, gehobelt

Zubereitung: 20 Minuten

Die Haferflocken mit 250 ml kochendem Wasser übergießen und 10 Minuten quellen lassen.
Äpfel waschen, Bananen schälen, beides grob raspeln und zu dem Hafer geben.
Die Sonnenblumenkerne, die Mandeln oder Nüsse, das Leinöl und das Nussmus unterrühren und mit den Gewürzen abschmecken.
Mit dem Obst der Saison und den gehobelten Paranüssen dekorieren.

Zeit sparen: Die Haferflocken am Abend vorher mit kaltem Wasser übergießen und über Nacht quellen lassen.

Lauwarmes Hirsemüsli

- 8 getrocknete Datteln
- 600 ml Orangensaft, frisch gepresst
- 200 g Hirse
- 60 g Cashewkerne
- 400 g Obst der Saison
- 3 EL ungeröstetes Cashewmus (40 g)
- 4–8 Paranüsse, gehobelt

Zubereitung: 25 Minuten

Die Datteln klein schneiden und mit 400 ml Orangensaft, 400 ml Wasser, der Hirse und den Cashewkernen in einen Topf geben.
10–15 Minuten mit geschlossenem Deckel köcheln lassen, dann den Herd abstellen und die Masse 5 Minuten auf der ausgeschalteten Herdplatte ausquellen lassen. In der Zwischenzeit das Obst waschen, putzen und klein schneiden.
Cashewmus und die restlichen 200 ml Orangensaft einrühren. Auf vier Tellern verteilen und das Obst dazugeben. Mit den gehobelten Paranüssen garnieren.

Zeit sparen: Die Hirse am Vortag garen und am nächsten Morgen das Cashewmus und den Orangensaft unterrühren.

2 Tage

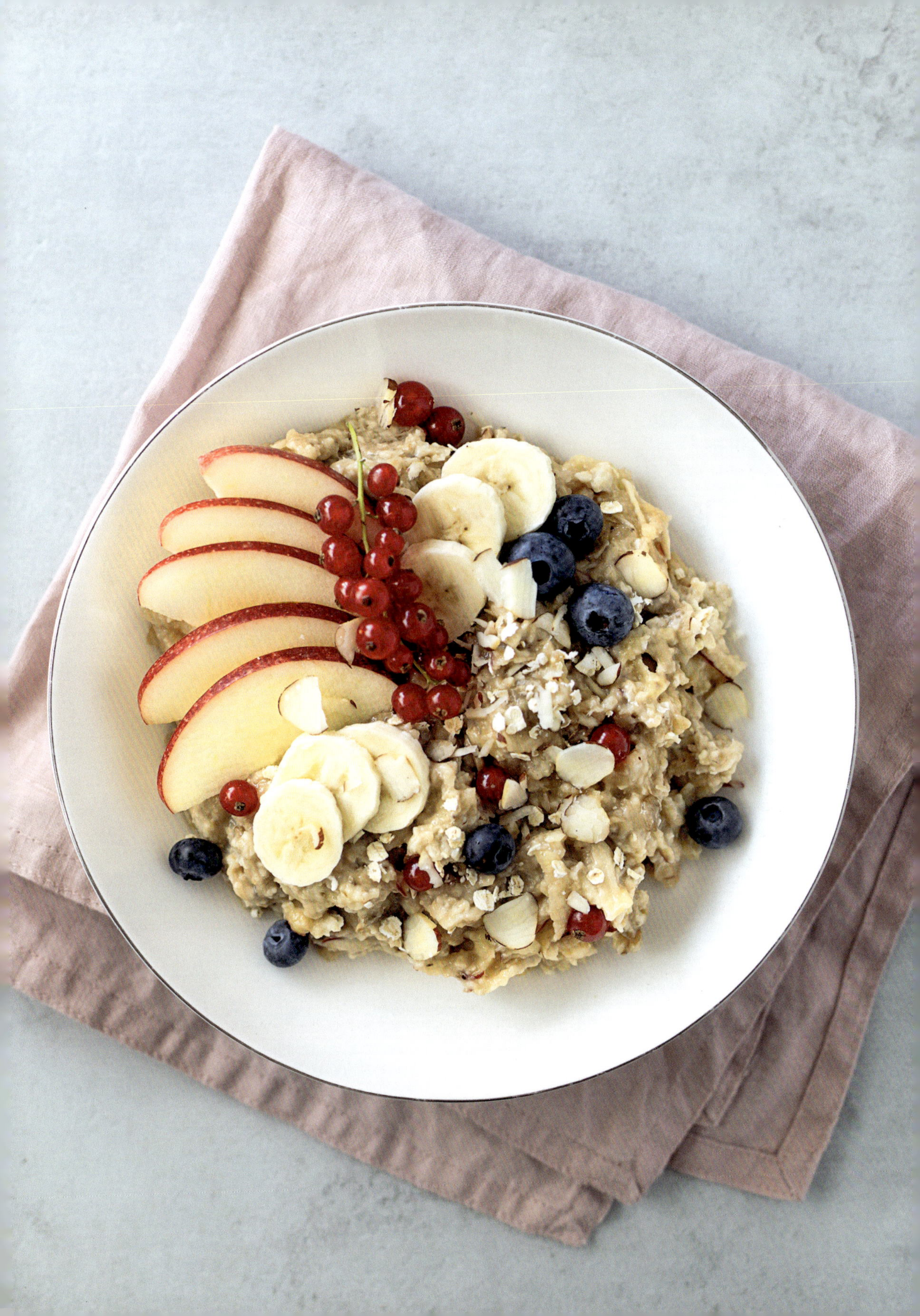

Crunchy-Müsli

- 20 g Sonnenblumenkerne
- 150 g feine Haferflocken
- 20 g Kokosraspel
- 2 EL Rohrohrzucker
- 2 EL Bratöl oder Kokosöl
- 1 Prise Zimt oder gemahlene Vanille

Die Sonnenblumenkerne in einer Pfanne vorsichtig rösten, bis sie duften. Haferflocken und Kokosraspel dazugeben und unter Rühren rösten, bis es wieder duftet. Den Zucker darüberstreuen und weiter rühren, bis der Zucker karamellisiert. Zum Schluss das Öl dazugeben und mit Zimt oder Vanille würzen.
Alles noch einmal verrühren, die Masse auf einem Teller auskühlen lassen und in einem Schraubglas aufbewahren.

Zubereitung: 10 Minuten

mehrere Wochen

Müslibüfett

- Hafer-, Hirse- und Dinkelflocken
- Sesam
- Sonnenblumenkerne
- Mandeln, gehackt
- Kokoschips
- Rosinen
- Cranberries
- Apfelringe
- Crunchy-Müsli
- Obstsalat oder püriertes Obst
- Getreidedrink, Sojadrink, Sojajoghurt oder Saft

Alle Zutaten getrennt voneinander in Gläser füllen und auf den Tisch stellen. So kann sich jeder sein individuelles Müsli zusammenstellen und genießen.

mehrere Wochen

Mandelporridge

- 160 g feine Haferflocken
- 2 EL Rosinen
- 3 EL weißes Mandelmus
- 2 EL Leinöl + DHA
- 4 EL Buchweizen
- 400 g frisches Obst

Die Haferflocken mit 800 ml Wasser und den Rosinen cremig kochen. Das Mandelmus und das Leinöl unterrühren.
Den Buchweizen in einer Pfanne trocken rösten und mit dem geschnittenen Obst über den Porridge geben.

Zubereitung: 15 Minuten

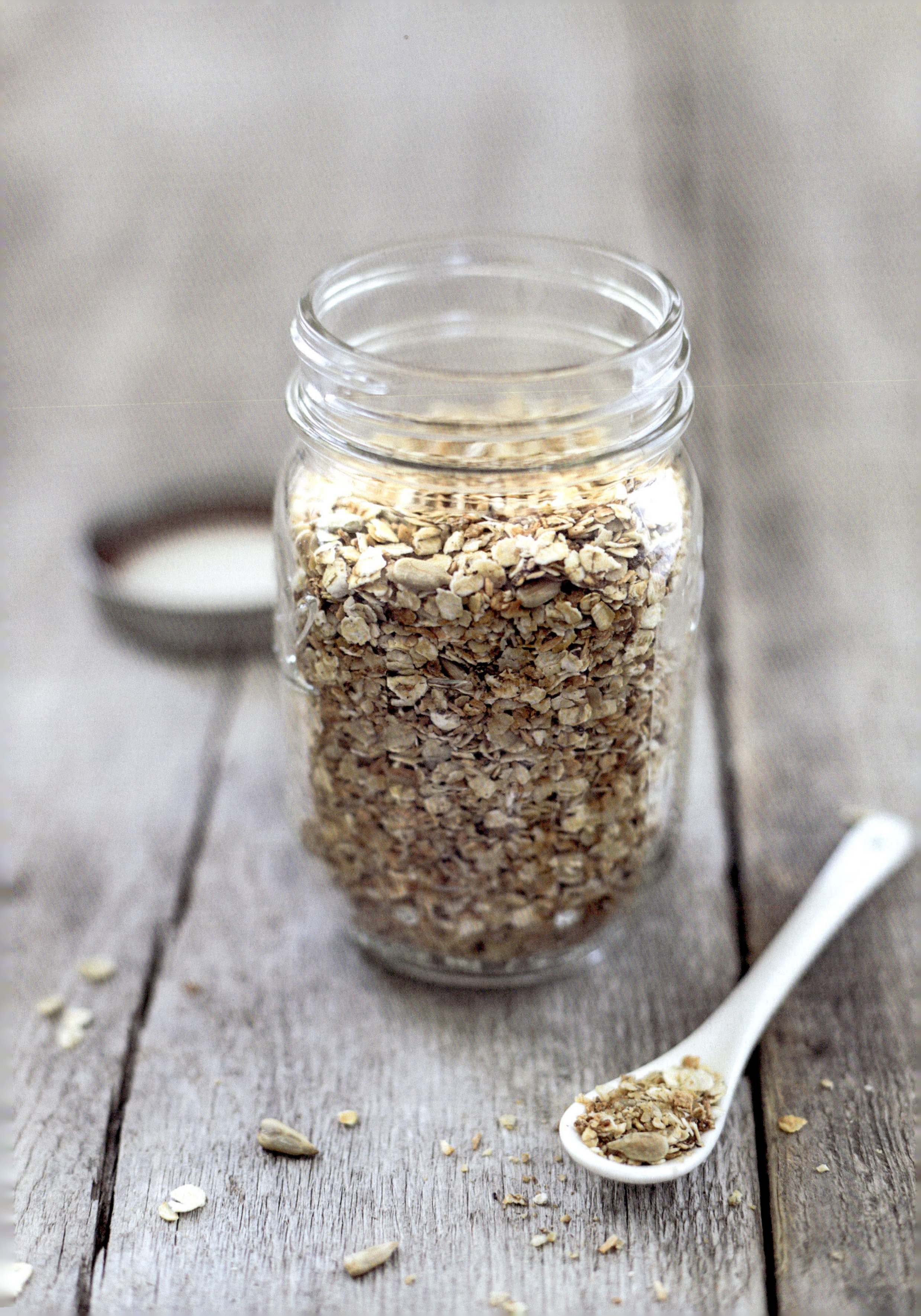

Bananen-Schoko-Drink

- 250 g Bananen (2–3 Stück)
- 1 Avocado
- 600 ml Haferdrink + Kalzium
- 1–2 EL ungesüßtes Kakaopulver
- 1–2 EL Leinöl mit DHA

Zubereitung: 10 Minuten

Banane und Avocado schälen und grob zerkleinern. Alle Zutaten miteinander mixen und auf 4 Gläser verteilen.

Trinkmüsli

- 400 g Obst der Saison (Erdbeeren, Himbeeren, Pfirsiche, Birnen etc.) oder TK-Obst
- 600 ml Haferdrink + Kalzium
- 200 ml Sojajoghurt
- 60 g Haferflocken

Zubereitung: 10 Minuten

Das Obst waschen und putzen, tiefgekühltes Obst kurz antauen lassen. Mit den restlichen Zutaten fein pürieren und auf 4 Gläser verteilen. Eventuell – je nach Obstsorte – etwas mehr Haferflocken dazu geben.

Gebackenes Müsli

- 500 g Bananen (4–5 Stück)
- 80 g Cashew- oder anderes Nussmus
- 200 ml Haferdrink + Kalzium
- 50 g Agavendicksaft oder Zuckerrübensirup
- 320 g feine Haferflocken
- 80 g Hanf oder Leinsamen oder Sesam
- 300 g Obst, klein geschnitten, oder Beeren
- Bratöl oder Kokosöl für die Form

Zubereitung: 10 Minuten
Backen: 50 Minuten

Den Backofen auf 175 °C Unter-/Oberhitze vorheizen. Die Bananen sehr fein zerdrücken und mit dem Cashewmus, dem Haferdrink und dem Agavendicksaft verrühren. Die Haferflocken und die Hanfsamen unterrühren, anschließend auch das Obst.
Die Masse in eine gefettete Form geben, glatt streichen und 30 Minuten backen. Weitere 20 Minuten im ausgeschalteten Ofen quellen lassen.
Das gebackene Müsli portionieren und mit frischem Obst, Pflanzendrink oder Sojajoghurt servieren – oder als Riegel genießen.

5 Tage

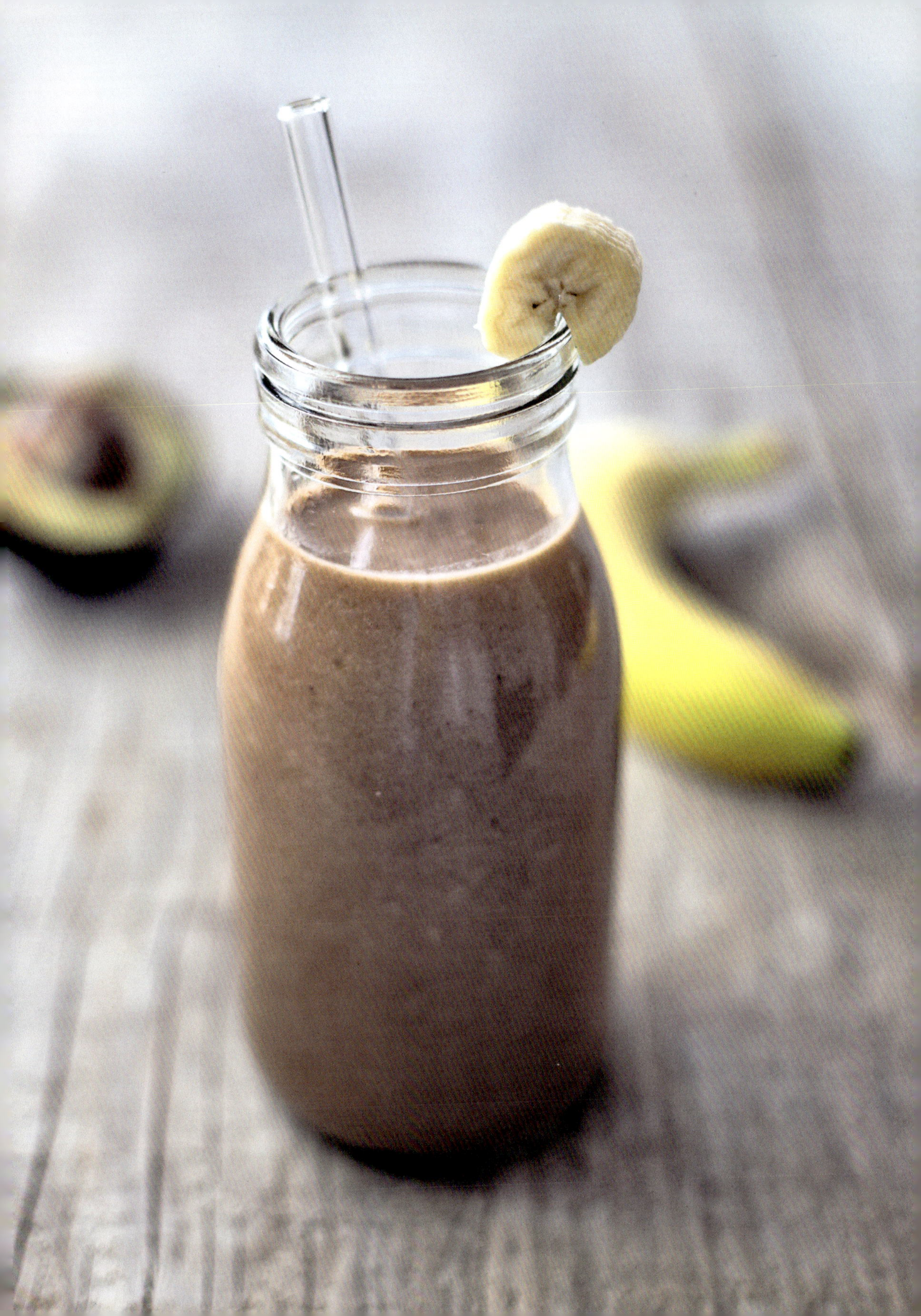

Bananenbrot

- 450 g Dinkelvollkornmehl
- 2 TL Weinsteinbackpulver
- ¼ TL abgeriebene Bio-Zitronenschale
- 1 TL gemahlener Kardamom
- 50 g Vollrohrzucker
- 40 ml Olivenöl
- 40 ml Rapsöl
- 120 ml Haferdrink + Kalzium
- 250 g reife Bananen (2–3 Stück)
- Kokosöl für die Form

Den Backofen auf 160 °C Ober-/Unterhitze vorheizen.
Das Mehl mit dem Backpulver, der Zitronenschale und dem Kardamom vermischen. Zucker, Öl und Haferdrink zu dem Mehl geben. Die Bananen schälen, mit einer Gabel gründlich zerdrücken und ebenfalls zugeben. Alles gut verrühren.
Eine Kastenform einfetten, den Teig einfüllen und 1 Stunde im vorgeheizten Ofen backen.

Zubereitung: 10 Minuten
Backen: 1 Stunde

mehrere Wochen   5 Tage

Möhren-Walnuss-Brot

- 1 Würfel Hefe (42 g)
- 1 TL Jodsalz
- 200 g Möhren
- 150 g Walnusskerne
- 500 g Dinkelvollkornmehl
- 1 TL gemahlener Koriander
- Kokosöl für die Form

Die Hefe in 300 ml lauwarmem Wasser auflösen, das Salz hinzufügen. Die Möhren waschen und grob raspeln. Zusammen mit den Walnüssen, dem Mehl und dem Koriander mit einem Kochlöffel in das Hefewasser einrühren. Dann 10 Minuten zu einem geschmeidigen Teig kneten, nach Bedarf noch Wasser oder Mehl zugeben.
Zugedeckt an einem warmen Ort 30–45 Minuten gehen lassen, bis sich das Volumen verdoppelt hat. Den Teig noch einmal kräftig durchkneten, formen und in eine mit Kokosöl gefettete Kastenform legen. Den Teig an der Oberseite einschneiden. Das Brot in den Ofen schieben und den Backofen auf 220 °C Ober-/Unterhitze einstellen. Nach 30 Minuten die Temperatur auf 180 °C reduzieren und das Brot weitere 30 Minuten backen.

Zubereitung: 20 Minuten
Gehen: 30–45 Minuten
Backen: 1 Stunde

mehrere Wochen   5 Tage

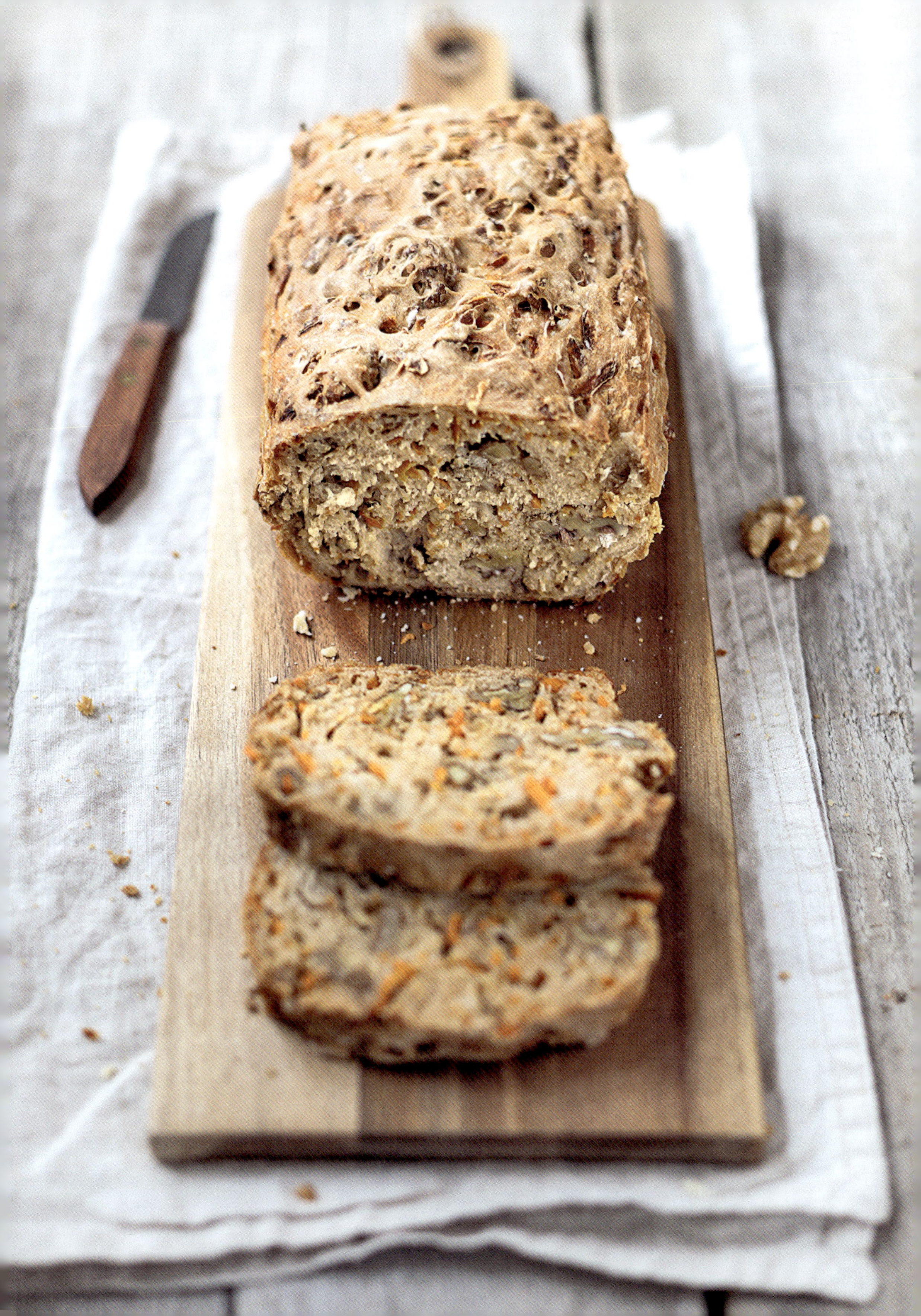

Brötchen

Für 12–16 Stück

- ½ Würfel Hefe (20 g)
- 350 ml lauwarmer Apfelsaft
- ½ TL Jodsalz
- 500 g Dinkelvollkornmehl

Die Hefe in etwas lauwarmem Apfelsaft auflösen, dann den restlichen Apfelsaft und das Salz hinzufügen. Das Mehl mit einem Kochlöffel unterrühren und den Teig anschließend 10 Minuten kneten. Der Teig sollte eine geschmeidige Konsistenz haben, nach Bedarf mit Mehl oder Saft korrigieren.
12–16 Brötchen formen, mit Wasser bestreichen, auf ein bis zwei mit Backpapier ausgelegte Bleche setzen und in den kalten Backofen schieben.
Die Temperatur auf 180 °C Ober-/Unterhitze einstellen (bei 2 Blechen 160 °C Umluft einstellen) und die Brötchen 25–30 Minuten backen. Anschließend auf einem Gitter auskühlen lassen.

Zubereitung: 15 Minuten
Backen: 30 Minuten

mehrere Monate

2–3 Tage

Schoko-Maronen-Aufstrich

- 100 g gegarte Maronen
- 50 g getrocknete Feigen
- 20 g getrocknete Datteln
- 1–1 ½ EL ungesüßtes Kakaopulver
- 50 g Haselnuss- oder Cashewmus

Die Maronen, die Feigen und die Datteln klein schneiden und mit 100 ml kochendem Wasser übergießen. Den Kakao dazu geben und alles fein pürieren.
Das Nussmus unterrühren, den Aufstrich in ein heiß ausgespültes Schraubglas füllen und kühl stellen.

Zubereitung: 10 Minuten

10 Tage

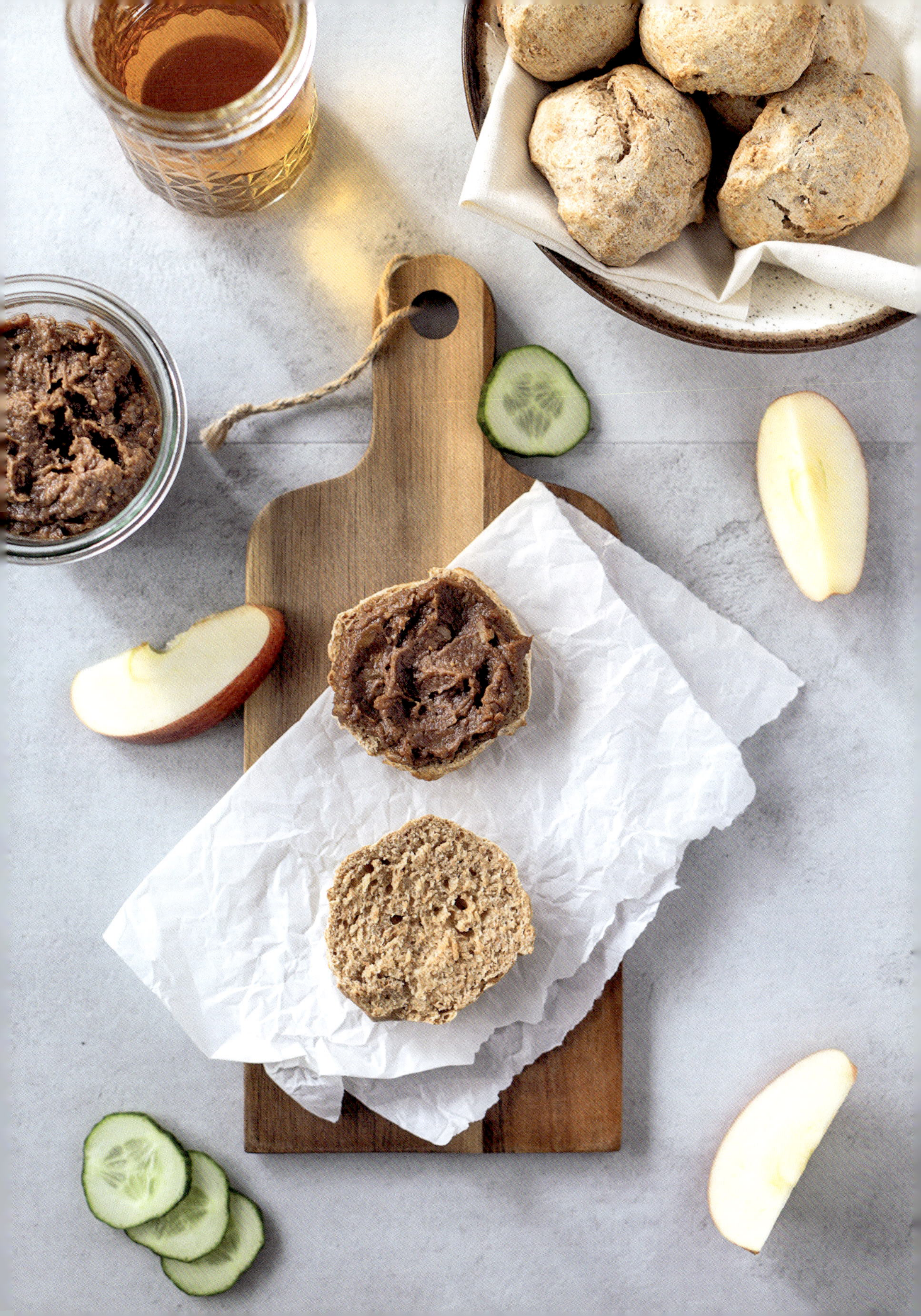

Schokoaufstrich

- 150 g Margarine
- 100 g Haselnussmus
- 50 g Mandelmus
- 2–3 EL ungesüßtes Kakaopulver
- Agavendicksaft
- gemahlene Vanille

Zubereitung: 10 Minuten

Die Margarine mit dem Handrührgerät schaumig schlagen. Das Haselnussmus und das Mandelmus einrühren. Den Kakao darüber sieben und verrühren.
Mit Agavendicksaft und Vanille abschmecken.

4 Wochen 3 Monate

Pflaumenmus

- 250 g Trockenpflaumen
- 250 ml Apfelsaft

Zubereitung: 5 Minuten
Quellen: 3 Stunden

Die Trockenpflaumen klein schneiden und in einem Pürierbecher in dem Apfelsaft mehrere Stunden einweichen. Anschließend pürieren. Das Pflaumenmus auf zwei gut ausgespülte Schraubgläser verteilen.

2–3 Wochen mehrere Monate

Erdbeer-Aprikosen-Konfitüre

- 100 g getrocknete Aprikosen
- 100 ml Apfelsaft
- 300 g Erdbeeren oder Himbeeren

Zubereitung: 10 Minuten
Quellen: 3 Stunden

Die Aprikosen klein schneiden und mindestens 3 Stunden im Apfelsaft einweichen. Die Beeren waschen, putzen, trocken tupfen und mit den Aprikosen fein pürieren.

6 Tage

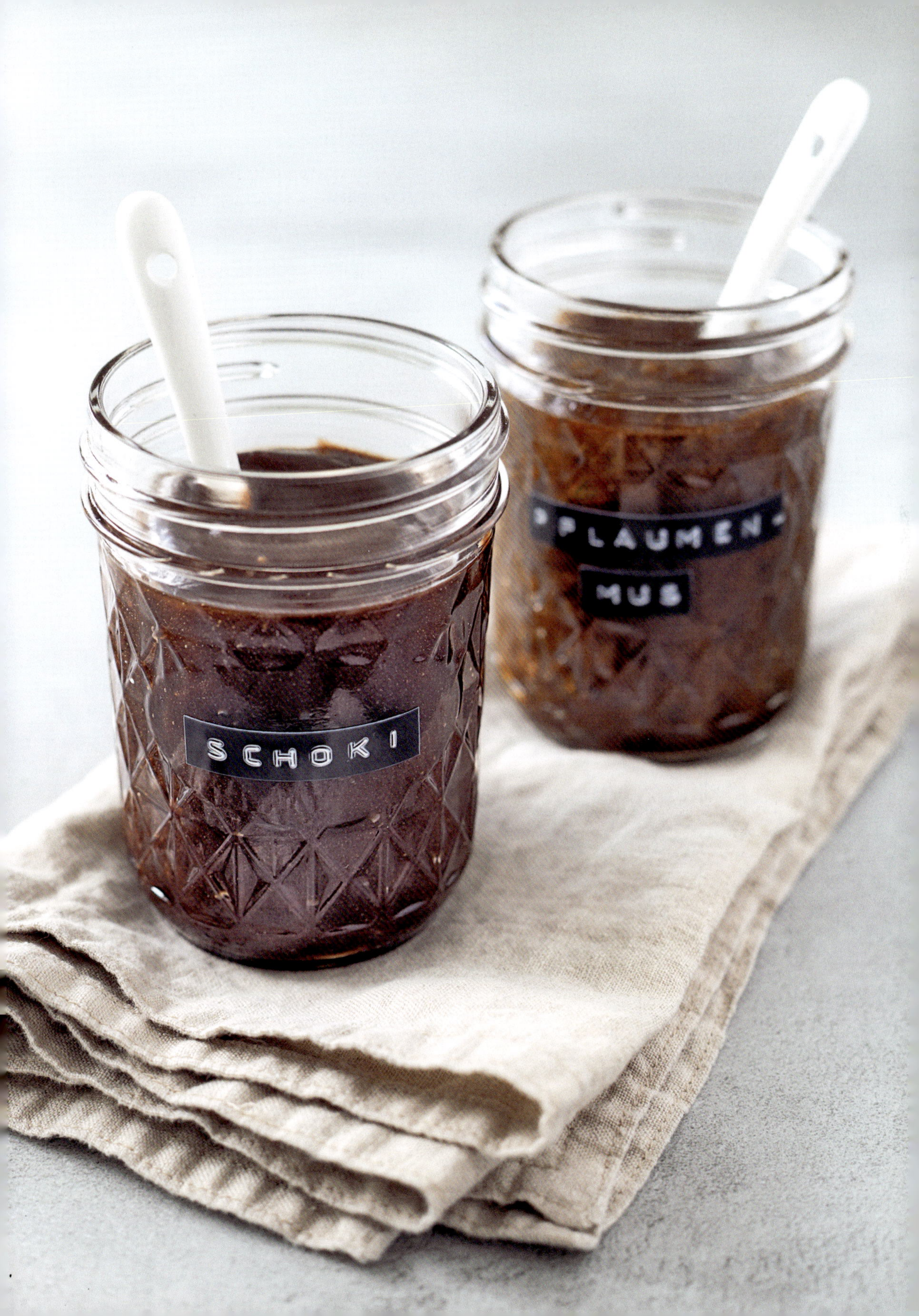
SCHOKI
PLAUMEN-
MUS

Süßer Avocado-Aufstrich

- 400 g Sojajoghurt
- 1 Avocado
- 2–3 EL Zitronensaft, frisch gepresst
- 1–2 EL Agavendicksaft
- gemahlene Vanille
- Minze
- abgeriebene Bio-Zitronenschale

Den Sojajoghurt in einem Kaffeefilter mindestens 12 Stunden abtropfen lassen (ergibt ca. 200 g). Die Avocado schälen, würfeln und mit dem abgetropften Joghurt, dem Zitronensaft und dem Agavendicksaft pürieren. Mit den Gewürzen und der Zitronenschale abschmecken.

Zubereitung: 5 Minuten
Abtropfen: 12 Stunden

* 2–3 Tage

Frischcreme

- 400 g Sojajoghurt
- 1–2 EL Leinöl mit DHA
- Zitronensaft, frisch gepresst
- 1 Prise Jodsalz

Den Joghurt in einem Kaffeefilter mindestens 12 Stunden abtropfen lassen (ergibt 200 g), dann mit den restlichen Zutaten verrühren.

Tipp: Die Frischcreme kann mit Curry und Banane, mit edelsüßem Paprikapulver oder mit getrockneten Tomaten, Oliven und frischen Kräutern variiert werden.

Zubereitung: 5 Minuten
Abtropfen: 12 Stunden

* 4 Tage

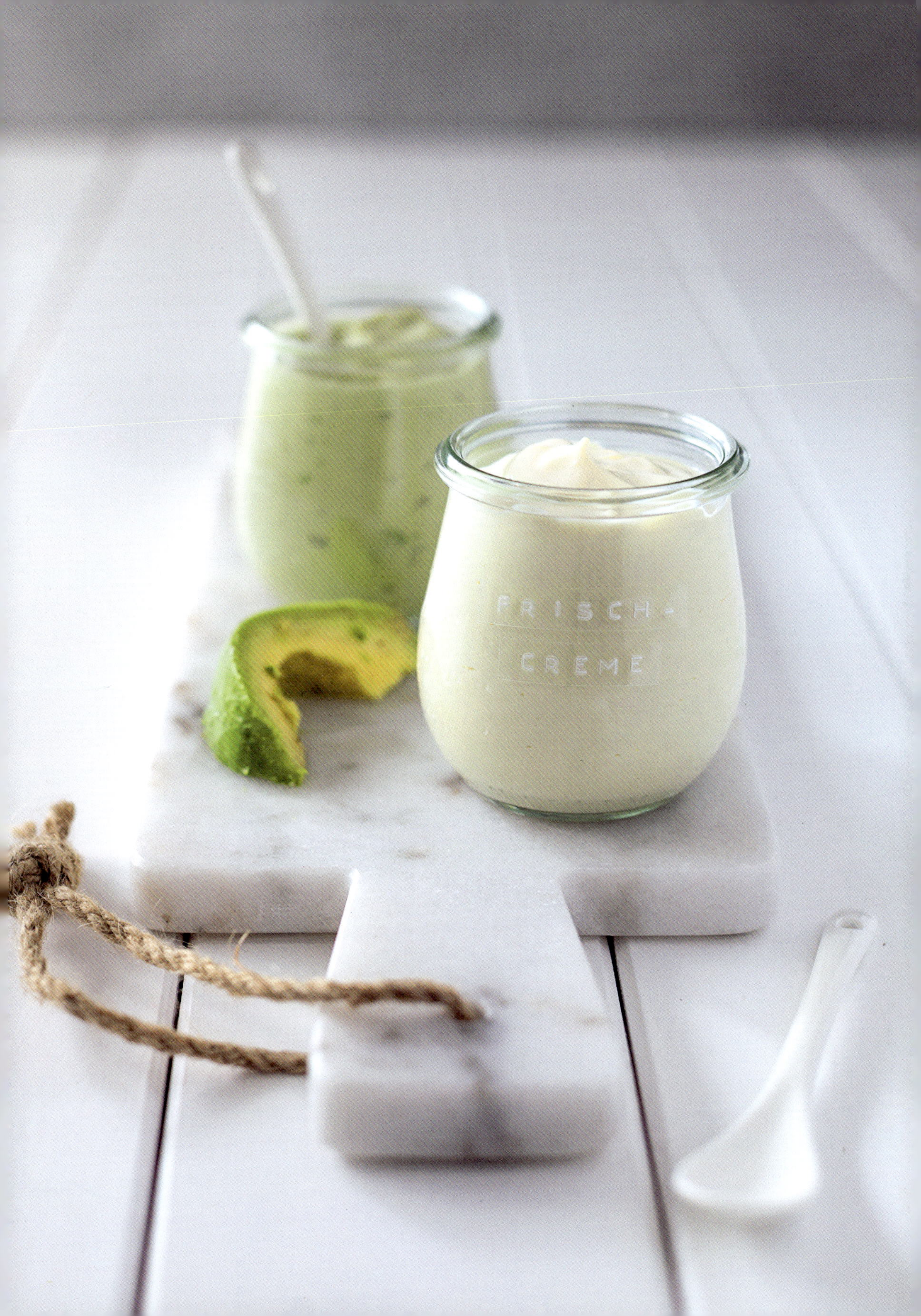
FRISCH-
CREME

Warme Mahlzeiten

Möhren-Reibeplätzchen mit Apfelmus

Für 16–20 Stück
- 1 kg Äpfel (Boskop oder Elstar)
- Zitronensaft, frisch gepresst
- 1–2 EL Rohrohrzucker
- 20 g Margarine plus etwas für die Form
- 600 g Kartoffeln
- 600 g Möhren
- 1 Zwiebel
- 2–3 EL Dinkelvollkornmehl
- 1–2 EL Speisestärke
- Jodsalz
- Pfeffer, frisch gemahlen
- Bratöl zum Braten
- 4–8 Scheiben Schwarzbrot

Die Äpfel waschen, Kerngehäuse entfernen und das Fruchtfleisch in mundgerechte Stücke schneiden. Mit Zitronensaft und Zucker vermischen und in eine gefettete Auflaufform geben. 20–30 Minuten bei 220 °C Ober-/Unterhitze backen und anschließend pürieren.
In der Zwischenzeit Kartoffeln schälen, Möhren gründlich waschen und beides sehr fein reiben. Zwiebel schälen und fein würfeln. Alles mit dem Mehl und der Stärke vermischen und kräftig würzen. Den Teig 10 Minuten quellen lassen.
Das Bratöl in einer beschichteten Pfanne erhitzen und 16–20 Reibeplätzchen mit 10 cm Durchmesser von beiden Seite goldbraun backen.
Am Tisch auf das mit Margarine bestrichene Schwarzbrot je 1 Reibeplätzchen und darauf einen Klecks Apfelmus geben.

Zubereitung: 45 Minuten

2–3 Tage

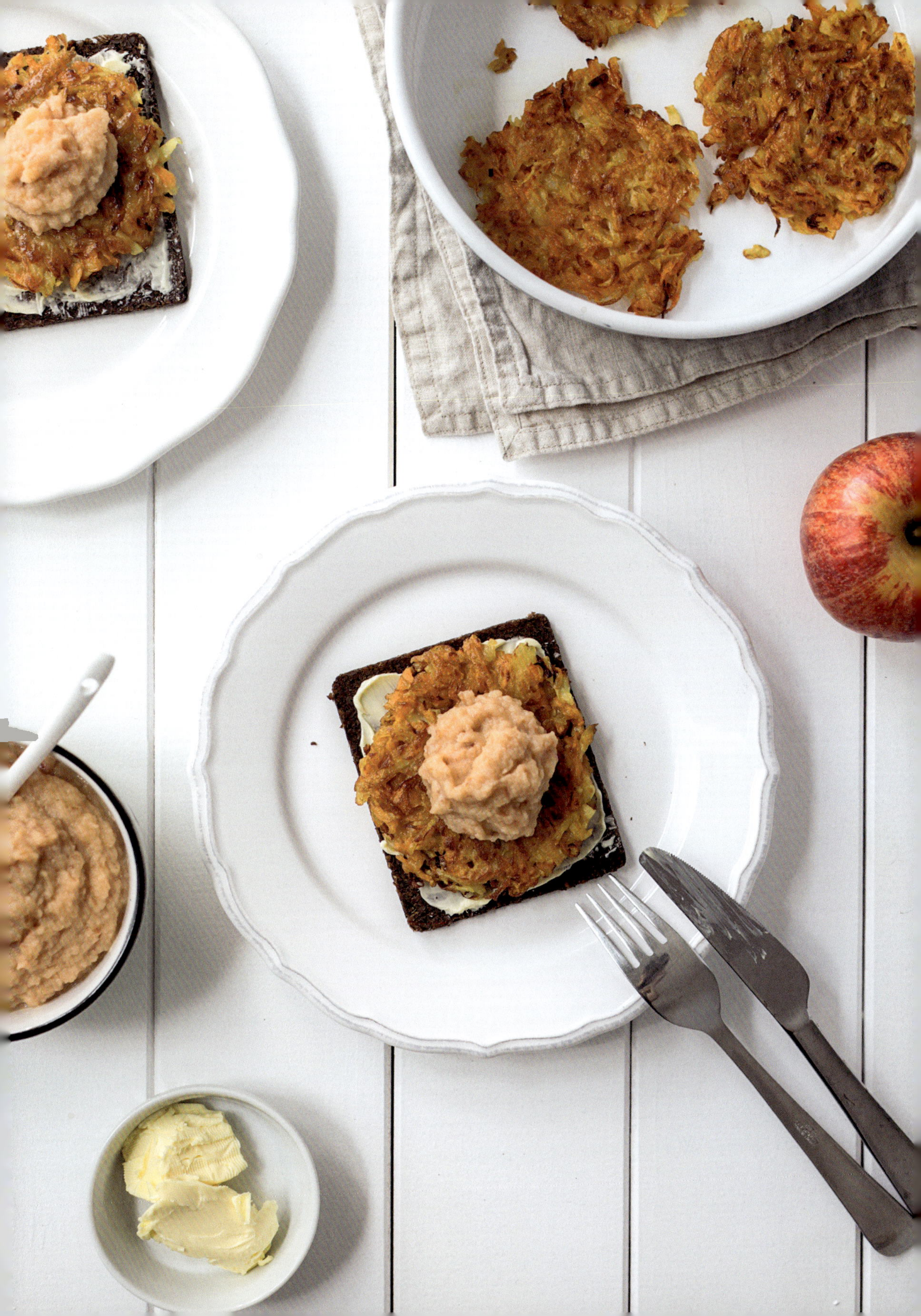

Kartoffelrösti mit Räuchertofu

Für 12–16 Stück
- 700 g vorwiegend festkochende Kartoffeln
- 1 Zwiebel
- 250 g Räuchertofu
- 1 EL Speisestärke
- Bratöl oder Kokosöl zum Braten

Kartoffeln und Zwiebel schälen und raspeln. Die Kartoffelmasse leicht ausdrücken. Den Räuchertofu etwas grober raspeln und unter die Kartoffeln rühren. Die Stärke hinzufügen, so dass ein gut ausbackfähiger Teig entsteht. Den Teig 10 Minuten quellen lassen.
Das Bratöl in einer beschichteten Pfanne erhitzen und mit je einem Esslöffel Teig kleine Röstis beidseitig backen.

Zubereitung: 35 Minuten

* 3 Tage

Cremige Sauce

Für 400–500 g Nudeln
- 200 g festkochende Kartoffeln
- 50 g Zwiebeln
- 100 g Möhren
- 2 TL Jodsalz
- 50 g Cashewkerne
- 1 Knoblauchzehe
- 2 EL Hefeflocken
- 1–2 EL Zitronensaft, frisch gepresst
- Pfeffer, frisch gemahlen

Die Kartoffeln und die Zwiebeln schälen, die Möhren waschen. Kartoffeln, Möhren und Zwiebeln würfeln und zusammen mit dem Salz in 250 ml Wasser 10 Minuten garen. Das Gemüsewasser abgießen und auffangen. Das Gemüse erst einmal mit der Hälfte des Gemüsewassers, den Cashewkernen, der geschälten Knoblauchzehe, den Hefeflocken und dem Zitronensaft sehr fein pürieren und mit Pfeffer abschmecken. Die Konsistenz nach Bedarf mit dem restlichen Gemüsewasser korrigieren.

Tipp: Mit Petersilie, gebratenen Champignons oder anderem Gemüse servieren. Diese Menge Cremiger Sauce reicht für 400–500 g Vollkornnudeln.

Zubereitung: 20 Minuten

* 3 Tage

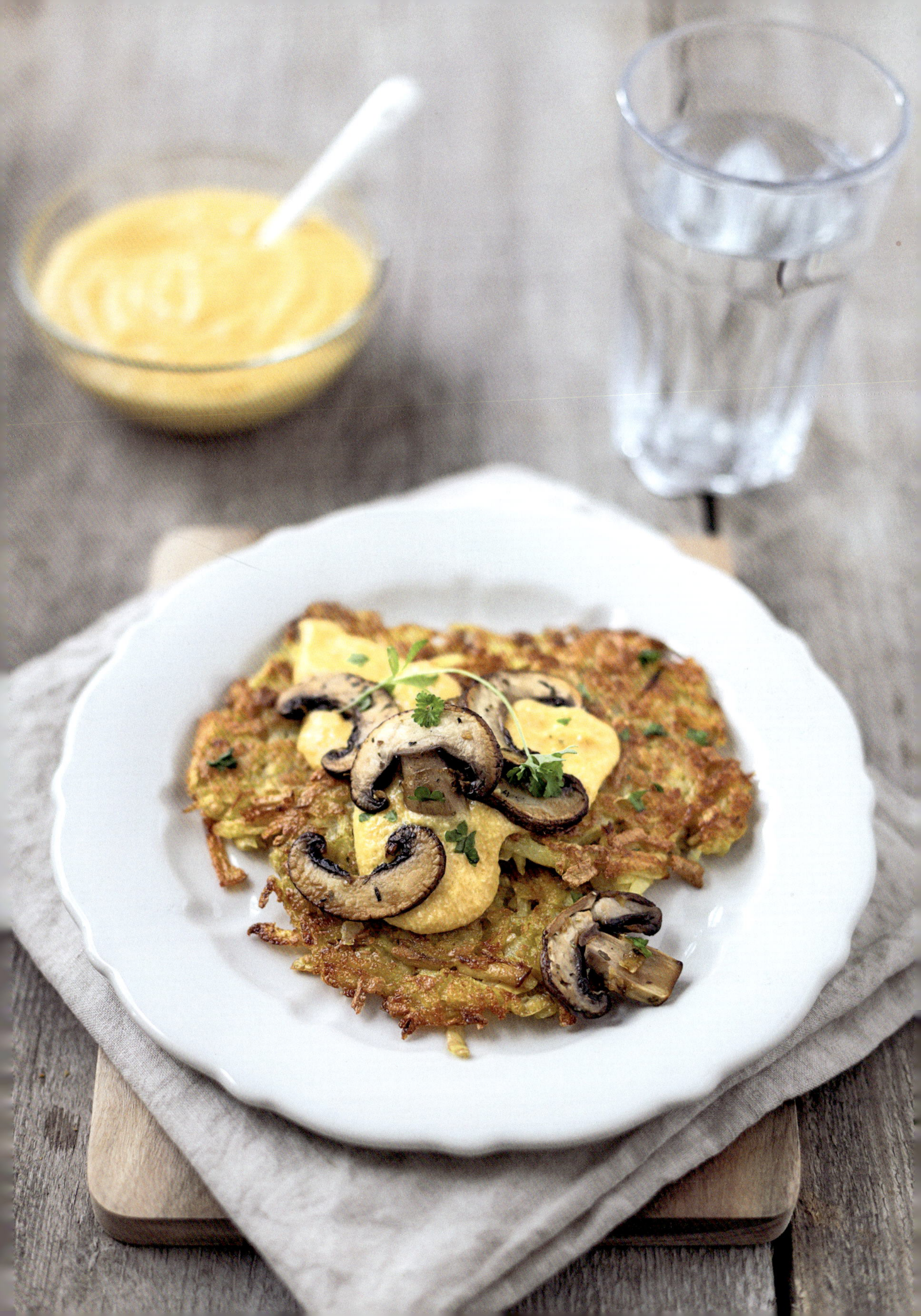

Ofen-Gemüsebratlinge

Für 12 Stück

- 1 kg Gemüse (z. B. Kürbis, Sellerie, Pastinaken)
- 100 g Zwiebeln, fein gewürfelt
- 2 EL Bratöl plus etwas zum Braten
- 150 g feine Haferflocken
- 50 g gemahlene Nüsse oder Mandeln
- 50 g geschrotete Leinsamen
- Jodsalz
- Pfeffer, frisch gemahlen
- Muskat, frisch gerieben
- Curry
- frische Kräuter

Zubereitung: 20 Minuten
Quellen: 20 Minuten

Den Backofen auf 200 °C Ober-/Unterhitze vorheizen. Gemüse waschen, putzen und würfeln. Zwiebeln schälen und fein würfeln. Gemüse und Zwiebeln mit Bratöl in einer Form vermischen und im Ofen 20–30 Minuten backen.
Das Gemüse anschließend fein zerstampfen. Mit den restlichen Zutaten vermengen und kräftig abschmecken. Die Masse 20 Minuten quellen lassen, dann evtl. nochmals abschmecken.
12 Bratlinge aus der Masse formen. Das Bratöl in einer Pfanne erhitzen und die Bratlinge darin je 2 Minuten von jeder Seite braten.

Tipps: Mit einem Eisportionierer lassen sich aus der Masse ganz einfach gleichgroße Bratlinge portionieren. Dafür den Portionierer vorher in kaltes Wasser tauchen.
Falls nötig, zur besseren Bindung etwas Stärke unterrühren, beispielsweise wenn Brokkoli oder Kohlrabi verwendet wurden.

3 Tage mehrere Monate

Spinatpesto

- 300 g Babyspinat
- 1–2 Knoblauchzehen
- frisch gepresster Saft von 3 Zitronen (100–120 ml)
- 200 g Macadamianüsse
- 250 ml Olivenöl
- 1 TL Jodsalz
- 6 EL Hefeflocken
- 2 EL Nori-Flocken
- Olivenöl zum Bedecken

Zubereitung: 15 Minuten

Spinat waschen und trocken schleudern. Knoblauch schälen. Alle Zutaten pürieren und in 2–3 heiß ausgespülte Schraubgläser füllen. Mit Olivenöl bedecken.

Tipp: Zu Bratlingen, als Nudelsauce, zum Dippen von Gemüse, als Salatsauce, als Brotaufstrich geeignet.

1 Woche mehrere Monate

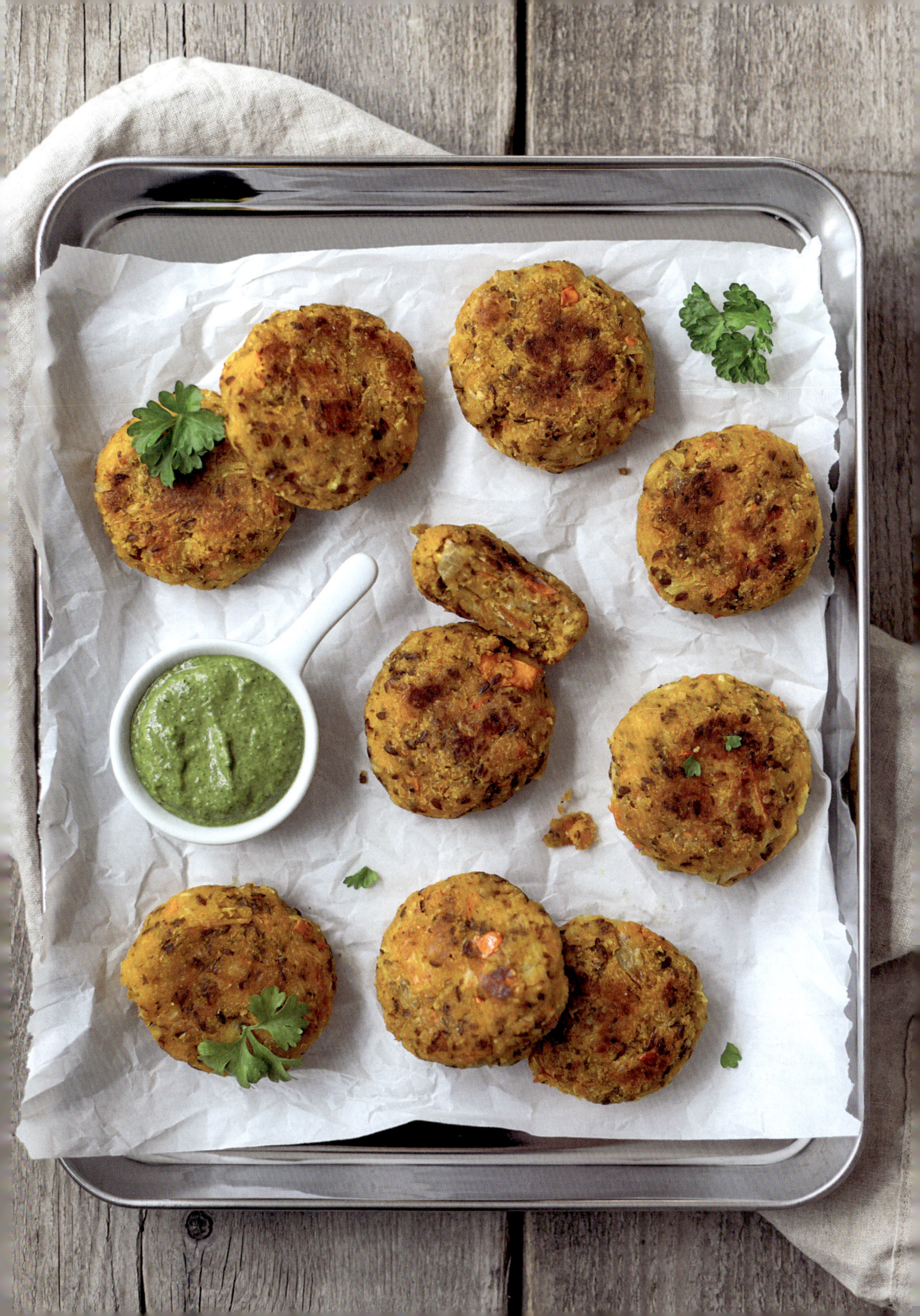

Kartoffel-Erbsen-Taler

Für 8–10 Stück
- 500 g mehlig kochende Kartoffeln
- 80 g TK-Erbsen
- 2 EL Kichererbsenmehl
- 1 EL Olivenöl
- 2 EL gehackte Petersilie
- jodiertes Kräutersalz
- 2 EL Paniermehl (20 g)
- 1 TL Hefeflocken (5 g)
- Bratöl oder Kokosöl zum Braten

Zubereitung: 30 Minuten
Quellen: 30 Minuten

Die Kartoffeln gründlich waschen, mit der Schale garen, pellen und stampfen.
Die Erbsen, das Kichererbsenmehl, das Olivenöl und die Petersilie unterkneten und mit dem Kräutersalz kräftig abschmecken.
Aus der Masse 8–10 Taler formen. Das Paniermehl mit den Hefeflocken vermischen, die Taler darin wenden und mindestens 30 Minuten ruhen lassen.
Das Bratöl in einer beschichteten Pfanne erhitzen und darin die Taler von beiden Seiten knusprig braten.

3 Tage

Ketchup

- 1 Zwiebel
- 1 kleiner süßer Apfel (etwa so groß wie die Zwiebel)
- 125 g Tomatenmark
- 1 Msp. Zimt
- 1 Msp. Curry
- ½ TL Jodsalz
- evtl. Agavendicksaft oder Zucker

Zubereitung: 15 Minuten

Zwiebel schälen, Apfel waschen, das Kerngehäuse entfernen und das Fruchtfleisch grob zerkleinern. Zwiebel würfeln und 5–10 Minuten in wenig Wasser weich garen. Das Wasser abgießen und aufbewahren. Apfel und Zwiebel zusammen mit dem Tomatenmark sehr fein pürieren.
Wenn das Ketchup zu fest ist mit etwas von dem zurückbehaltenen Wasser verrühren. Mit den Gewürzen und dem Süßungsmittel abschmecken. Fertiges Ketchup in ein heiß ausgespültes Schraubglas füllen und kühl stellen.

Tipp: Das Ketchup passt zu Bratlingen, Burgern, als Pizzasauce oder zum Dippen von Frischkost.

3–4 Wochen   mehrere Monate

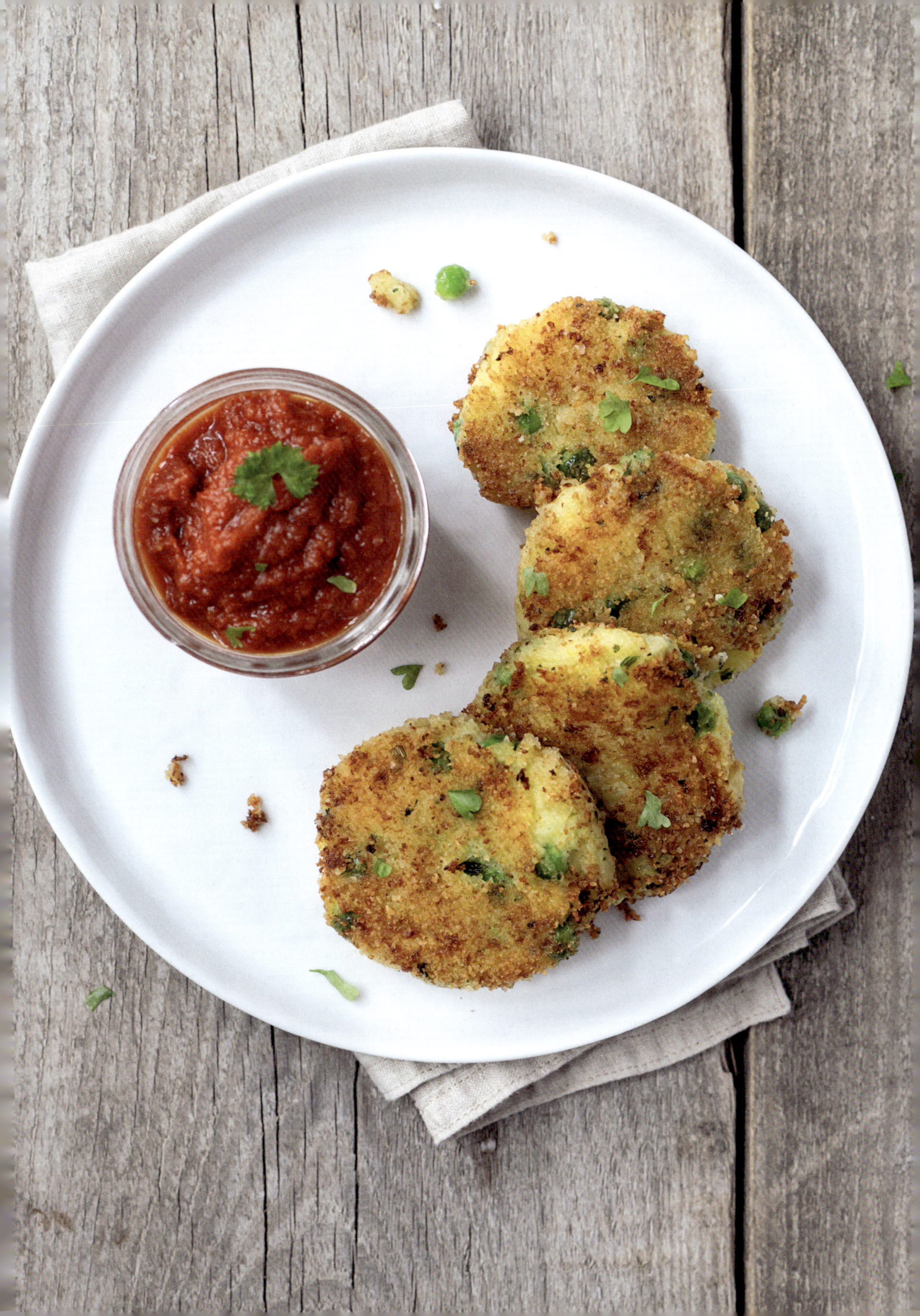

Räuchertofubällchen

Für 12–16 Stück
- 1 Zwiebel
- 60 g Margarine
- 1 TL Tomatenmark
- 120 g Vollkornpaniermehl
- 100 g Räuchertofu
- 100 g Tofu
- 1 Knoblauchzehe
- 200 g Seidentofu
- ½ Bund Petersilie
- 1 TL Senf
- Jodsalz
- Muskat, frisch gerieben
- Curry
- Paprikapulver
- Majoran oder Oregano
- Bratöl oder Kokosöl zum Braten

Die Zwiebel schälen und fein würfeln. Die Margarine in einer Pfanne erhitzen und die Zwiebel darin glasig dünsten. Das Tomatenmark kurz mit anrösten. Dann das Paniermehl hinzugeben und ebenfalls kurz rösten. Die Pfanne vom Herd nehmen.
Räuchertofu und Tofu in eine Schüssel fein zerbröseln. Die Knoblauchzehe durchpressen, mit der Zwiebelmasse und dem Seidentofu zu dem Tofu geben. Die Petersilie waschen, trocken schütteln, fein hacken, zugeben und alles verkneten. Mit den übrigen Zutaten (bis auf das Bratöl) kräftig abschmecken.
12–16 Bällchen formen. Das Bratöl in einer beschichteten Pfanne erhitzen und die Bällchen darin von allen Seiten goldbraun braten.

Zubereitung: 25 Minuten

3 Tage

mehrere Monate

Gelbe Paprikasauce

- 750 g gelbe Paprika
- 2 EL Olivenöl
- 1 TL gemahlene Kurkuma
- 100 g Cashewmus
- Jodsalz
- Paprikapulver
- Sojasauce
- Zitronensaft, frisch gepresst

Die Paprika waschen, putzen, in mundgerechte Stücke schneiden und in Olivenöl und Kurkuma andünsten. Mit 100 ml Wasser ablöschen und 5–10 Minuten bissfest garen.
Mit dem Cashewmus sehr fein pürieren und mit Gewürzen, Sojasauce und Zitronensaft abschmecken.

Tipp: Die Sauce passt gut zu Bratlingen und Co., aber auch zu Nudeln (400–500 g) oder Vollkornreis.

Zubereitung: 15 Minuten

4 Tage

mehrere Wochen

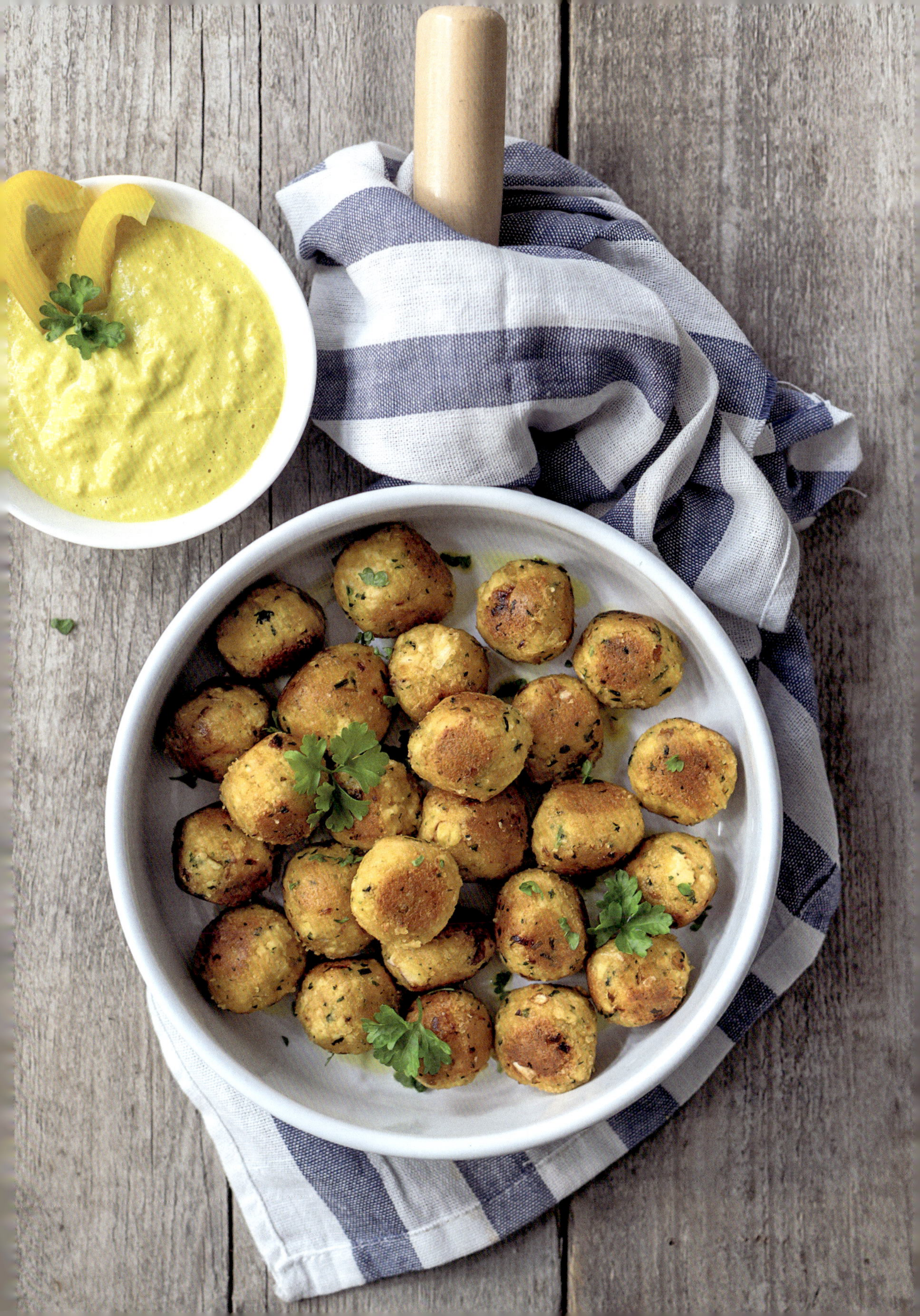

Hirsebällchen

Für 18–20 Stück
- 200 g Hirse
- 40 g Cashewmus
- 100 g Seidentofu
- 40 g Walnusskerne
- Jodsalz
- Koriandersamen, gemörsert
- frische Kräuter
- Bratöl oder Kokosöl zum Braten

Die Hirse in 400 ml Wasser 10 Minuten garen und im geschlossenen Topf auf der ausgeschalteten Herdplatte ausquellen lassen.
Die Hälfte der Hirse mit dem Cashewmus und dem Seidentofu pürieren. Die Walnüsse fein hacken, mit der restlichen Hirse unter die Masse kneten und mit den Gewürzen und Kräutern abschmecken.
18–20 Bällchen formen. Das Bratöl in einer beschichteten Pfanne erhitzen und die Bällchen darin von allen Seiten braten.

Zubereitung: 25 Minuten

3 Tage — mehrere Monate

Tomatensauce

- 1 Zwiebel (150 g)
- 2 EL Olivenöl
- ½ TL Jodsalz
- 1 TL edelsüßes Paprikapulver
- 1 Lorbeerblatt
- 100 g Tomatenmark
- 1–2 EL Maismehl
- 300 ml Haferdrink + Kalzium
- 400 g Tomaten oder stückige Tomaten aus dem Glas
- Basilikum, Thymian, Oregano

Zwiebel schälen und würfeln. Das Öl in einem Topf bei niedriger Temperatur erhitzen. Zwiebeln mit Salz, Paprika und Lorbeerblatt darin glasig dünsten. Das Tomatenmark hinzufügen und kurz mit anschwitzen. Dann das Maismehl darüberstreuen, unter Rühren mit dem Haferdrink ablöschen und aufkochen.
Tomaten waschen, würfeln und dazugeben. Weitere 5 Minuten köcheln lassen. Mit den Kräutern abschmecken.

Tipp: Die Sauce lässt sich auch fein pürieren. Sie passt zu Bratlingen und Co., ist aber auch als Nudelsauce für 400–500 g Vollkornnudeln geeignet.

Zubereitung: 20 Minuten

4 Tage — mehrere Monate

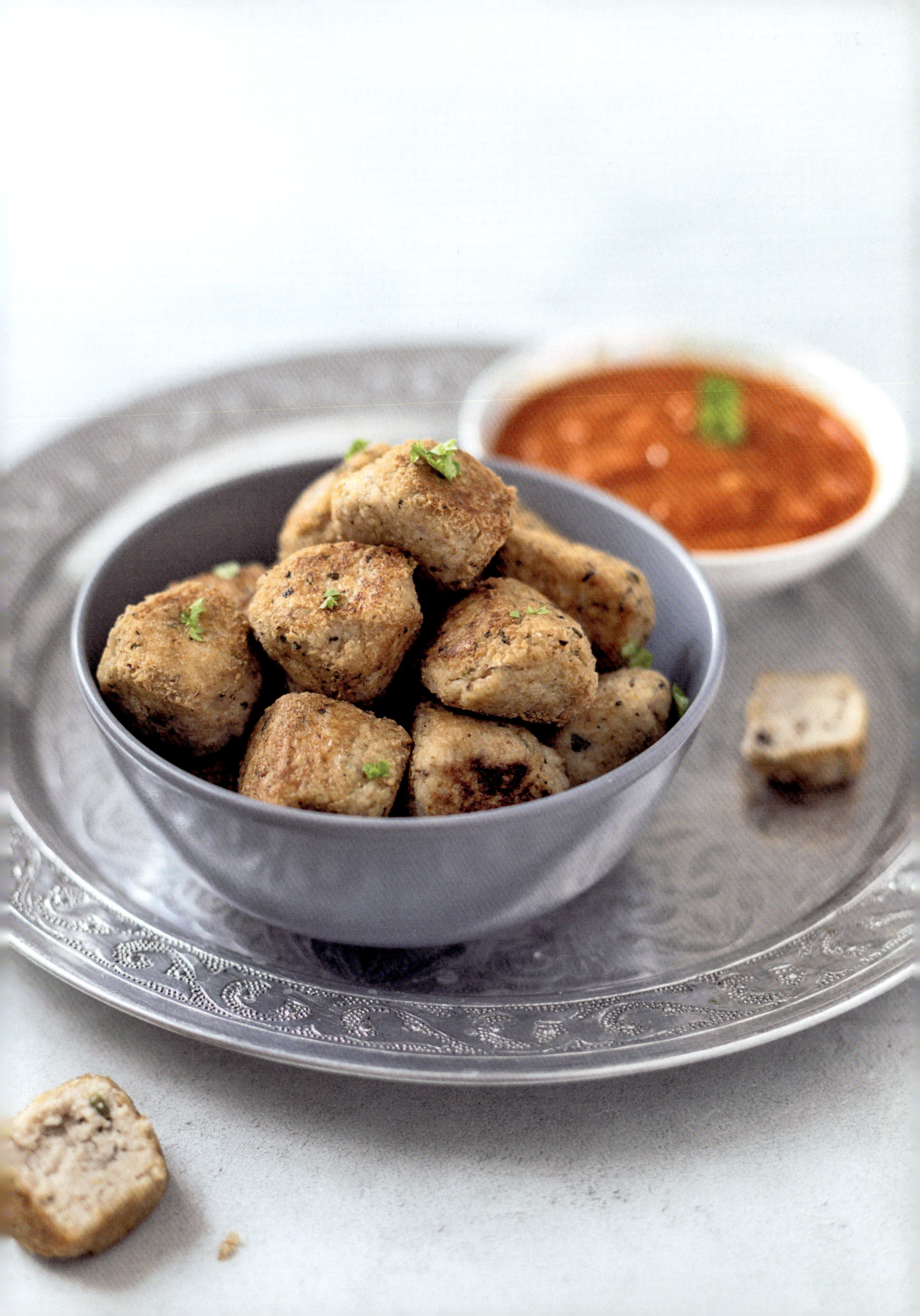

Reis-Linsen-Sticks

- 150 g Vollkornreis
- 150 g rote Linsen
- 1 Zwiebel (50 g)
- 40 g Margarine
- 2 Lorbeerblätter
- 1 TL Jodsalz
- Pul Biber (orientalisches Paprikagewürz)
- Raz el Hanout (orientalische Gewürzmischung)
- 1 TL Zitronensaft, frisch gepresst
- 1 TL Senf
- 3 EL Sojasauce
- 2 EL Bratöl plus evtl. etwas zum Braten
- Maisgrieß

Zubereitung: 20 Minuten
Quellen: 24 Stunden
Backen: 30 Minuten

Reis und Linsen zusammen in 500 ml kaltem Wasser 24 Stunden einweichen. Dann in einem Sieb abgießen.
Zwiebel schälen und würfeln. Die Margarine bei mittlerer Hitze in einer Pfanne erhitzen, Zwiebel und Lorbeerblätter darin 20 Minuten dünsten. Anschließend die Lorbeerblätter herausnehmen. Den Reis, die Linsen und die gedünstete Zwiebel mit 700 ml Wasser sehr fein pürieren. Mit Gewürzen, Zitronensaft und Senf abschmecken und aufkochen. Die Masse anschließend etwas abkühlen lassen.
Den Backofen auf 180 °C Umluft vorheizen.
2 EL Sojasauce und Bratöl vermischen. Die Linsenmasse etwa 1 cm dick auf ein mit Backpapier ausgelegtes Blech streichen und mit der Sojasaucenmischung bestreichen. In den Ofen schieben und 20 Minuten backen.
Dann abkühlen lassen und in 1 cm breite und 10 cm lange Sticks schneiden. Die Sticks noch einmal mit der restlichen Sojasauce bestreichen und in feinem Maisgrieß wenden (nach Geschmack den Maisgrieß leicht salzen). In einer beschichteten Pfanne nach Bedarf mit etwas Bratöl von beiden Seiten knusprig braten.

5 Tage   mehrere Monate

Aioli

- 250 ml Sojadrink
- 30–40 ml Zitronensaft, frisch gepresst
- 150 ml mildes Olivenöl
- 50 ml Rapskernöl
- 100 g kalte Pellkartoffeln
- 1–2 Knoblauchzehen
- Jodsalz
- Pfeffer, frisch gemahlen

Zubereitung: 20 Minuten
Kühlen: 2–3 Stunden

Sojadrink mit Zitronensaft vermischen, in den Standmixer geben und 10–15 Minuten ruhen lassen. Dann den Mixer anstellen und das Öl langsam einlaufen lassen.
Kartoffeln pellen, Knoblauch schälen, beides dazugeben und nochmals gründlich mixen. Mit den Gewürzen abschmecken und 2–3 Stunden kalt stellen.

1 Woche

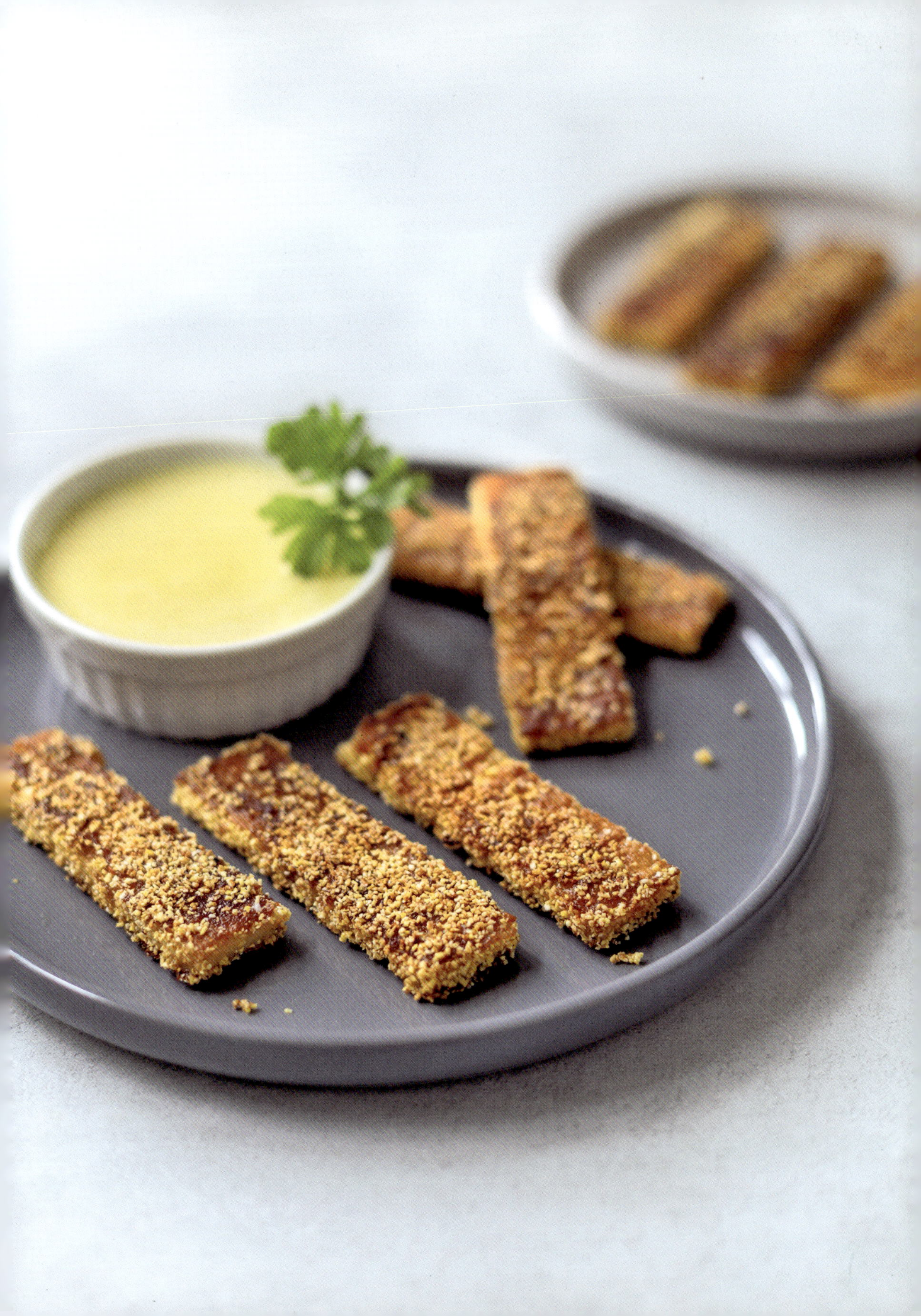

Linsen-Couscous-Bällchen

Für 25 Stück
- 250 g rote Linsen
- 200 g Vollkorn-Couscous
- 50 g Tomatenmark
- 3 EL Olivenöl
- Zitronensaft, frisch gepresst
- Jodsalz
- Kreuzkümmel, gemahlen
- Petersilie, gehackt

Zubereitung: 15 Minuten
Quellen: 30 Minuten

Die Linsen in 750 ml Wasser aufkochen und 10 Minuten garen. Dann den Couscous und das Tomatenmark dazugeben und die Masse mindestens 30 Minuten auf der ausgeschalteten Herdplatte quellen lassen.
Mit Öl, Zitronensaft, Gewürzen und Petersilie fein abschmecken. Aus der Masse pflaumengroße Bällchen formen und kühl stellen.

Tipp: Die Bällchen kann man kalt, warm oder gebraten genießen.

4 Tage   mehrere Monate

Möhrenjoghurt

- 500 g Sojajoghurt
- 4 große Möhren
- 6 Walnusskerne
- 3 EL Olivenöl
- Jodsalz
- Knoblauch
- Zitronensaft, frisch gepresst

Zubereitung: 15 Minuten
Abtropfen: 12 Stunden

400 g des Sojajoghurts in einem Kaffeefilter mindestens 12 Stunden abtropfen lassen (ergibt ca. 200 g). Die Möhren waschen, in wenig Wasser im Ganzen bissfest dünsten oder dämpfen, mit kaltem Wasser abschrecken und grob raspeln. Die Walnüsse hacken. Den abgetropften Joghurt mit dem übrigen Joghurt sowie dem Olivenöl und den gehackten Walnüssen verrühren und unter die geraspelten Möhren heben. Mit Salz, Knoblauch und Zitronensaft abschmecken.

Tipp: Der Möhrenjoghurt eignet sich auch zum Dippen von Gemüse, als Brotaufstrich oder einfach zu Pellkartoffeln.

2–3 Tage

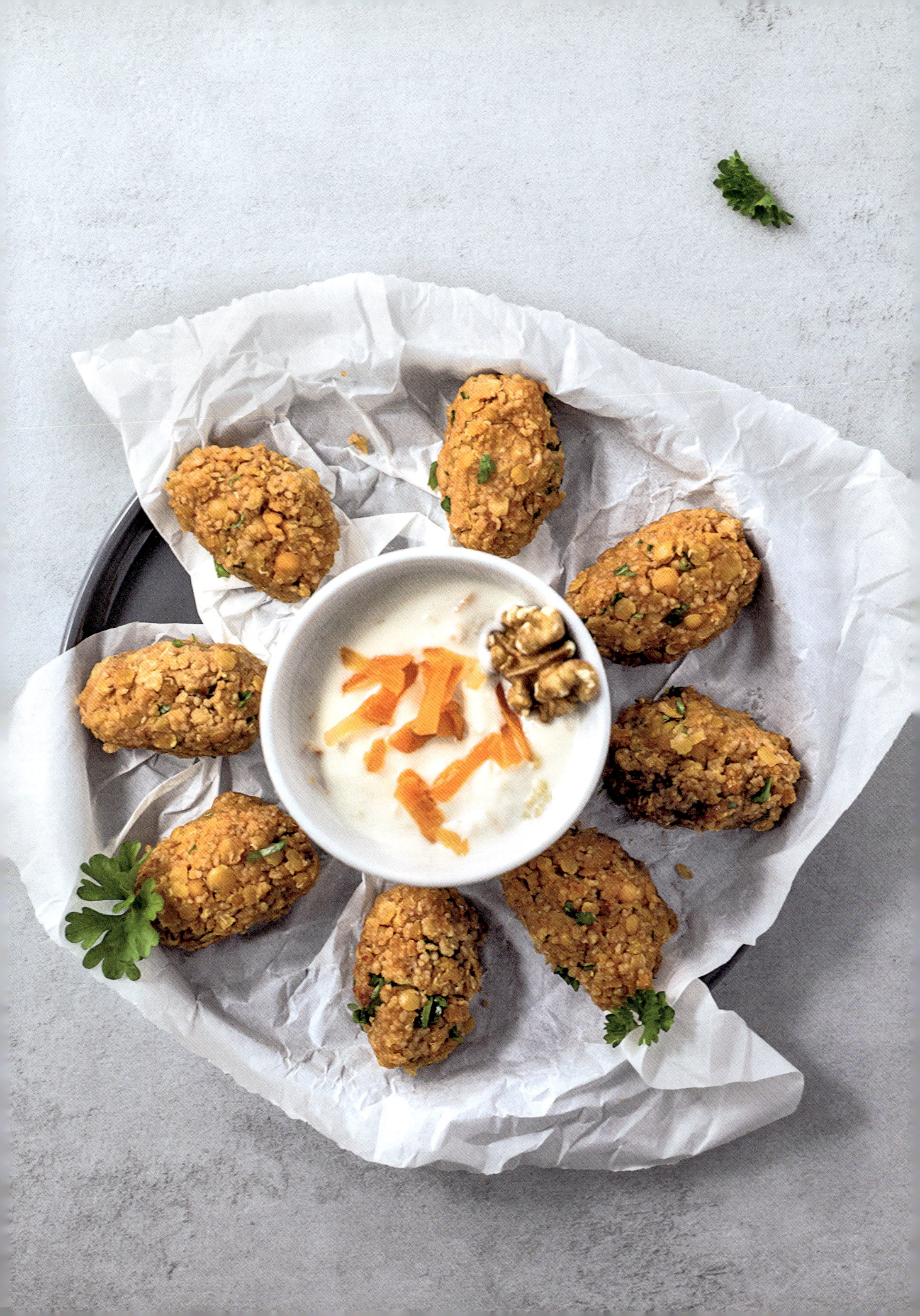

Grundrezept Dinkelbratlinge

Für 8–10 Stück

- 50 g Olivenöl, Rapsöl oder Bratöl
- ½ TL Jodsalz
- 150 g Dinkelvollkornmehl

200 ml Wasser mit dem Öl und Salz in einem Topf zugedeckt kurz aufkochen. Das Mehl auf einmal hineingeben und den Teig bei voller Hitze 2 Minuten abbrennen, das heißt unter Rühren garen, bis sich am Topfboden ein weißlicher Belag bildet.

Zubereitung: 25 Minuten

3 Tage   mehrere Monate

Aus diesem Grundrezept eine der folgenden Varianten zubereiten:

Mediterrane Variante

- 30 g Oliven
- 1 EL Tomatenmark
- 1 TL Kräuter der Provence
- Jodsalz
- Pfeffer, frisch gemahlen
- Bratöl zum Braten

Die Oliven kleinschneiden und mit der Grundmasse und allen anderen Zutaten (bis auf das Bratöl) vermischen. 8–10 Bratlinge aus dem Teig formen. Das Bratöl in einer beschichteten Pfanne erhitzen und die Bratlinge darin von beiden Seiten goldbraun braten.

Indisch-Orientalische Variante

- 25 g Zwiebeln
- 1 Knoblauchzehe
- 20 g getrocknete Aprikosen oder Rosinen
- 1 TL Bratöl plus etwas zum Braten
- 50 g rote Linsen
- Garam Masala (indische Gewürzmischung)
- Jodsalz
- Pfeffer, frisch gemahlen
- Kokosraspeln

Zwiebeln und Knoblauch schälen und fein würfeln. Aprikosen oder Rosinen fein hacken.
Das Bratöl in einer beschichteten Pfanne erhitzen und Zwiebeln und Knoblauch darin andünsten.
Die Linsen dazugeben, mit 100 ml Wasser aufgießen und 8 Minuten garen, bis die Flüssigkeit aufgesogen ist.
Mit den restlichen Zutaten unter die Grundmasse kneten, abschmecken, 8–10 Bratlinge formen und in Kokosraspeln wenden. Das Bratöl in einer beschichteten Pfanne erhitzen und die Bratlinge darin von beiden Seiten goldbraun braten.

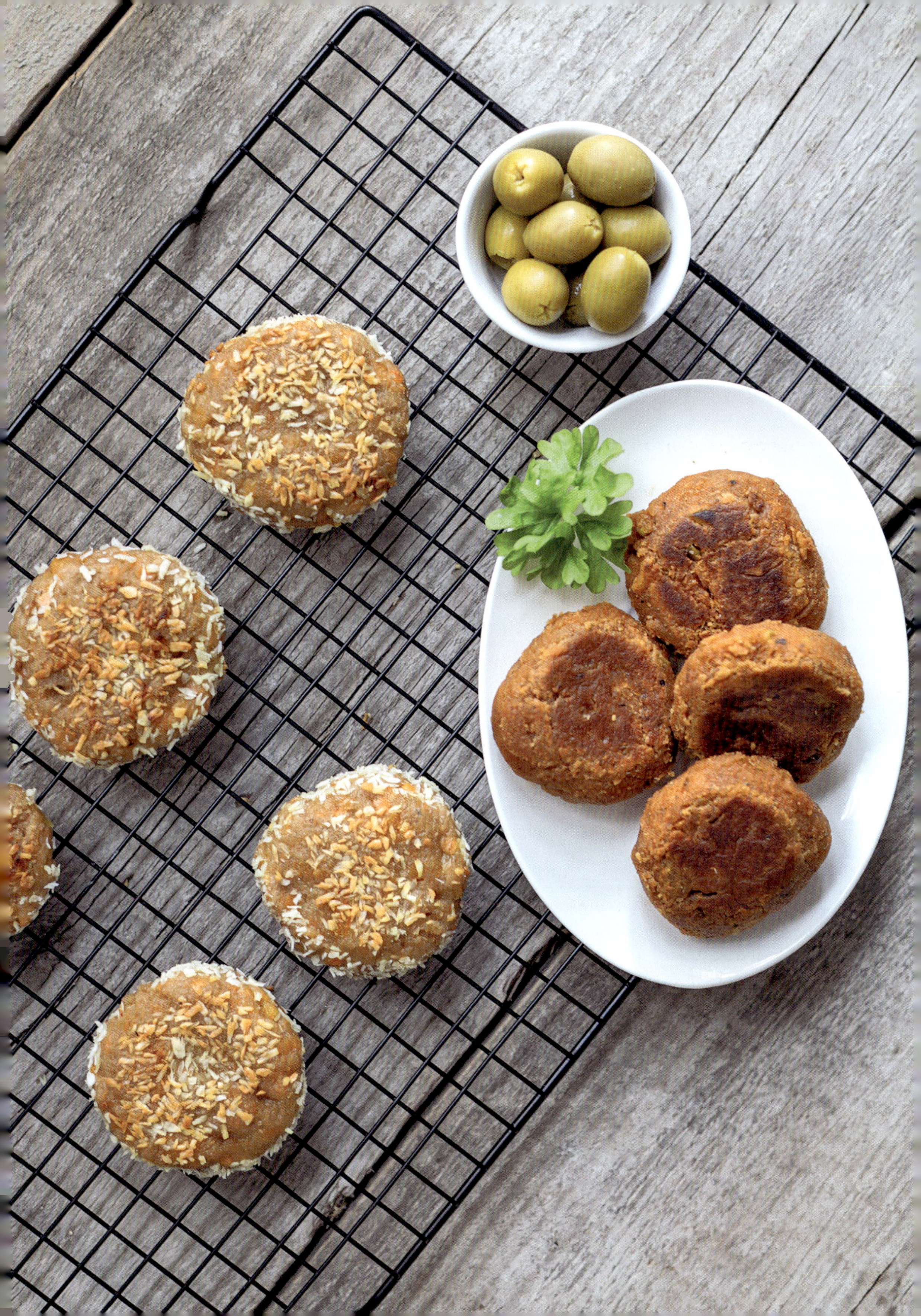

Wintergemüse vom Blech

- 500 g Kartoffeln
- 500 g Hokkaidokürbis
- 500 g Möhren
- 500 g Pastinaken
- 3 EL Olivenöl
- 3 Schalotten
- 1 Rosmarinzweig
- Kräutersalz
- Pfeffer, frisch gemahlen
- Paprikapulver

Zubereitung: 20 Minuten
Backen: 40 Minuten

Die Kartoffeln schälen, den Kürbis waschen und die Kerne entfernen. Möhren und Pastinaken waschen bzw. schälen. Das Gemüse in 2 cm große Würfel bzw. in 2 cm dicke Scheiben schneiden und in einer Schüssel mit dem Olivenöl gründlich vermischen. Backofen auf 180 °C Umluft vorheizen.
Die Schalotten schälen, halbieren oder vierteln. Das Gemüse auf einem mit Backpapier ausgelegtem Backblech gleichmäßig verteilen, die Schalotten und den Rosmarinzweig darüber verteilen und 35–40 Minuten backen.
Nach der Hälfte der Garzeit das Gemüse mit Hilfe eines Pfannenwenders wenden.
Mit Salz, Pfeffer und Paprika würzen.

Tipp: Gemüse der Saison verwenden – es eignet sich fast alles!

* 2 Tage

Warmer gelber Erbsendip

- 150 g Kartoffeln, vorwiegend festkochend
- 1 Zwiebel
- 1 EL Rapsöl
- 1 TL gemahlene Kurkuma
- 125 g getrocknete gelbe Erbsen
- 350 ml Haferdrink + Kalzium
- Jodsalz
- Zitronensaft, frisch gepresst
- Petersilie, gehackt
- 150 g Sojajoghurt

Zubereitung: 10 Minuten
Garen: 40 Minuten

Kartoffeln schälen und raspeln, Zwiebel schälen und würfeln. Das Rapsöl in einem Topf erhitzen und Kartoffeln und Zwiebeln mit Kurkuma darin andünsten.
Die Erbsen dazugeben, kurz mit anschwitzen und mit dem Haferdrink ablöschen. Zugedeckt 30–40 Minuten bei mittlerer Hitze garen. Regelmäßig umrühren. Mit Salz, Zitronensaft und Petersilie fein abschmecken.
Den Joghurt mit einer Gabel dekorativ in die Erbsencreme einrühren.

Passt zu: Gemüserohkost oder auch als Brotaufstrich.

* 1 Woche

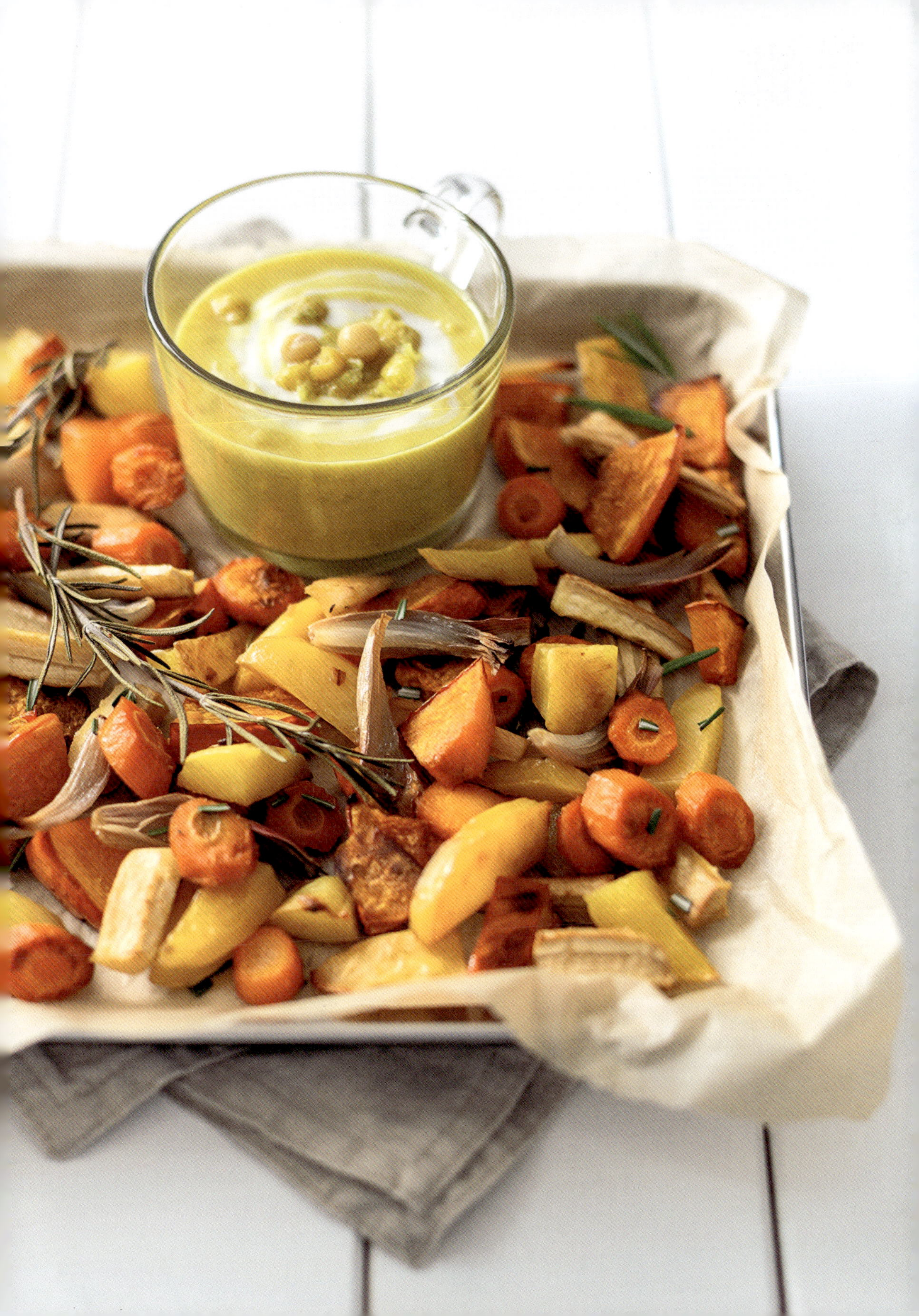

Kartoffel-Möhren-Stampf

- 2 Zwiebeln
- Bratöl zum Dünsten
- 1 kg mehlig kochende Kartoffeln
- 1,5 kg Möhren
- Jodsalz
- 200 ml Sojadrink
- 1 EL Margarine
- Muskat, frisch gerieben
- Pfeffer, frisch gemahlen
- ½ Bund Petersilie

Die Zwiebeln schälen und fein würfeln. Das Bratöl in einem Topf erhitzen und die Zwiebeln darin glasig dünsten.
Die Kartoffeln schälen, die Möhren waschen und beides in haselnussgroße Würfel schneiden. Kartoffel- und Möhrenwürfel zu den Zwiebeln in den Topf geben. Das Ganze gut ein Drittel hoch mit kaltem Wasser auffüllen. 1 TL Salz hinzugeben und 15–20 Minuten mit geschlossenem Deckel garen.
Den Sojadrink und die Margarine dazugeben und mit dem Kartoffelstampfer gut durchstampfen. Mit den Gewürzen abschmecken. Zum Servieren die Petersilie waschen, trocken schütteln, hacken und darüberstreuen.

Zubereitung: 30 Minuten

2 Tage

Hirse-Lauch-Bratlinge

Für 18–20 Stück
- 300 g Lauch
- 2 EL Olivenöl
- 200 g Hirse
- 500 ml Gemüsebrühe
- 1–2 EL Stärke
- Jodsalz
- Pfeffer, frisch gemahlen
- Hefeflocken
- Bratöl zum Bestreichen

Lauch waschen, putzen, sehr fein schneiden und in dem Olivenöl anschwitzen. Die Hirse dazugeben und mit der Gemüsebrühe ablöschen. 5–10 Minuten garen und anschließend 20 Minuten im geschlossenen Topf ausquellen lassen. Die Stärke unterrühren und mit den Gewürzen kräftig abschmecken.
Den Backofen auf 180 °C Umluft vorheizen. Backlinge formen, auf ein mit Backpapier ausgelegtes Blech legen, mit Öl bestreichen und 10–15 Minuten backen.

Zubereitung: 40 Minuten
Backen: 15 Minuten

2 Tage

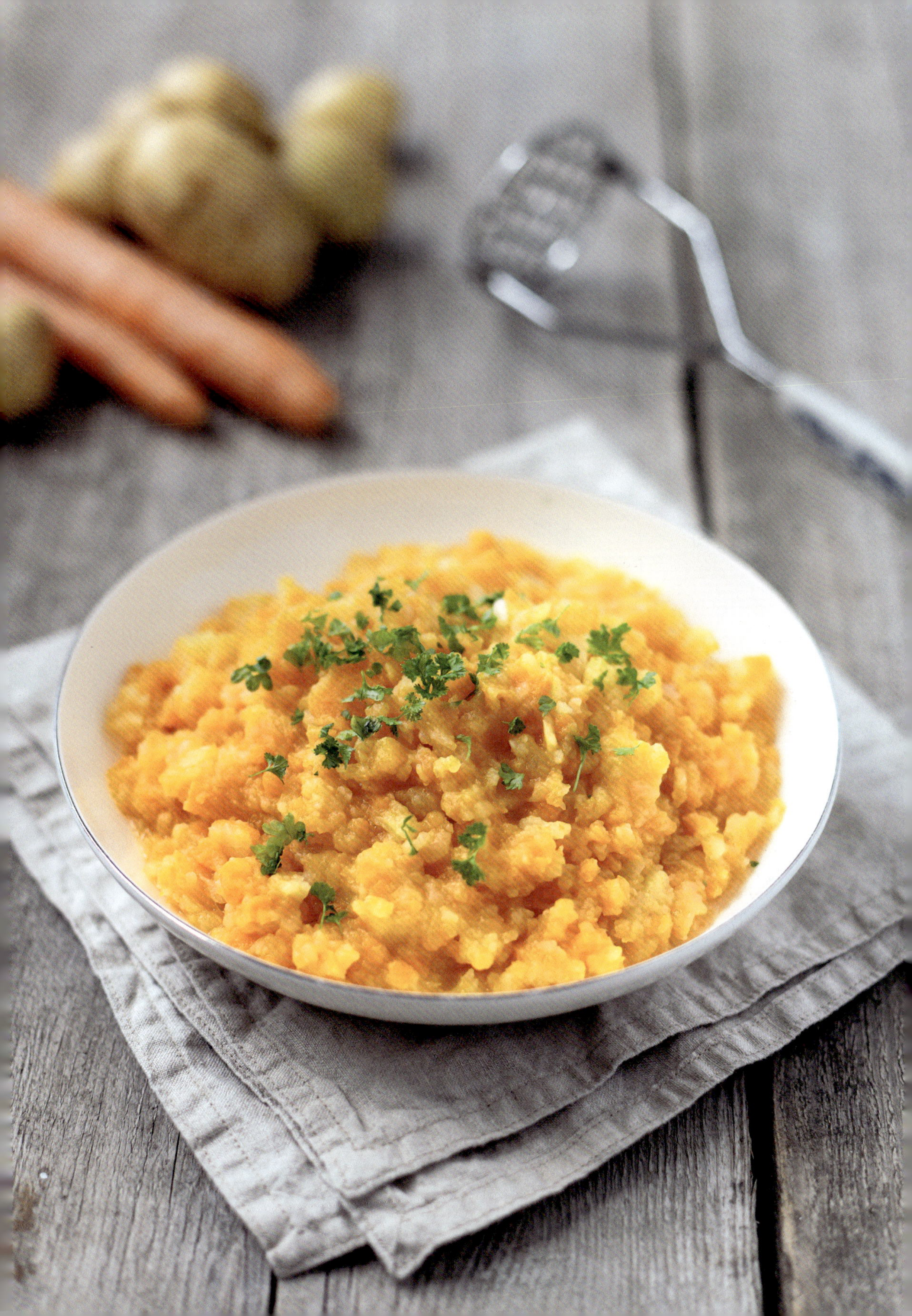

Bulgurauflauf

- 150 g Bulgur
- 500 g Kartoffeln, Kürbis oder Süßkartoffeln
- 2 Gemüsezwiebeln (300 g)
- 50 g Sonnenblumenkerne
- 100 ml Olivenöl
- Jodsalz
- Pfeffer, frisch gemahlen

Den Bulgur in eine flache Schüssel geben, mit 220 ml kochendem Wasser übergießen, abdecken und 30 Minuten quellen lassen.
Kartoffeln, Kürbis oder Süßkartoffeln schälen, würfeln und in wenig Wasser weich garen. Anschließend stampfen. Die Zwiebeln schälen, eine Zwiebel sehr fein würfeln, die andere in Ringe schneiden.
Die Sonnenblumenkerne in eine Auflaufform geben, die Zwiebelringe darauf verteilen und die Hälfte des Olivenöls sowie Salz und Pfeffer darüber geben. 10 Minuten bei 180 °C im Backofen schmoren.
Den Bulgur mit gestampften Kartoffeln bzw. Kürbis und den Zwiebelwürfeln vermengen. Mit Salz und Pfeffer abschmecken. Die Masse auf den geschmorten Zwiebelringen glatt streichen und mit einem Kochlöffelstiel Löcher hineinstechen. Das restliche Olivenöl in die Löcher träufeln und den Auflauf 40 Minuten auf mittlerer Schiene bei 180 °C backen.

Tipp: Dazu passt eine große Schüssel mit Feldsalat mit Apfel und Champignons und einer Mandel-Salatsauce (S. 132).

Zubereitung: 40 Minuten
Backen: 40 Minuten

* 2 Tage

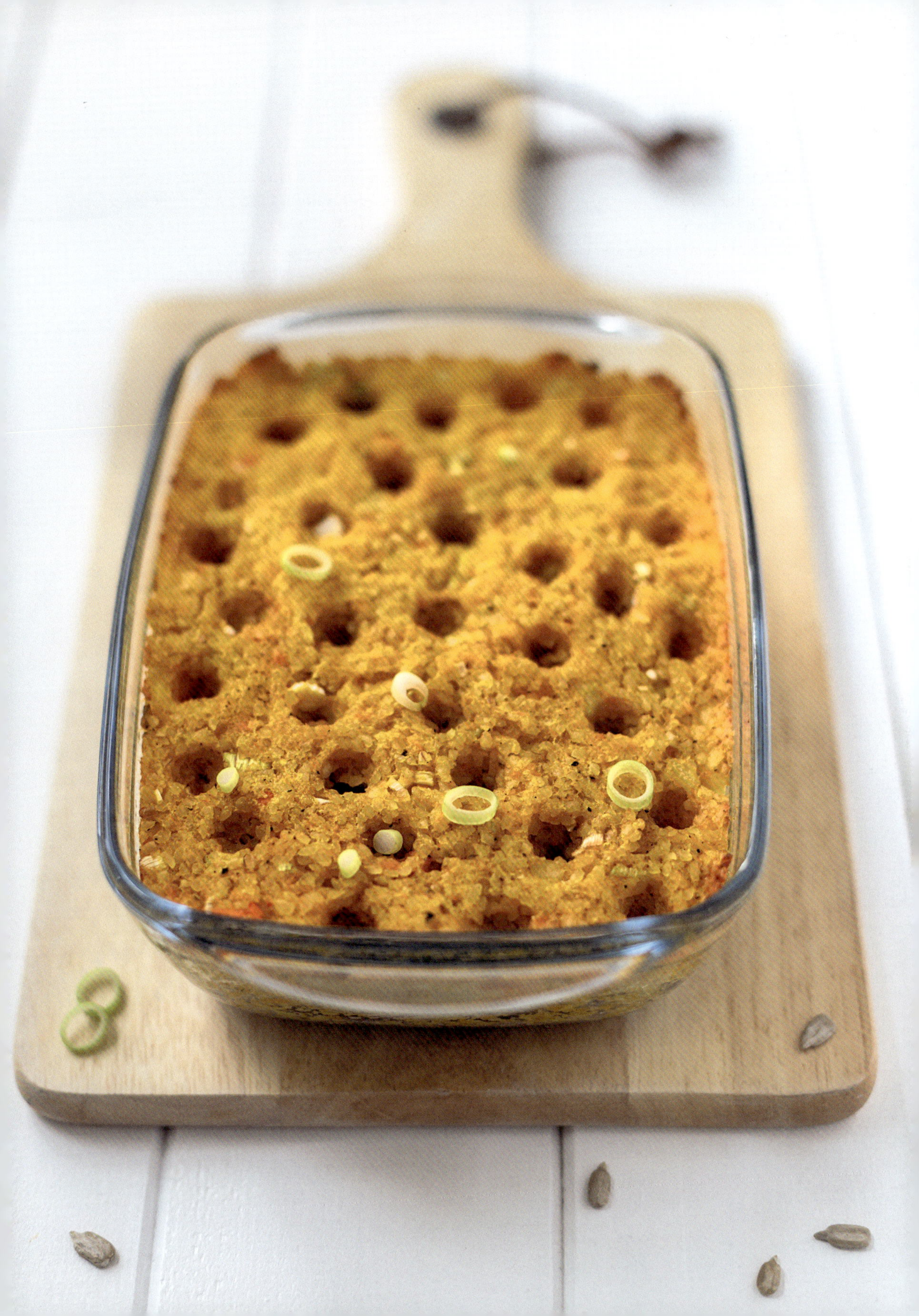

Sauerkrautauflauf

- 1,2 kg vorwiegend festkochende Kartoffeln
- 1 Apfel
- 3 Schalotten
- 2 EL Bratöl
- 350 g Sauerkraut
- 50 g geschroteter Grünkern
- Jodsalz
- Kümmel
- geräuchertes Paprikapulver
- 200 ml Hafer-Cuisine
- 60 g Margarine
- Muskat, frisch gerieben
- 6 EL Vollkorn-Paniermehl

Zubereitung: 30 Minuten
Backen: 25 Minuten

Die Kartoffeln gründlich waschen und ungeschält in Wasser garen oder dämpfen.
In der Zwischenzeit den Apfel waschen und grob raspeln. Die Schalotten schälen und fein würfeln.
Das Bratöl in einer Pfanne erhitzen und Apfel und Schalotten darin andünsten.
Das Sauerkraut grob hacken und dazugeben. Den Grünkernschrot darüberstreuen und das Sauerkraut 10–15 Minuten garen. Evtl. etwas Wasser hinzufügen. Mit den Gewürzen abschmecken.
Die Kartoffeln pellen und durch eine Kartoffelpresse drücken. Die Hafer-Cuisine und die Hälfte der Margarine zugeben und alles zu einem lockeren Püree verrühren. Die Konsistenz bei Bedarf mit etwas Flüssigkeit korrigieren. Mit den Gewürzen abschmecken.
In eine Auflaufform erst die Hälfte des Pürees geben, dann das Sauerkraut und zum Schluss das restliche Püree schichten. Das Paniermehl gleichmäßig darüber streuen und die restliche Margarine in Flöckchen darauf verteilen.
Den Auflauf 25 Minuten bei 180 °C Ober-/Unterhitze überbacken.

Tipps: Klein geschnittene Tofuwürstchen oder Räuchertofu in dem Sauerkraut verteilen.
Dazu passt Rote-Bete-Frischkost mit Birne, Walnüssen und Cashewsahne (S. 121). Anstelle des Grünkerns können Sie auch Vollkorncouscous oder grobe Polenta (Maisgrieß) verwenden.

2 Tage

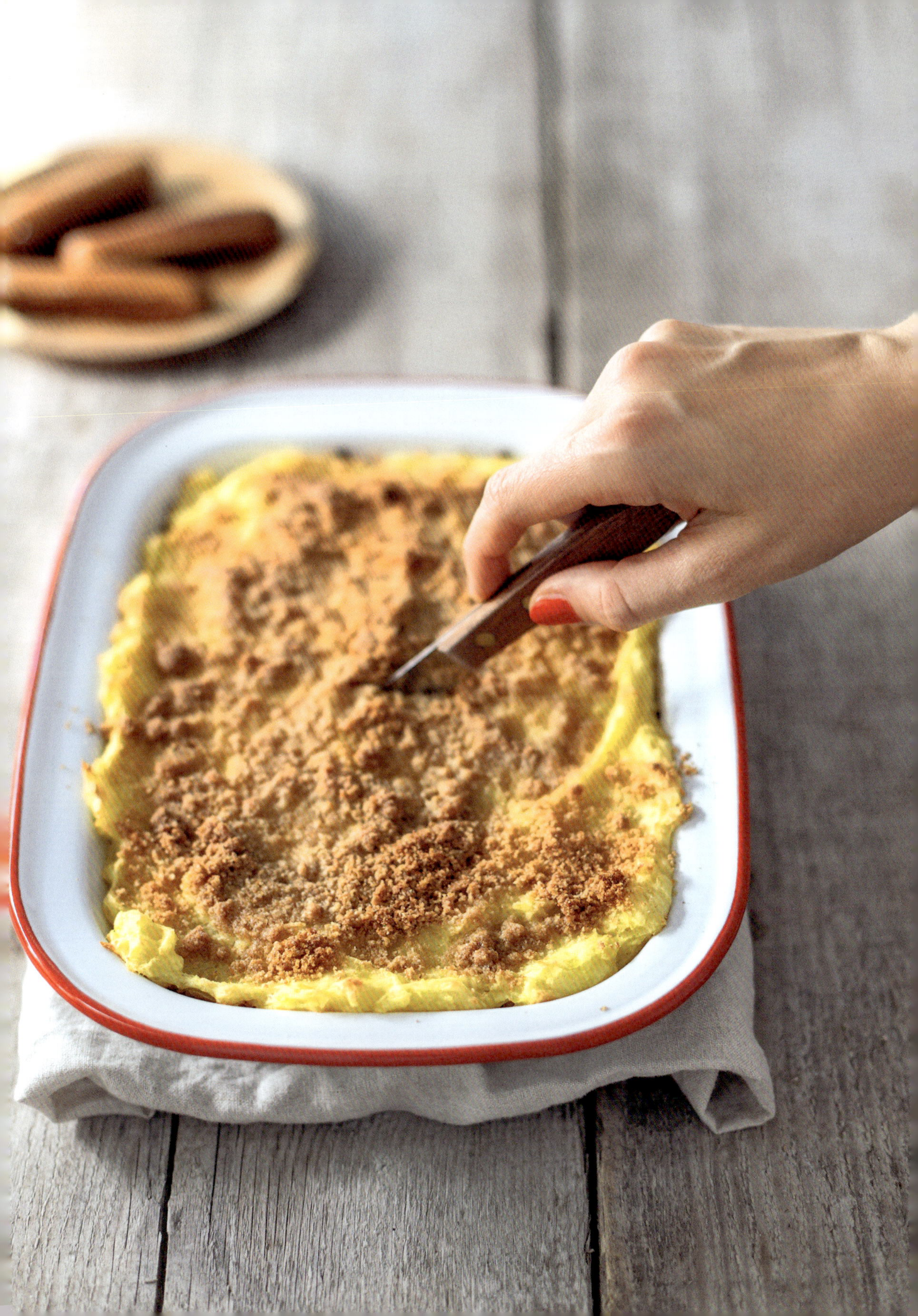

Linsen-Kartoffel-Pie

- 300 g Möhren
- 1 Zwiebel
- 2 EL Olivenöl
- 1 Lorbeerblatt
- 200 g Beluga-Linsen
- 500 ml Gemüsebrühe
- 300 g Knollensellerie
- 300 g Kartoffeln, vorwiegend festkochend
- 100 ml Hafer-Cuisine
- 2 EL Hefeflocken
- Jodsalz
- Muskat, frisch gerieben
- Pfeffer, frisch gemahlen
- Apfelessig
- 3 EL Mandelstreu (S. 126)
- 30 g Margarine

Die Möhren waschen, die Zwiebel schälen. Möhren raspeln und Zwiebel fein würfeln. Das Olivenöl erhitzen und Möhren und Zwiebel mit dem Lorbeerblatt darin andünsten. Die Linsen dazu geben und mit der Gemüsebrühe ablöschen. Zugedeckt 20 Minuten bei mittlerer Hitze garen. Sellerie und Kartoffeln schälen, würfeln und in wenig Salzwasser garen. Beides zusammen mit der Hafer-Cuisine stampfen, die Hefeflocken unterrühren und die Masse mit den Gewürzen fein abschmecken.
Die Linsen mit Salz, Pfeffer und Essig abschmecken und in eine Auflaufform geben. Die Kartoffelmasse darüberstreichen, Mandelstreu darüber streuen und Margarineflöckchen darauf setzen.
20 Minuten bei 200 °C Ober-/Unterhitze überbacken.

Tipp: Dazu passt gebratener Tempeh und ein Brokkoli- oder Spitzkohlsalat mit roter Salatsauce (S. 132).

Zubereitung: 35 Minuten
Backen: 20 Minuten

* 2 Tage

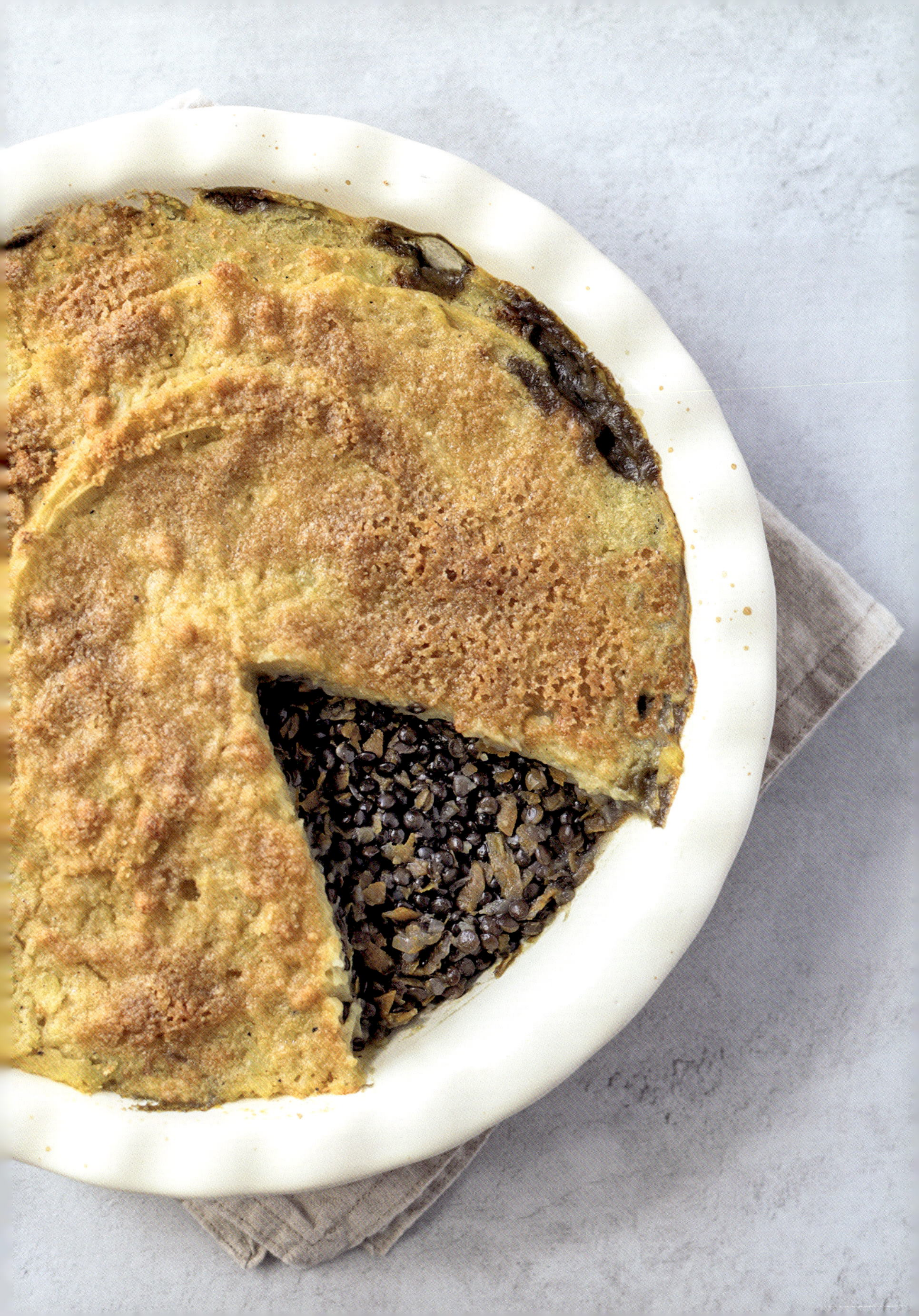

Gemüsequiche

- 300 g Dinkelvollkornmehl
- Jodsalz
- 150 g Margarine
- 800 g Gemüse (Möhren, Brokkoli, Spinat, Paprika)
- 1 EL Bratöl
- Pfeffer, frisch gemahlen
- Kräuter
- 120 g Kichererbsenmehl
- 200 ml Hafer-Cuisine
- 3 EL Olivenöl
- 4 EL Mandelstreu (S. 126)

Aus Mehl, ½ TL Salz, Margarine sowie 1–2 EL kaltem Wasser einen festen Mürbeteig kneten. Den Teig etwas größer als die Form ausrollen und in eine mit Backpapier ausgelegte Spring- oder Quicheform (26 Ø cm) legen. Den Teig mindestens 30 Minuten kalt stellen.
Das Gemüse waschen, putzen und in mundgerechte Stücke schneiden. Das Bratöl in einem Topf erhitzen und das Gemüse darin bissfest dünsten. Mit den Gewürzen und Kräutern kräftig abschmecken. Den Backofen auf 180 °C Ober-/Unterhitze vorheizen.
Das Kichererbsenmehl mit 140 ml Wasser, der Hafer-Cuisine und dem Olivenöl verquirlen, etwas salzen und mit dem Gemüse vermengen.
Auf dem Teig 2 EL Mandelstreu verteilen, das Gemüse darauf geben und mit dem restlichen Mandelstreu bestreuen.
Die Quiche auf der mittleren Schiene 30–40 Minuten backen.

Tipp: Ergänzen Sie das Gemüse mit getrockneten Tomaten, Oliven, Räuchertofuwürfeln, Nüssen oder Samen.

Zubereitung: 35 Minuten
Backen: 30–40 Minuten

3 Tage mehrere Monate

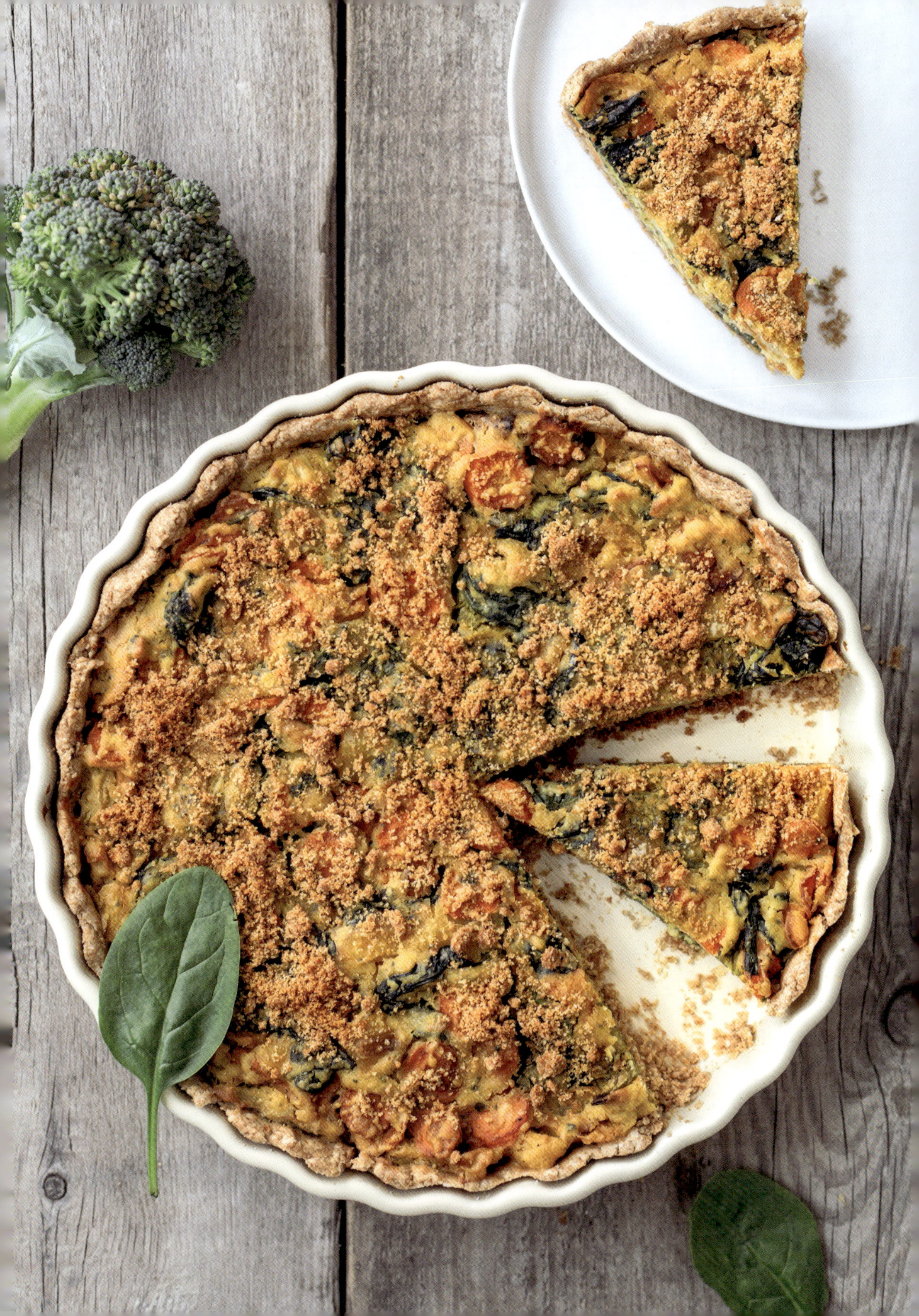

Erdnusssuppe

- 1 Gemüsezwiebel
- 2 EL Bratöl
- 2 EL Vollkorngrieß oder feine Polenta
- 400 g Tomaten, frisch oder aus dem Glas
- 1 l Gemüsebrühe
- 100 g Vollkorncouscous
- 100–150 g ungesalzene Erdnüsse
- 400 ml Hafer- oder Sojadrink
- Jodsalz
- Petersilie, gehackt

Gemüsezwiebel schälen und fein würfeln. Das Öl in einer Pfanne erhitzen, die Zwiebel kurz andünsten und mit dem Grieß oder der Polenta bestreuen.
Tomaten waschen, würfeln und dazugeben. Mit der Gemüsebrühe ablöschen, den Couscous unterrühren und 10 Minuten köcheln lassen.
Die Erdnüsse hacken, zusammen mit dem Haferdrink dazugeben und weitere 10 Minuten leicht köcheln lassen. Mit Salz und Petersilie abschmecken.

Zubereitung: 30 Minuten 2 Tage mehrere Monate

Spinat-Kichererbsen-Eintopf

- 1 kg Spinat
- 2 Gläser Kichererbsen (à 230 g Abtropfgewicht)
- 2 Scheiben feines Dinkel- oder Weizenvollkornbrot (75 g)
- 100 ml Olivenöl
- ¼ TL geräuchertes Paprikapulver
- 1 TL edelsüßes Paprikapulver
- 1 TL Jodsalz
- 1–2 Knoblauchzehen
- 3 EL Apfelessig
- 200 g Sojajoghurt

Den Spinat waschen, evtl. grob schneiden und tropfnass in einem großen Topf bei mittlerer Hitze zugedeckt zusammenfallen lassen. Die Kichererbsen abgießen, das Wasser aus den Gläsern (ergibt ca. 200 ml) auffangen und die Kichererbsen zum Spinat geben.
Das Brot würfeln. Das Olivenöl in einer Pfanne erhitzen, das Brot mit den Gewürzen bei niedriger Hitze 5–10 Minuten braten. Anschließend den Knoblauch schälen, durchdrücken, mit dem Essig und dem Abtropfwasser sehr cremig pürieren und unter den Spinat ziehen. Aufkochen lassen, nochmals abschmecken und mit einem Klecks Sojajoghurt servieren.

Zubereitung: 30 Minuten 2 Tage mehrere Monate

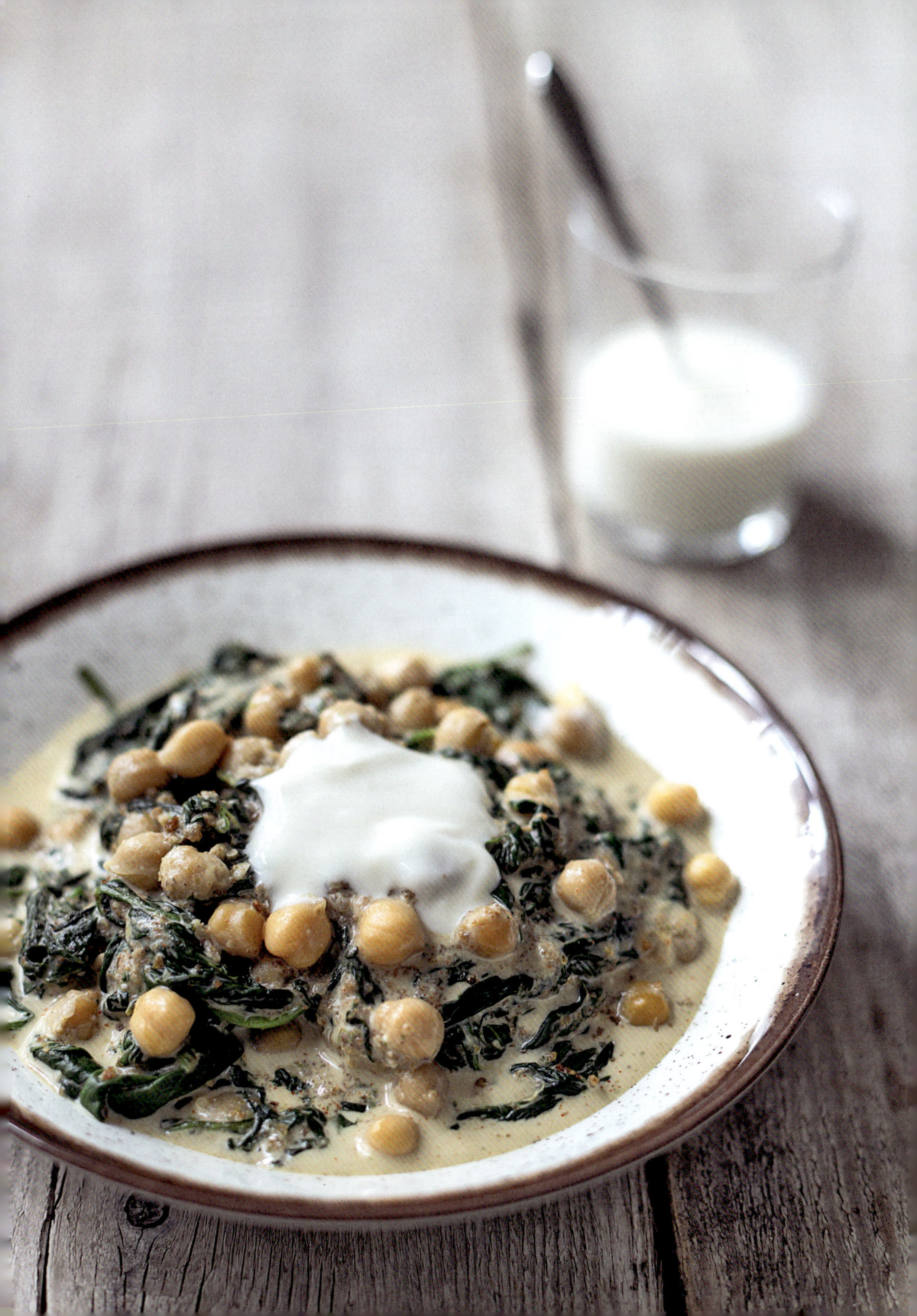

Kalte Hauptspeisen und leichte Suppen

Kartoffel-Gurken-Salat

- 1 kg festkochende Kartoffeln
- 1 große Bio-Salatgurke
- 200 ml Gemüsebrühe
- 100 g Sojajoghurt
- 2 EL natives Rapsöl
- 2 EL natives Leinöl
- 1 TL Senf
- Saft von 1 Zitrone, frisch gepresst
- Jodsalz
- Minze

Die Kartoffeln gründlich waschen, ungeschält in Wasser garen, kalt abschrecken, pellen und in kleine Würfel schneiden.
Die Salatgurke waschen, putzen, der Länge nach vierteln, die Samen mit einem Löffel herauskratzen und beiseitelegen. Das Gurkenfruchtfleisch würfeln und zu den Kartoffeln geben.
Die Gemüsebrühe, den Joghurt, das Öl, den Senf und den Zitronensaft mit den Gurkensamen pürieren. Mit dem Salat vermischen und mit Salz und Minze abschmecken.

Tipp: Den Salat mit 30–40 g gerösteten Kürbiskernen und etwas Chili bestreuen.

Zubereitung: 30 Minuten

3 Tage

Möhren-Mais-Salat

- 500 g Möhren
- 1 Apfel (ca. 100 g)
- 200–250 g Mais (frisch, TK oder aus dem Glas)
- 100 g Sojajoghurt
- 50 ml Hafer-Cuisine
- 2 EL Leinöl mit DHA
- 1 TL Senf
- 2 EL Zitronensaft, frisch gepresst
- Jodsalz
- Agavendicksaft
- 1–2 EL Koriandersamen

Die Möhren und den Apfel grob raspeln und mit dem Mais vermischen.
Den Joghurt mit der Hafer-Cuisine, dem Leinöl, dem Senf und dem Zitronensaft glatt rühren und mit Salz und Agavendicksaft abschmecken. Sofort mit dem Gemüse vermischen.
Die Koriandersamen trocken in einer Pfanne rösten, mörsern und den Salat damit bestreuen.

Tipp: Anstelle der Möhren können Sie auch Hokkaidokürbis oder Kohlrabi verwenden.

Zubereitung: 15 Minuten

2 Tage

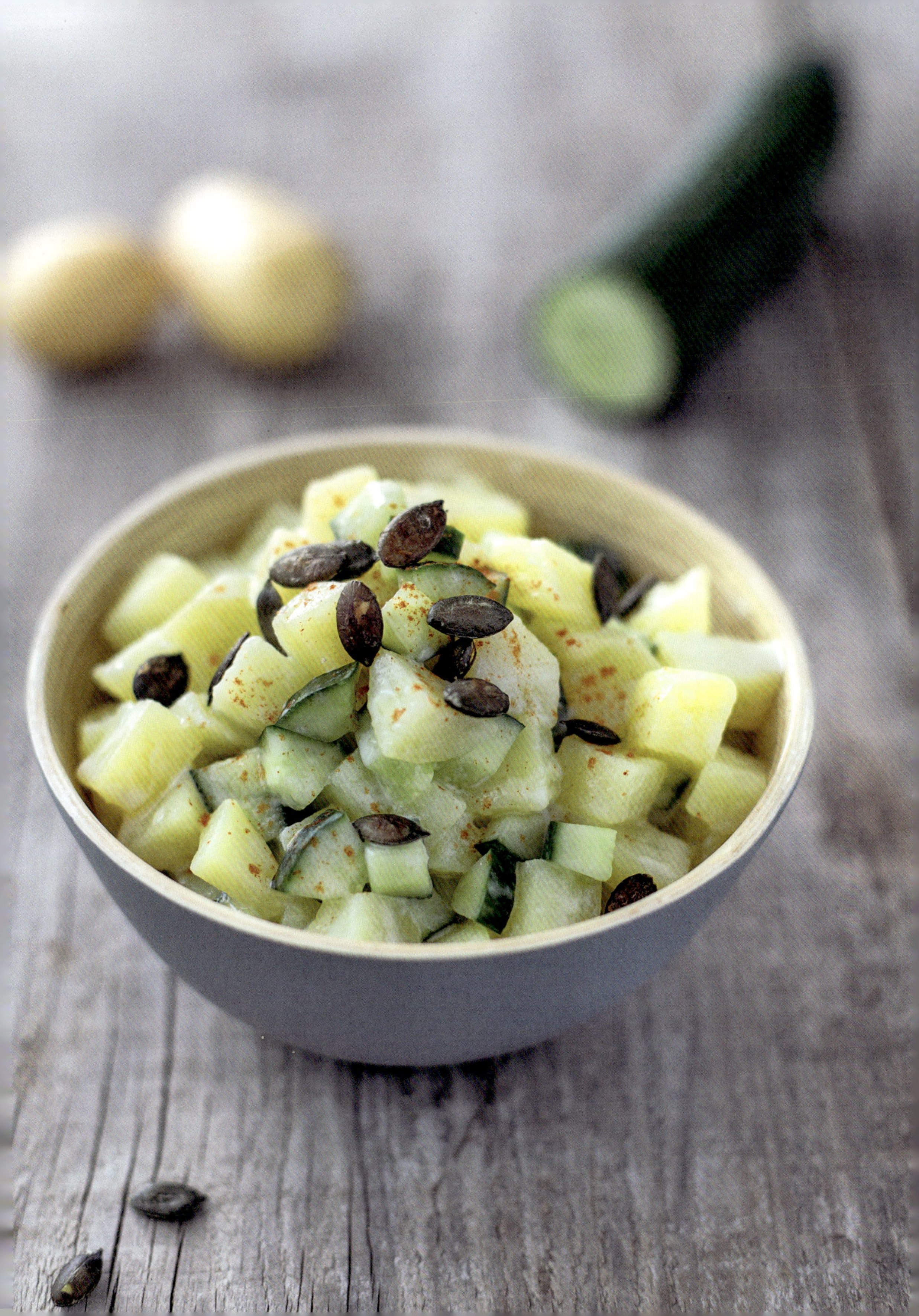

Couscous

- 250 g Couscous
- Jodsalz
- 5 EL Olivenöl
- 2–3 Fleischtomaten (ca. 1 kg)
- 250 g frische oder 100 g ungeschwefelte getrocknete Aprikosen
- ½ Bund glatte Petersilie
- 5 Minzestängel
- 50 g Mandeln

Zubereitung: 20 Minuten
Quellen: 1 Stunde

Den Couscous mit ½ TL Salz und 4 EL Olivenöl vermischen, mit 250 ml kochendem Wasser übergießen und mindestens 1 Stunde zugedeckt quellen lassen. Anschließend mit den Fingern oder einer Gabel zerkrümeln.
In der Zwischenzeit die Tomaten und die Aprikosen waschen, in sehr feine Würfel schneiden und unter den Couscous heben.
Petersilie und Minze waschen, trocken schütteln, sehr fein schneiden und ebenfalls unter den Couscous geben. Mit Salz abschmecken und mit dem restlichen Olivenöl beträufeln.
Die Mandeln trocken in einer Pfanne rösten, grob hacken und auf dem Couscous verteilen.

Tipp: Den typischen Geschmack erhält der Couscous mit je 1 TL trocken in der Pfanne geröstetem Kreuzkümmel, Koriander und Kardamom, im Mörser zerrieben und dann in den Couscous eingerührt.

2 Tage

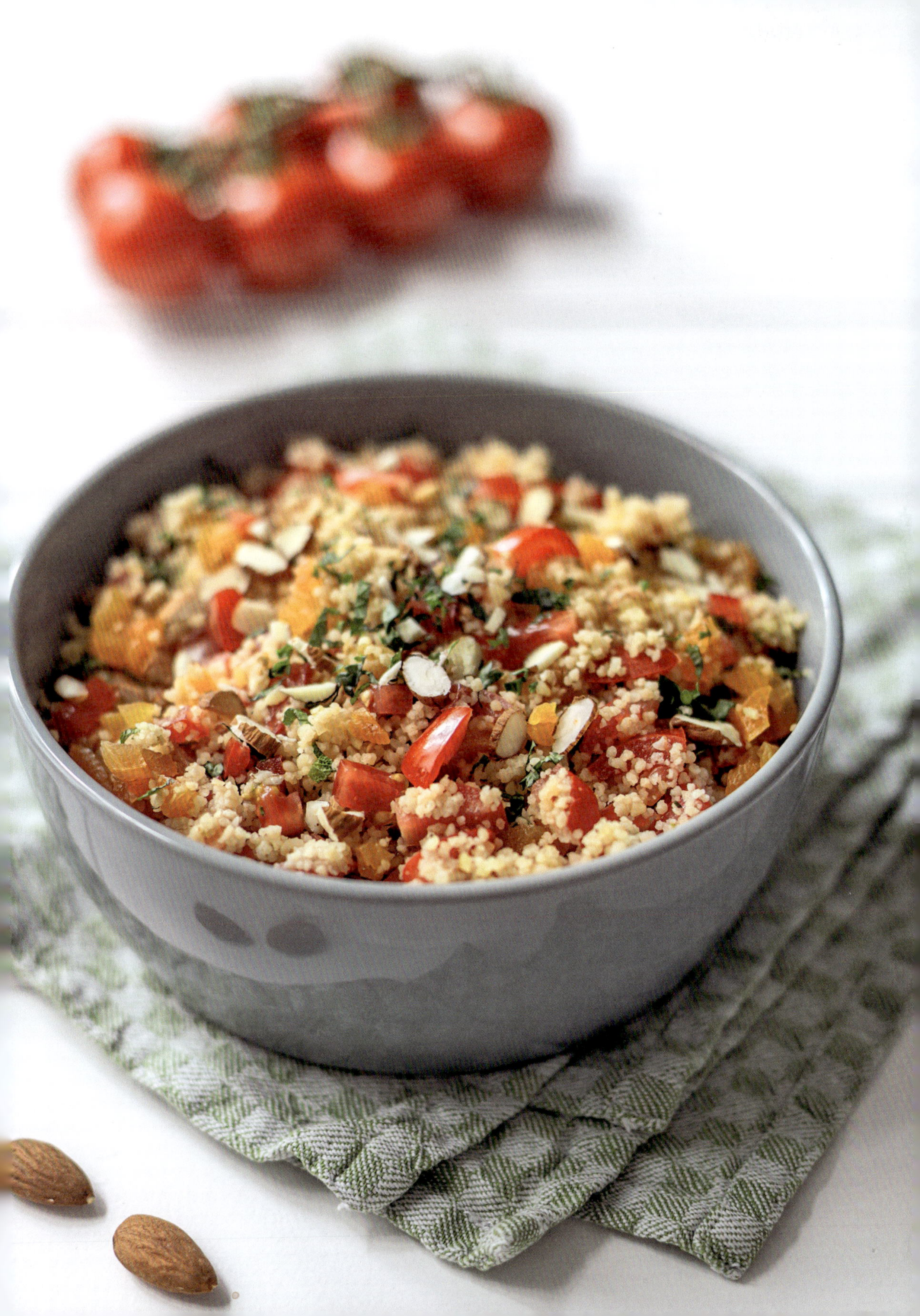

Rote-Bete-Salat

- 475 g Sojajoghurt
- 400 g rote Bete
- 1 Apfel
- 3 EL Zitronensaft, frisch gepresst
- Jodsalz
- 2 EL Olivenöl
- 6 Walnusskerne

Zubereitung: 10 Minuten
Abtropfen: 12 Stunden
Garen: 30 Minuten

400 g Joghurt in einem Kaffeefilter mindestens 12 Stunden abtropfen lassen (ergibt ca. 200 g). Die rote Bete waschen und im Ganzen in einem Topf mit Wasser bissfest garen – je nach Größe 30–45 Minuten. Dann die rote Bete leicht abkühlen lassen, die Schale mit den Händen abreiben und die rote Bete fein würfeln. Den Apfel waschen, das Kerngehäuse entfernen und den Apfel fein würfeln.
Den abgetropften Joghurt zusammen mit dem übrigen Joghurt und dem Zitronensaft glatt rühren. Mit den Rote Bete- und Apfelwürfeln verrühren. Mit Salz abschmecken. Den Salat auf einem flachen Teller flach verteilen, mit dem Olivenöl beträufeln und mit Walnüssen dekorieren.

* 3 Tage

Bunter Paprikasalat mit Erdnussdressing

- 3–4 EL Erdnussmus, crunchy
- 2–3 EL Balsamessig
- Jodsalz
- 3 bunte Paprika
- 2 säuerliche, knackige Äpfel
- evtl. 50 g Erdnüsse

Zubereitung: 15 Minuten

Das Erdnussmus mit 4–6 EL Wasser und dem Essig glattrühren und mit Salz abschmecken. Paprika waschen, Samen und Scheidewände entfernern und das Fruchtfleisch in mundgerechte Stücke schneiden. Sofort zu der Marinade geben und unterrühren. Äpfel waschen, vierteln, Kerngehäuse entfernen, Fruchtfleisch in kleine Stifte schneiden und unterrühren.

Tipp: Für größere Kinder kann der Salat mit Erdnüssen garniert werden.

* 1 Tag

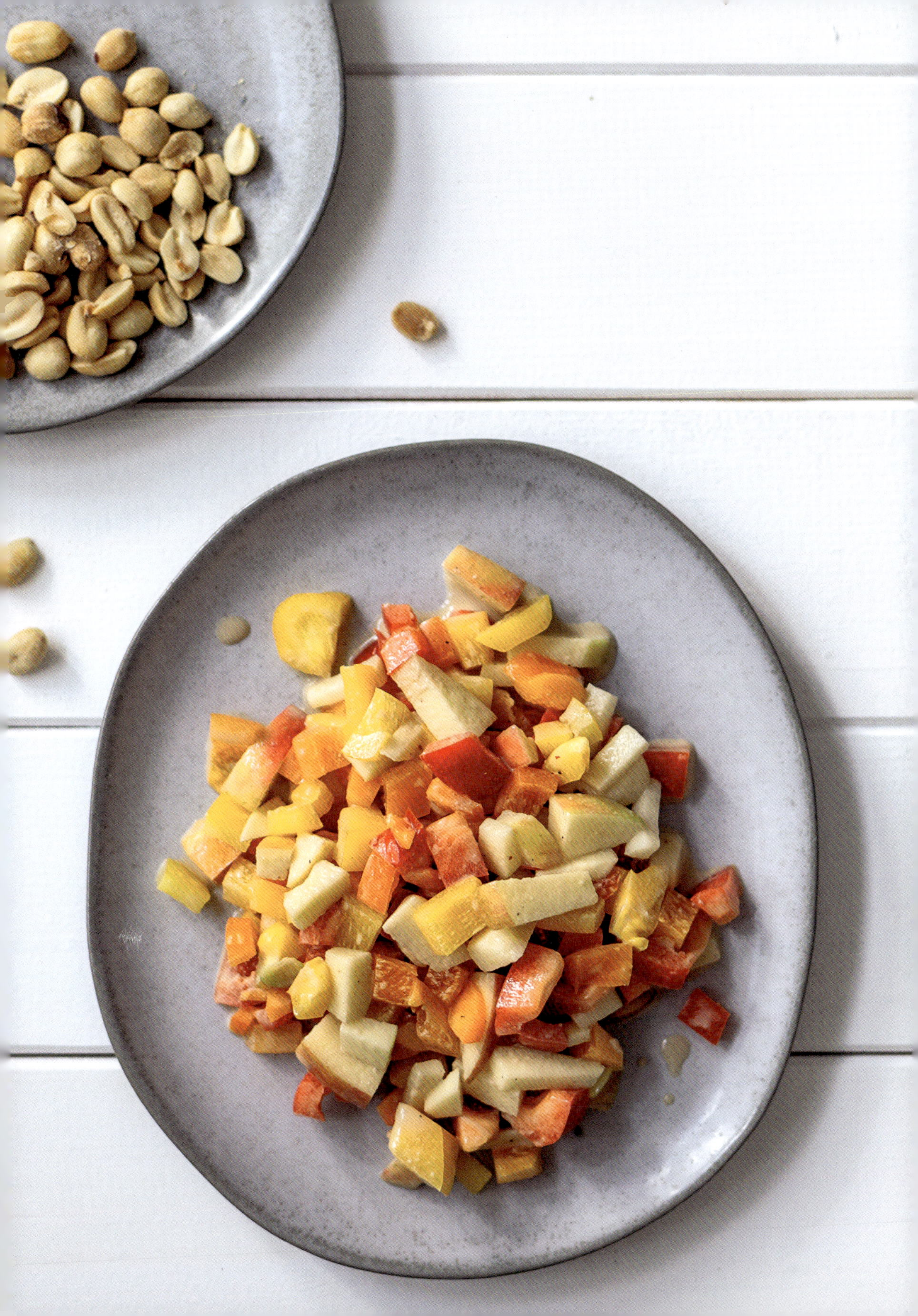

Orientalische Linsensuppe

- 10–20 g Ingwer
- 50 g Zwiebel
- 2 Knoblauchzehen
- 1 TL Curry
- 1 TL gemahlene Kurkuma
- 1 TL Senfkörner
- 1 TL gemahlener Kreuzkümmel
- 3 EL Olivenöl
- 3 getrocknete Datteln
- 200 g rote Linsen
- Jodsalz
- Pfeffer, frisch gemahlen
- Essig

Zubereitung: 25 Minuten

Ingwer, Zwiebel und Knoblauch schälen und würfeln. Mit Curry, Kurkuma, Senfkörnern, Kreuzkümmel, Olivenöl und Datteln pürieren und in einem Topf anschwitzen. Die Linsen dazu geben und noch einmal kurz mit anschwitzen.
Mit 750 ml Wasser aufgießen und 15–20 Minuten köcheln, bis die Linsen leicht zerfallen. Evtl. mit Salz, Pfeffer und Essig abschmecken.

Tipp: Mit einem Esslöffel Sojajoghurt servieren.

3 Tage

Frische Erbsensuppe

- 1 Zwiebel
- 20 g Margarine
- 700 ml Gemüsebrühe
- 400 g Erbsen (TK)
- 100 ml Hafer-Cuisine
- Kräutersalz
- Pfeffer, frisch gemahlen
- Zitronensaft, frisch gepresst
- frische Minze

Zubereitung: 20 Minuten

Zwiebel schälen und würfeln. Die Margarine in einem Topf erhitzen, die Zwiebel darin andünsten, die Gemüsebrühe angießen und die Erbsen dazugeben.
15 Minuten köcheln lassen, anschließend mit der Hafer-Cuisine fein pürieren. Mit Gewürzen, Zitronensaft und Minze abschmecken.

Tipp: Nehmen Sie Mais anstelle der Erbsen und schmecken Sie die Suppe mit Thymian ab.

2 Tage

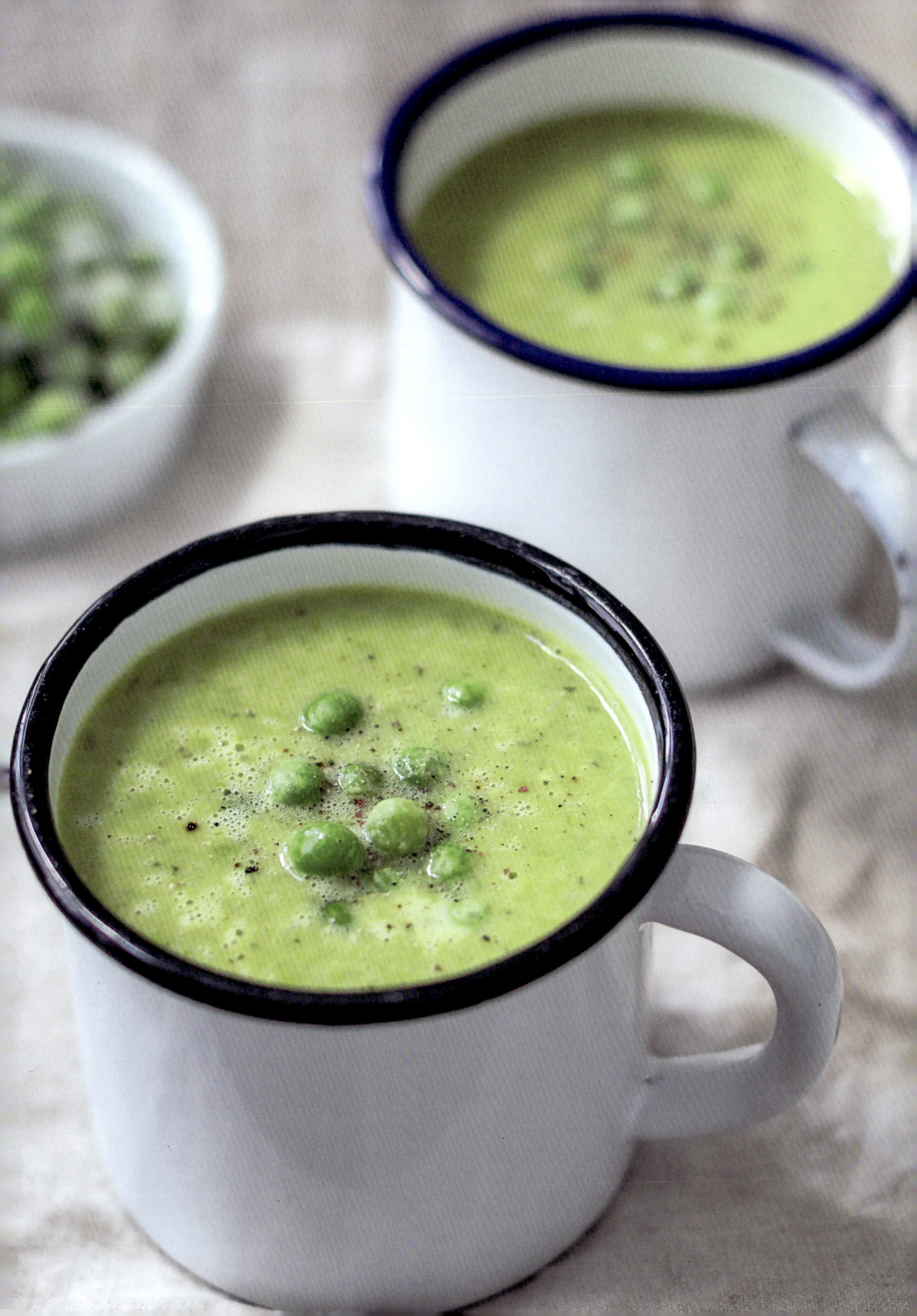

Gemüsecremesuppe

- 150 g Gemüse
- 80 g Kartoffeln oder 40–50 g Weizenvollkornmehl, Maismehl oder Weizengrieß
- 3 EL Olivenöl
- 400 ml Gemüsebrühe
- 200 ml Hafer- oder Sojadrink
- Gewürze (z. B. Jodsalz, Pfeffer, Muskat, frische Kräuter, Essig, Zitronensaft)

Das Gemüse waschen, putzen und klein schneiden. Die Kartoffeln schälen und klein schneiden. Das Olivenöl mit 3 EL Wasser in einem Topf erhitzen, dann das Gemüse und die Kartoffeln darin anschwitzen und die Gemüsebrühe angießen. 10 Minuten köcheln lassen. Die Suppe pürieren. Haferdrink hinzufügen, aufkochen lassen und mit den Gewürzen abschmecken.

Tipp: Besonders im Winter ist eine Gemüsecremesuppe mit einer Scheibe Vollkornbrot mit Aufstrich ein wärmendes und sättigendes Abendessen.

Zubereitung: 20 Minuten

* 2 Tage

Gelungene Kombinationen:

- Lauch, Kartoffeln, Muskat, Schnittlauch
- Blumenkohl, Weizengrieß, Curry, Zitronensaft
- Rote Bete, Kartoffeln, Zimt, Apfeldicksaft
- Zucchini, Kartoffel, Basilikum, Tomatenwürfel
- Möhre, Kürbis, Piment, Orangensaft
- Champignons, Kartoffeln, Knoblauch, Petersilie
- Grünkohl, Kartoffeln, Zwiebel, Hafer-Cuisine, Muskat
- Kohlrabi, Weizenvollkornmehl, Kerbel

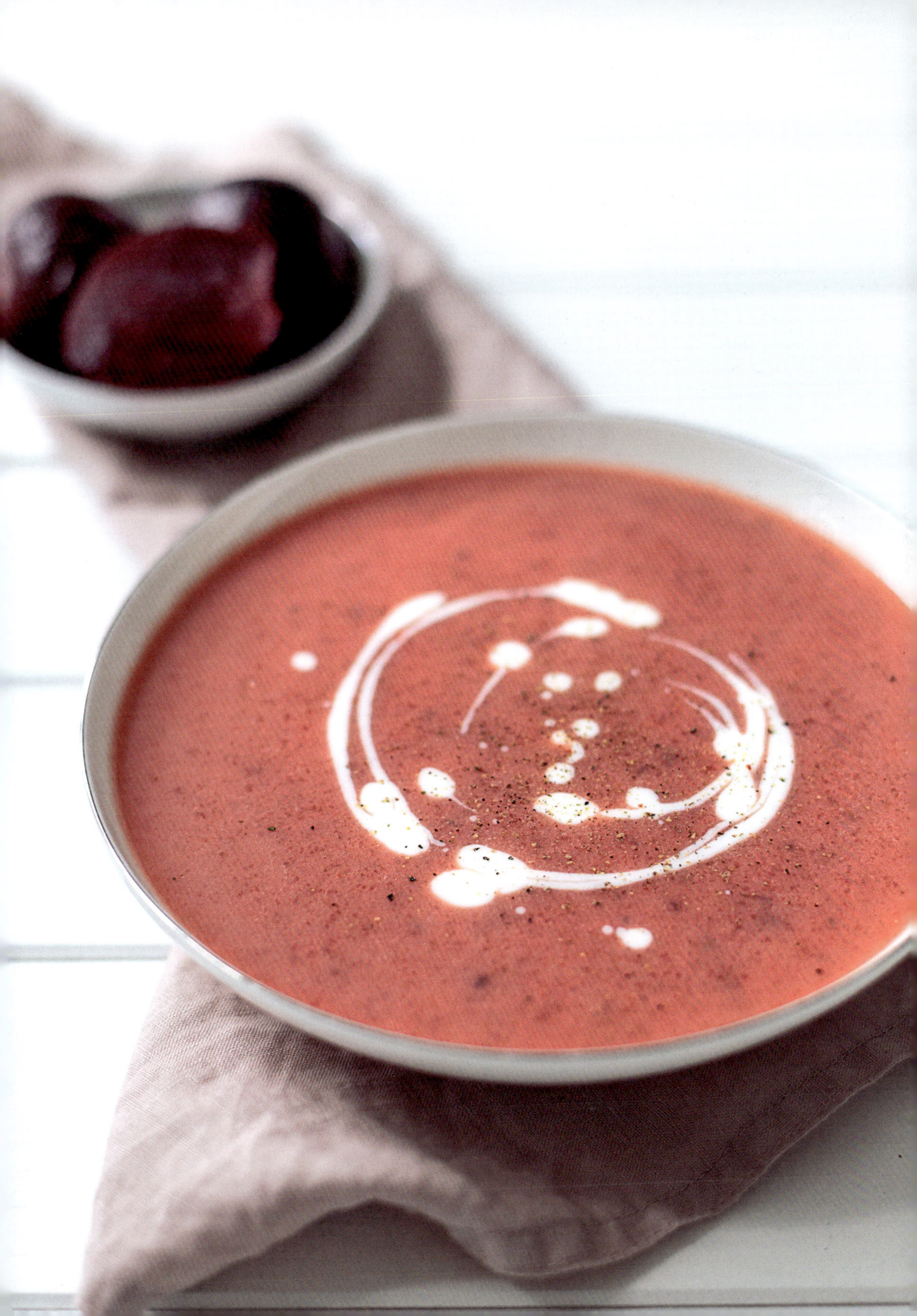

Toastbrötchen aus der Pfanne

Für 25 Stück
- 250 ml Haferdrink + Kalzium
- ½ Würfel Hefe (20 g)
- ½ TL Jodsalz
- 200 g Dinkelvollkornmehl
- 250 g Dinkelmehl Type 1050
- 2 EL Dinkelvollkorngrieß
- Bratöl

Zubereitung: 10 Minuten
Gehen: 30 Minuten
Backen: 15 Minuten

Den Haferdrink erwärmen und die Hefe darin auflösen. Salz und Mehl unterrühren und den Teig 8 Minuten kneten. Zugedeckt 30 Minuten gehen lassen. Den Teig erneut durchkneten und auf reichlich Grieß 1 cm dick ausrollen. Mit einem Glas (Ø 6–7 cm) Kreise ausstechen. Eine beschichtete Pfanne einfetten und die Kreise darauf verteilen. Auf beiden Seiten auf mittlerer Stufe je 5–6 Minuten backen.

2 Tage

Dreierlei Tofu

- 400 g Tofu natur
- 2 EL Olivenöl
- 1 TL gemahlene Kurkuma
- Kala Namak (indisches Schwefelsalz)
- ½ TL Jodsalz
- 100 g Räuchertofu
- 1 EL Bratöl
- 250 g Seidentofu
- Pfeffer, frisch gemahlen
- Schnittlauch

Zubereitung: 20 Minuten

Den Tofu mit einer Gabel zerbröseln und mit Olivenöl, Kurkuma, Kala Namak und Salz 10 Minuten marinieren. Den Räuchertofu sehr fein würfeln, das Bratöl in einer Pfanne erhitzen und den Tofu darin kross braten, herausnehmen und beiseite stellen.
Den marinierten Tofu mit der Marinade in der Pfanne bei starker Hitze braten, den Räuchertofu dazu geben, den Seidentofu mit einer Gabel durchziehen und kurz mit erhitzen.
Mit Pfeffer und Schnittlauch bestreuen und sofort servieren.

Tipp: Dreierlei Tofu schmeckt zum Frühstück mit einem frisch gebackenen Bagel (S. 228), mittags einfach zu einem Gemüsestampf und abends auf einer Scheibe Vollkornbrot mit Gurke und Tomate.

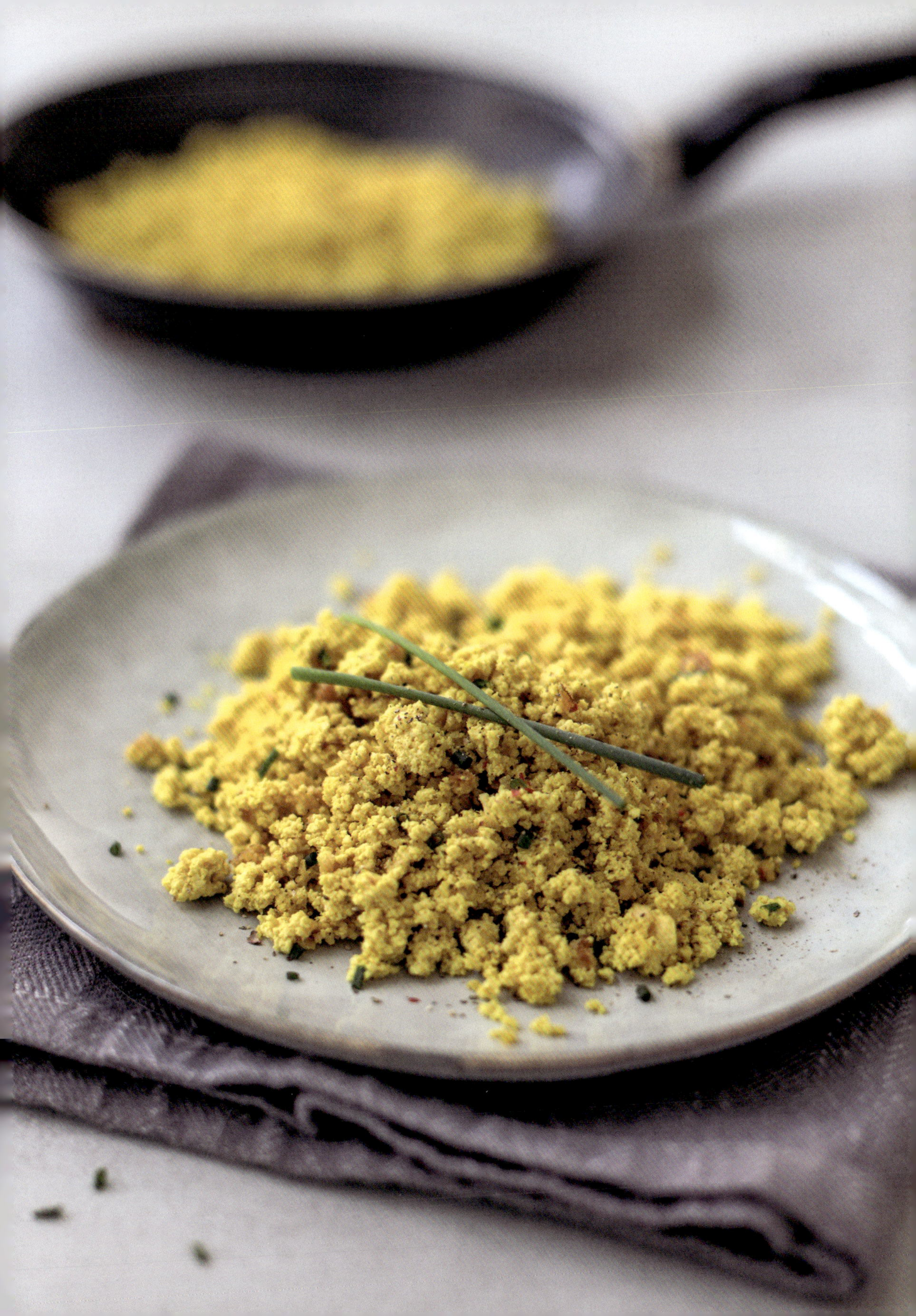

Pizza-Muffins

Für 18 Muffins

- 500 ml Gemüsebrühe
- 2 EL Olivenöl
- 200 g Polenta
- 3 frische Tomaten oder
  1 Dose Pizzatomaten
- 1 EL Tomatenmark
- ½ TL Zucker
- 8 Basilikumblättchen oder
  1 TL getrocknetes Basilikum
- 200 g Seidentofu
- 3 EL Hefeflocken
- 30 g Mandelstreu (S. 126)

Zubereitung: 20 Minuten
Backen: 20 Minuten

Die Gemüsebrühe mit dem Olivenöl in einem Topf mit geschlossenem Deckel aufkochen. Den Topf von der Herdplatte nehmen, die Polenta einrühren, Topf wieder auf die Platte ziehen und die Polenta unter Rühren 5 Minuten köcheln lassen. Auf der ausgeschalteten Herdplatte bei geschlossenem Deckel 10 Minuten ausquellen lassen.
Die Tomaten waschen und in kleine Würfel schneiden. Mit dem Tomatenmark, dem Zucker und dem Basilikum vermischen. Den Seidentofu und die Hefeflocken unter die Polenta rühren. Die Polentamasse auf die 18 Förmchen gleichmäßig verteilen.
Den Backofen auf 180 °C Ober-/Unterhitze vorheizen.
Mit nassen Fingern je eine kleine Mulde hineindrücken, die Tomatenfüllung darin verteilen und mit dem Mandelstreu bestreuen. Die Polenta-Muffins ca. 20 Minuten im vorgeheizten Ofen backen.

Tipps: Die Pizza-Muffins schmecken warm und kalt und lassen sich sehr gut mitnehmen.
Dazu passt eine Frischkostplatte mit Aioli (S. 160) und Joghurt-Pudding (S. 208) zum Nachtisch.

2 Tage

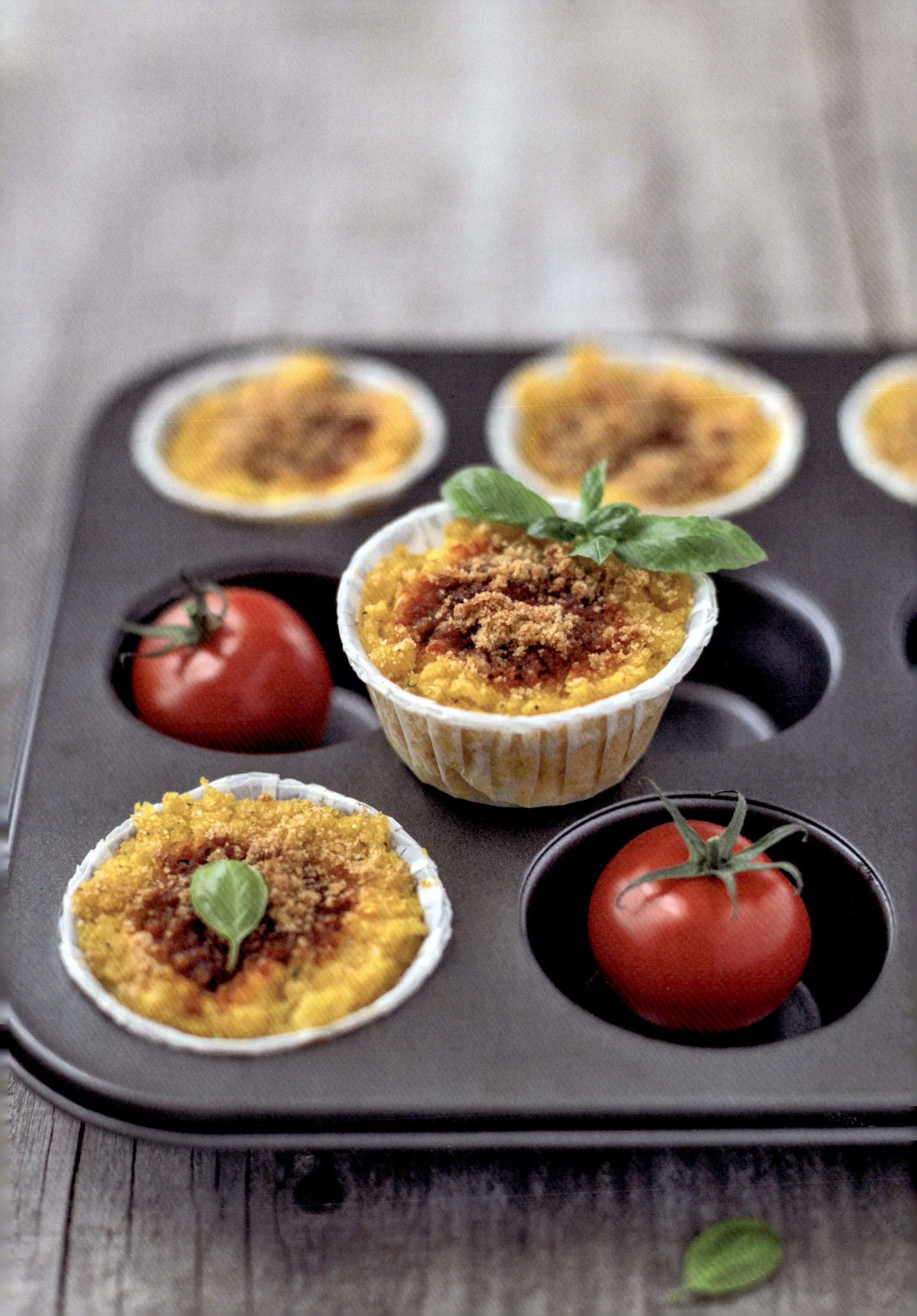

Cashew-Kräuter-Creme

- 150 g Cashewkerne
- 30 ml Apfelessig
- 2 EL Olivenöl
- 2 EL gehackte frische Kräuter nach Wahl
- Jodsalz
- Knoblauch

Zubereitung: 10 Minuten
Quellen: 4 Stunden
Ruhen: 12 Stunden

Die Cashewkerne in Wasser mindestens 4 Stunden einweichen. Anschließend abgießen und mit dem Essig und dem Olivenöl cremig pürieren. Die Kräuter unterziehen und mit Salz und Knoblauch abschmecken.
Die Creme in ein heiß ausgespültes Schraubglas geben und 12 Stunden bei Zimmertemperatur stehen lassen. Danach die Creme im Kühlschrank aufbewahren.

Tipp: Sie können die Creme auch ohne Kräuter zubereiten oder die Kräuter durch Oliven bzw. getrocknete Tomaten ersetzen. Ideal als Sandwichcreme kombiniert mit Tomaten oder Gurken.

5–6 Tage

Haselnuss-Tomaten-Pastete

- 50 g gemahlene Haselnüsse
- 30 g Tomatenmark
- 3 EL Olivenöl
- ½ Knoblauchzehe
- Jodsalz
- Pfeffer, frisch gemahlen
- geräuchertes Paprikapulver
- Oregano

Zubereitung: 10 Minuten
Ruhen: 1 Tag

Alle Zutaten bis auf die Gewürze miteinander verkneten und mit den Gewürzen kräftig abschmecken. Die Masse bonbonförmig in zwei Stück Pergamentpapier zu je einer 10 cm langen Rolle einwickeln. Im Kühlschrank 1 Tag durchziehen lassen.

Tipp: Die Pastete können Sie nach dem Durchziehen in dünne Scheiben schneiden und aufs Brot geben oder auch kurz in der Pfanne braten und zu einem Gemüsegericht servieren.

4 Tage

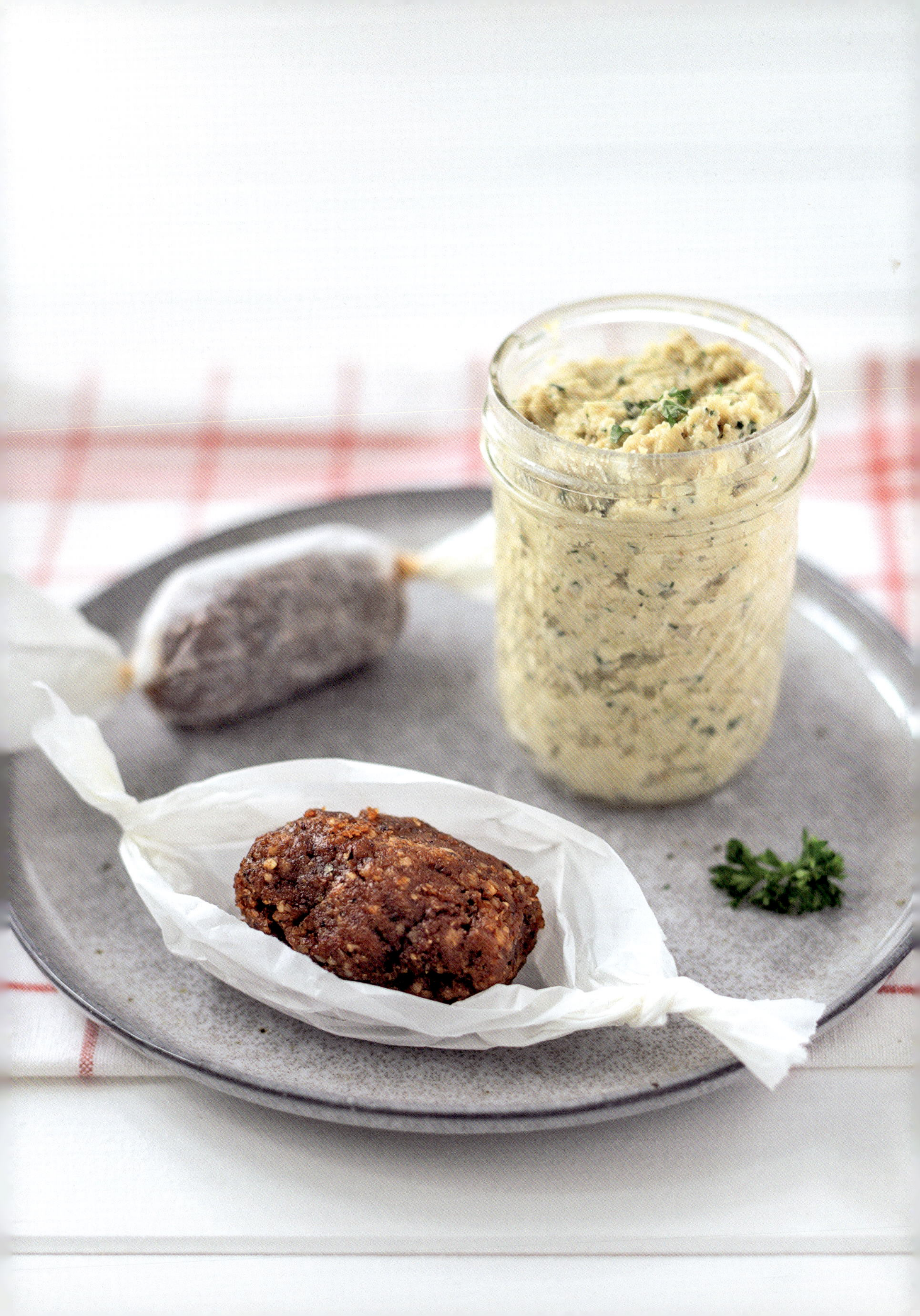

Kidneybohnencreme

- 50 g Zwiebeln
- 2 EL Olivenöl
- 1 Lorbeerblatt
- ¼ TL Jodsalz
- 130 g Räuchertofu
- 120 g gegarte Kidneybohnen
- 40 g Sonnenblumenkernmus
- Majoran
- geräuchertes Paprikapulver

Die Zwiebeln schälen und fein würfeln. Das Öl in einer Pfanne erhitzen und die Zwiebeln darin mit dem Lorbeerblatt und dem Salz bei niedriger Hitze 10–15 Minuten dünsten.
Das Lorbeerblatt herausnehmen und die Zwiebeln mit dem Räuchertofu, den Bohnen und dem Sonnenblumenkernmus fein pürieren. Mit Majoran und Paprikapulver abschmecken.

Tipp: Die Creme schmeckt besonders zu kräftigem Vollkorn-Roggensauerteigbrot und dazu saure Gurken und Senf.

Zubereitung: 10 Minuten

4 Tage

„Schmalz" mit Kürbiskernen

- 40 g Zwiebel
- 40 g Apfel
- 20 g Kürbiskerne
- 140 g Kokosöl
- 60 ml Leinöl

Zwiebel schälen, Apfel waschen und das Kerngehäuse entfernen. Zwiebel und Apfel sehr fein würfeln, die Kürbiskerne fein hacken.
Das Kokosöl in einem Topf schmelzen. 2 TL Kokosöl in eine Pfanne geben und Zwiebel, Apfel und Kürbiskerne darin dünsten. Zusammen mit dem Leinöl mit dem restlichen Kokosöl vermengen, in zwei kleine Schraubgläser füllen und unter gelegentlichem Umrühren abkühlen lassen. Im Kühlschrank aufbewahren.

Tipp: Das Schmalz schmeckt auf jedem Brot gut, damit lassen sich aber auch Suppen, Eintöpfe, Gemüsegerichte oder Aufstriche verfeinern. Es sollte aber nicht mehr erhitzt werden.

Zubereitung: 15 Minuten
Kühlen: 1 Stunde

4 Wochen

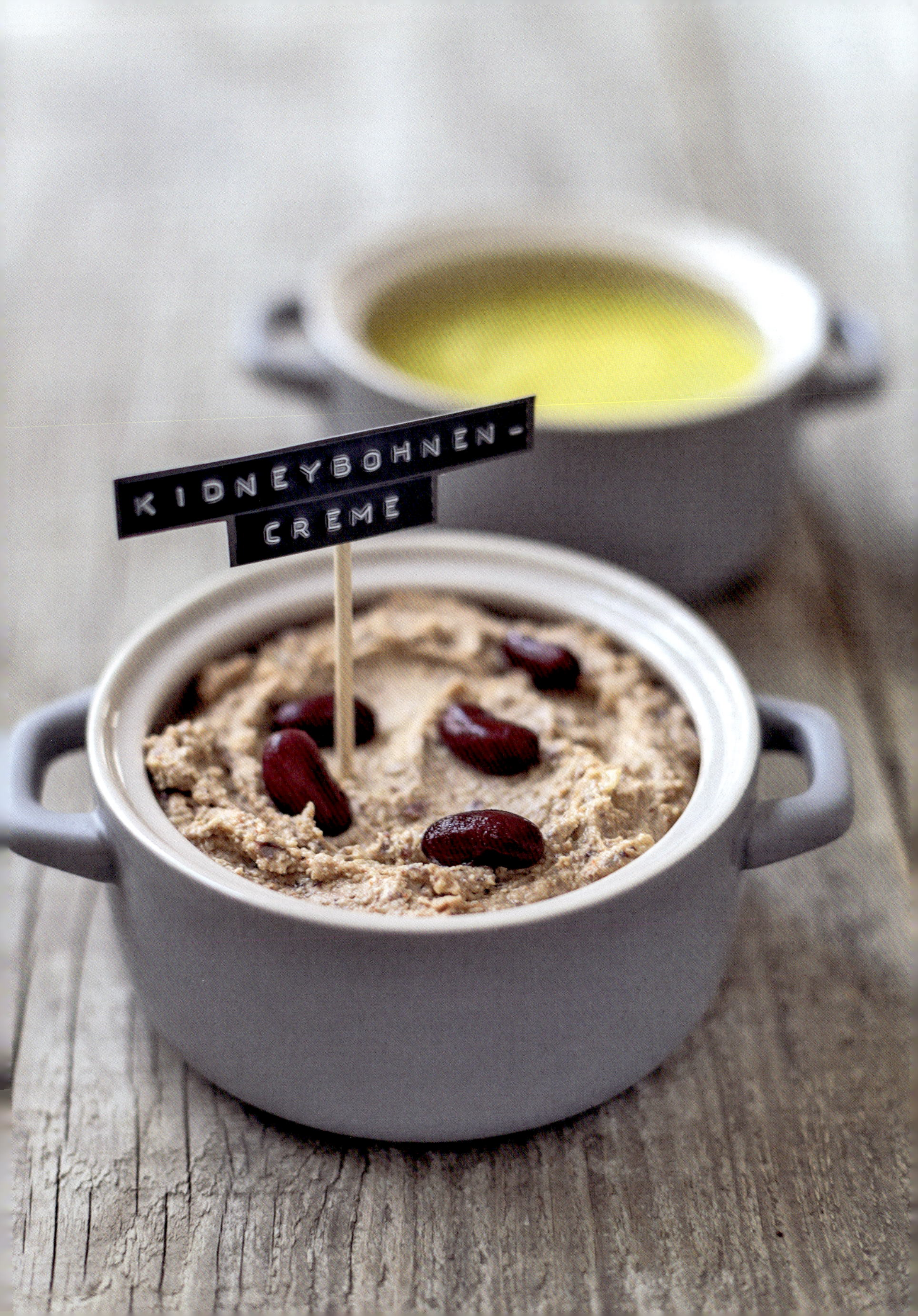
KIDNEYBOHNEN-
CREME

Gebackenes und Desserts

Müslischnitten

Für ca. 50 Stück
- 150 g getrocknete Aprikosen
- 40 g getrocknete Datteln
- 100 g Walnusskerne
- 2 Bananen (200 g)
- 1 Apfel (100 g)
- 250 ml Haferdrink
- 100 ml Rapsöl
- 225 g Dinkelvollkornmehl
- 50 g gepoppter Amaranth
- 50 g feine Haferflocken
- 1 Pck. Weinsteinbackpulver

Die Aprikosen, die Datteln und die Walnüsse fein schneiden. Den Backofen auf 180 °C Ober-/Unterhitze vorheizen.
Die Bananen schälen, den Apfel waschen und das Kerngehäuse entfernen. Banane und Apfel mit Haferdrink und Öl mixen.
Alles mit den restlichen Zutaten verrühren und auf ein mit Backpapier ausgelegtes Backblech streichen. 35–40 Minuten im vorgeheizten Ofen backen, auskühlen lassen und in 5 cm große Quadrate schneiden.

Zubereitung: 15 Minuten
Backen: 35–40 Minuten

1–2 Wochen

mehrere Monate

Haferkekse

Für ca. 20 Stück
- 20 g getrocknete Cranberries
- 40 g Dinkelvollkornmehl
- 60 g feine Haferflocken
- 2 TL Weinsteinbackpulver
- 1 Msp. abgeriebene Bio-Zitronenschale
- 40 g Banane
- 30 g Zuckerrübensirup
- 50 ml mildes Olivenöl oder Bratöl

Den Backofen auf 180 °C Ober-/Unterhitze vorheizen. Die Cranberries grob schneiden, mit Mehl, Haferflocken, Backpulver und Zitronenschale vermischen. Die Banane schälen, mit einer Gabel zerdrücken, mit Zuckerrübensirup und Öl verrühren und unter die Mehlmischung ziehen. Mithilfe eines Teelöffels kleine Häufchen auf ein mit Backpapier belegtes Backblech setzen. 10–12 Minuten im vorgeheizten Ofen goldbraun backen.

Zubereitung: 15 Minuten
Backen: 10–12 Minuten

3 Wochen

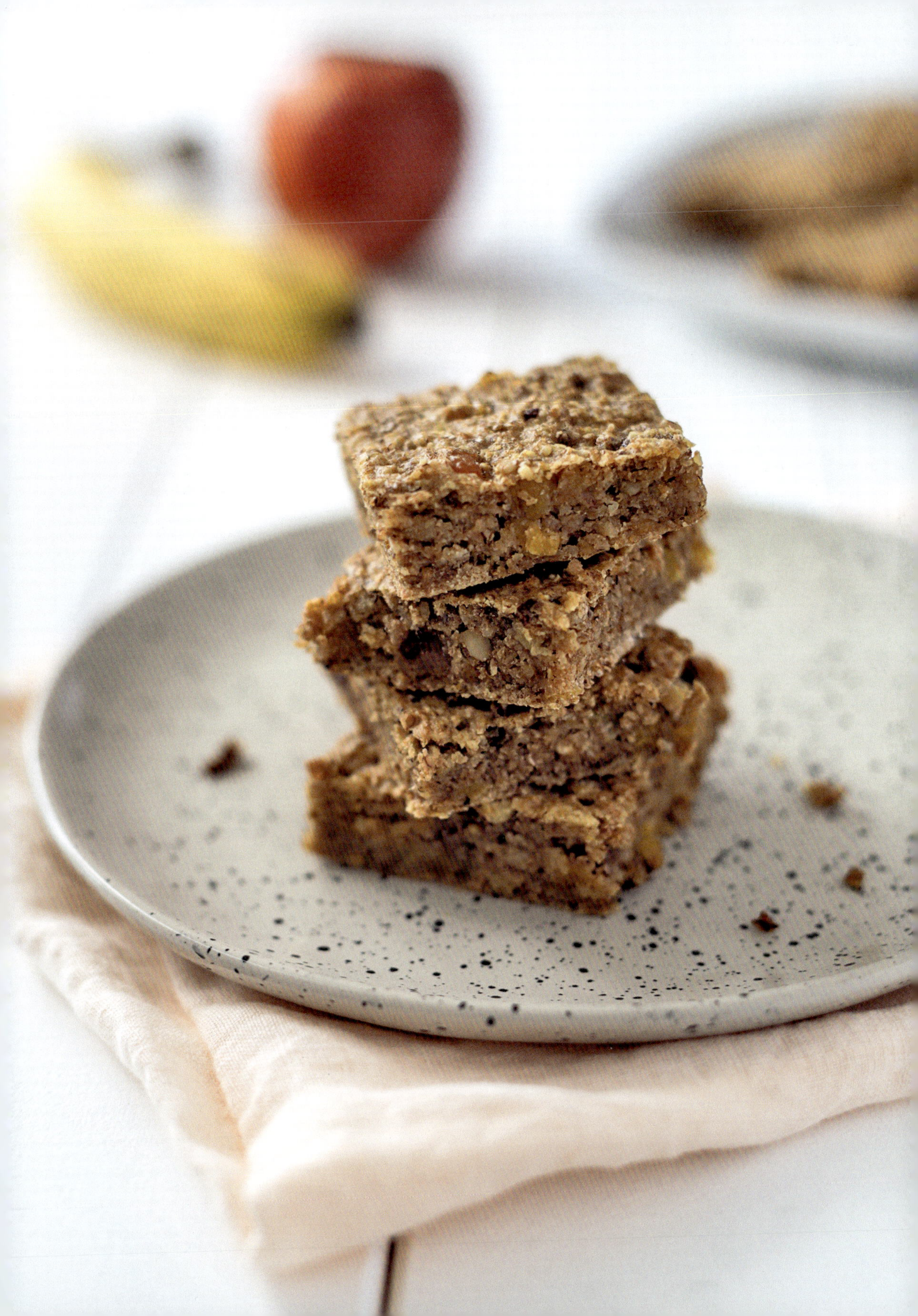

Nusshörnchen

Für 64 Stück
- 400 g Sojajoghurt
- 300 g Dinkelvollkornmehl
- 200 g Margarine
- 80 g gemahlene Haselnüsse
- 60 g Rohrohrzucker

Den Sojajoghurt in einem Kaffeefilter mindestens 12 Stunden abtropfen lassen (ergibt ca. 200 g).
Mehl, Margarine und den abgetropften Joghurt zügig zu einem Teig verkneten und luftdicht abgedeckt im Kühlschrank mindestens 30 Minuten ruhen lassen.
Haselnüsse und Zucker vermischen. Den Teig in vier Teile teilen. Ein Viertel der Nuss-Zucker-Mischung auf die Arbeitsfläche streuen und ein Viertel des Teiges darauf zu einer runden Teigplatte (Ø 26 cm) ausrollen. Dabei die Teigplatte mehrere Male wenden.
16 kuchenstückförmige Stücke aus der Teigplatte schneiden und diese von außen nach innen aufrollen.
Den Backofen auf 180 °C Umluft vorheizen.
Mit dem restlichen Teig ebenso verfahren. Die Hörnchen auf zwei mit Backpapier ausgelegte Bleche legen und 10–15 Minuten im vorgeheizten Ofen backen.

Tipp: Statt der Nuss-Zucker-Mischung 100 g gemörserten Sesam mit 10 g Jodsalz und 5 g Zucker mischen und den Teig darauf ausrollen. Der fertige Teig kann bis zu 3 Tage im Kühlschrank ruhen.

Zubereitung: 20 Minuten
Abtropfen: 12 Stunden
Kühlen: mind. 30 Minuten
Backen: 15 Minuten

1 Woche mehrere Monate

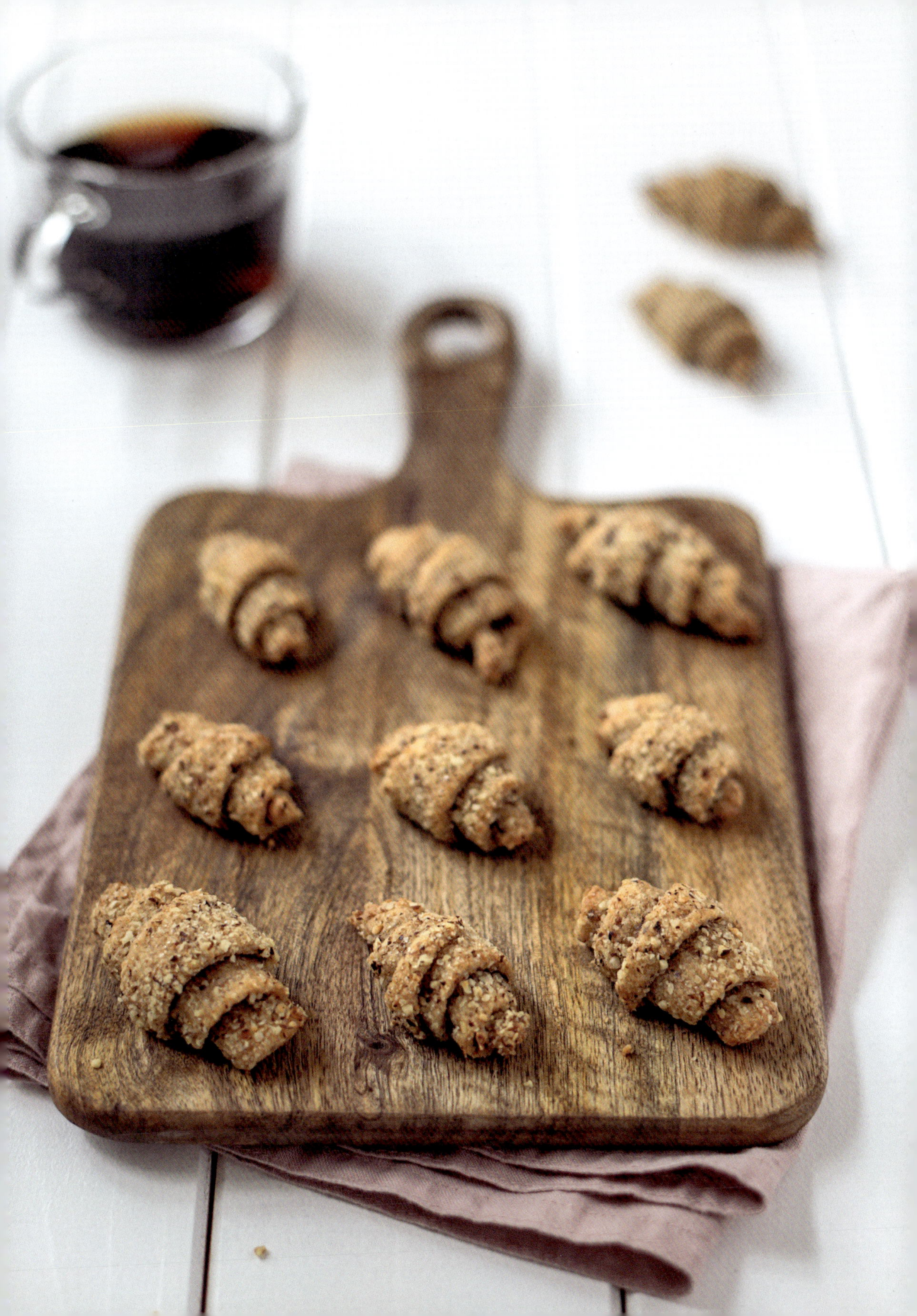

Schneller Streuselkuchen

- 300 g Dinkelvollkornmehl
- 200 g Dinkelmehl Type 1050
- 100 g Vollrohr- oder Rohrohrzucker
- 250 g Margarine
- 350 g Pflaumenmus (Rezept S. 144)

Den Backofen auf 200 °C Ober-/Unterhitze vorheizen.
Mehl und Zucker vermischen, Margarine in Flöckchen darübergeben und mit 2–4 EL kaltem Wasser zügig zu einem bröseligen Teig verkneten. Die Hälfte des Teiges in eine Springform (26 cm Ø) drücken, das Pflaumenmus darüber verstreichen und den restlichen Teig als Streusel darüberbröseln. Im vorgeheizten Ofen 35–40 Minuten backen.

Tipp: Statt Pflaumenmus ein Mus aus Aprikosen und Zitronensaft verwenden.

Zubereitung: 20 Minuten
Backen: 35–40 Minuten

7 Tage

mehrere Monate

Muffin natur

Für 16 Muffins

- 150 g getrocknete Datteln
- 150 ml Orangensaft
- 2 EL Cashewmus
- 250 g Dinkelvollkornmehl
- 2 TL Weinsteinbackpulver
- 1 TL Natron
- ½ TL Johannisbrotkernmehl
- 20 g Vollsojamehl
- 1 Prise Jodsalz
- 1 Msp. gemahlene Vanille
- 100 ml mildes Olivenöl oder Bratöl

Die Datteln klein schneiden und mindestens 30 Minuten in dem Orangensaft einweichen. Anschließend pürieren. Cashewmus mit 250 ml Wasser mixen. Mehl, Backpulver, Natron, Johannisbrotkernmehl und Sojamehl vermischen.
Den Backofen auf 170 °C Ober-/Unterhitze vorheizen. Dattelpüree, Cashewmilch, Salz, Vanille und Öl vermischen und mit der Mehlmischung zu einem glatten Teig verrühren.
Den Teig auf 16 Muffinförmchen verteilen und 20–25 Minuten im vorgeheizten Ofen backen.

Tipp: Mit Obst, Kakao, Schokostückchen etc. verfeinern.

Zubereitung: 15 Minuten
Einweichzeit: 30 Minuten
Backen: 20–25 Minuten

5 Tage

mehrere Monate

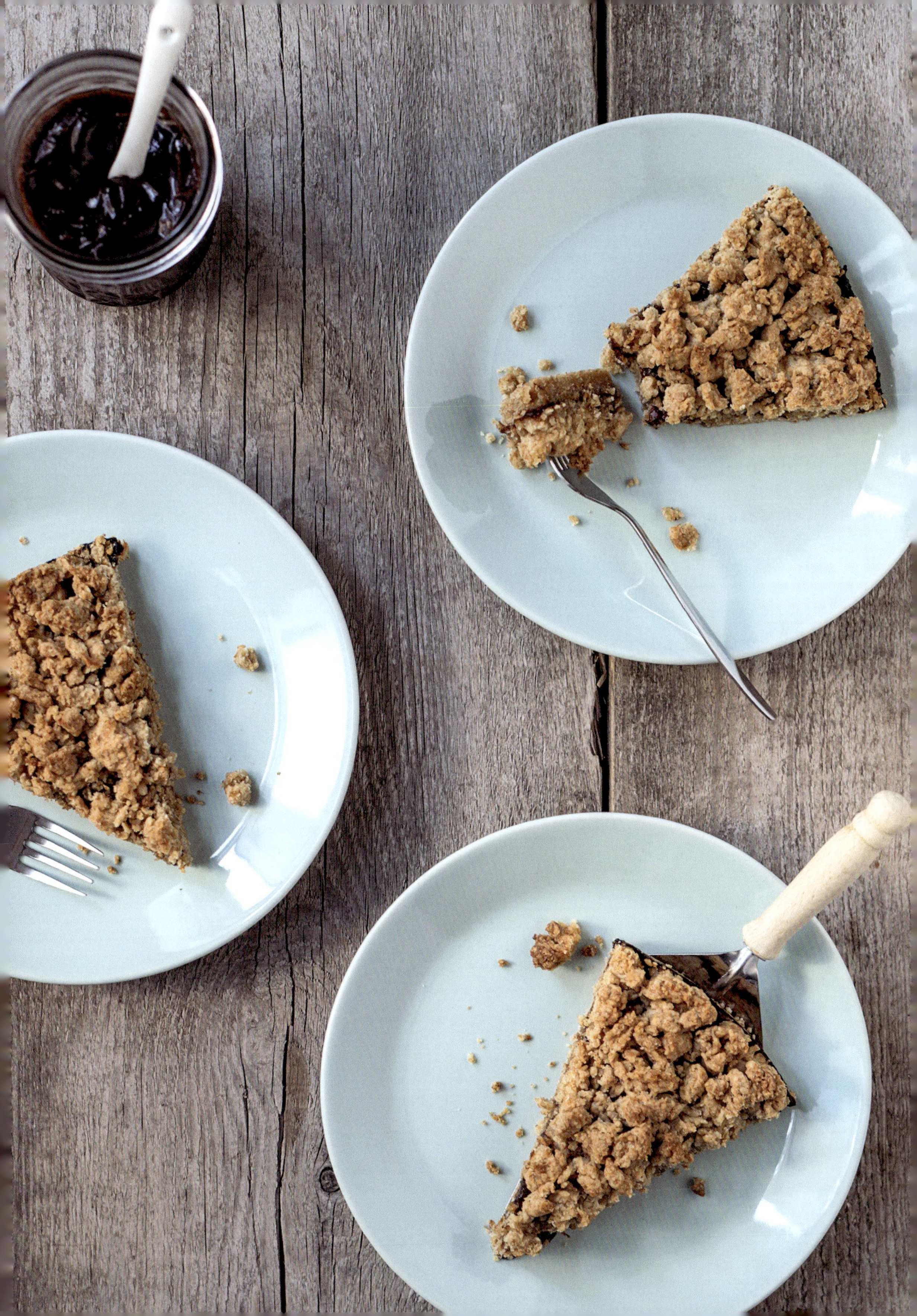

Schoko-Kirsch-Kuchen

Für den hellen Teig:

- 1 Glas Sauerkirschen (350 g)
- 480 g Sojajoghurt
- 80 g Margarine (Zimmertemperatur)
- 70 g Rohrohrzucker
- 30 g Speisestärke
- 2–3 TL Zitronensaft, frisch gepresst
- 30 g gemahlene Cashewkerne oder Macadamianüsse
- abgeriebene Bio-Zitronenschale
- Vanille, gemahlen

Für den Schokoteig:

- 150 g Dinkelvollkornmehl
- 50 g gemahlene Haselnüsse
- 75 g Rohrohrzucker
- 2 EL ungesüßtes Kakaopulver
- 1 EL Speisestärke
- 2 TL Weinsteinbackpulver
- 40 ml Haselnussöl
- 180 ml kohlensäurehaltiges Mineralwasser

Zubereitung: 20 Minuten
Abtropfen: 12 Stunden
Backen: 40–45 Minuten

Die Kirschen abtropfen lassen. Für den hellen Teig 400 g Sojajoghurt in einem Kaffeefilter mindestens 12 Stunden abtropfen lassen (ergibt ca. 200 g). Dann die Margarine mit dem Zucker schaumig schlagen. Anschließend die Stärke, den abgetropften sowie den übrigen Joghurt, den Zitronensaft und die Cashewkerne oder Macadamianüsse unterrühren. Mit Zitrone und Vanille abschmecken.
Für den Schokoteig Mehl, Haselnüsse, Zucker, Kakao, Stärke und Backpulver gut vermischen. Das Öl und das Mineralwasser einrühren und den Teig bis auf 3 EL in eine mit Backpapier ausgelegte Springform (Ø 26 cm) füllen.
Den Backofen auf 160 °C Ober-/Unterhitze vorheizen.
Die gut abgetropften Kirschen auf dem Schokoladenteig verteilen, den hellen Teig darüber streichen und die zurückgehaltenen 3 EL Schokoteig dekorativ daraufklecksen.
Den Kuchen 40–45 Minuten auf der mittleren Schiene backen.

Tipp: Im Sommer können Sie auch frische Kirschen oder Aprikosen- bzw. Nektarinenstückchen anstelle der Sauerkirschen aus dem Glas verwenden. Das Haselnussöl lässt sich durch ein mildes Olivenöl oder Bratöl ersetzten.

5 Tage   mehrere Monate

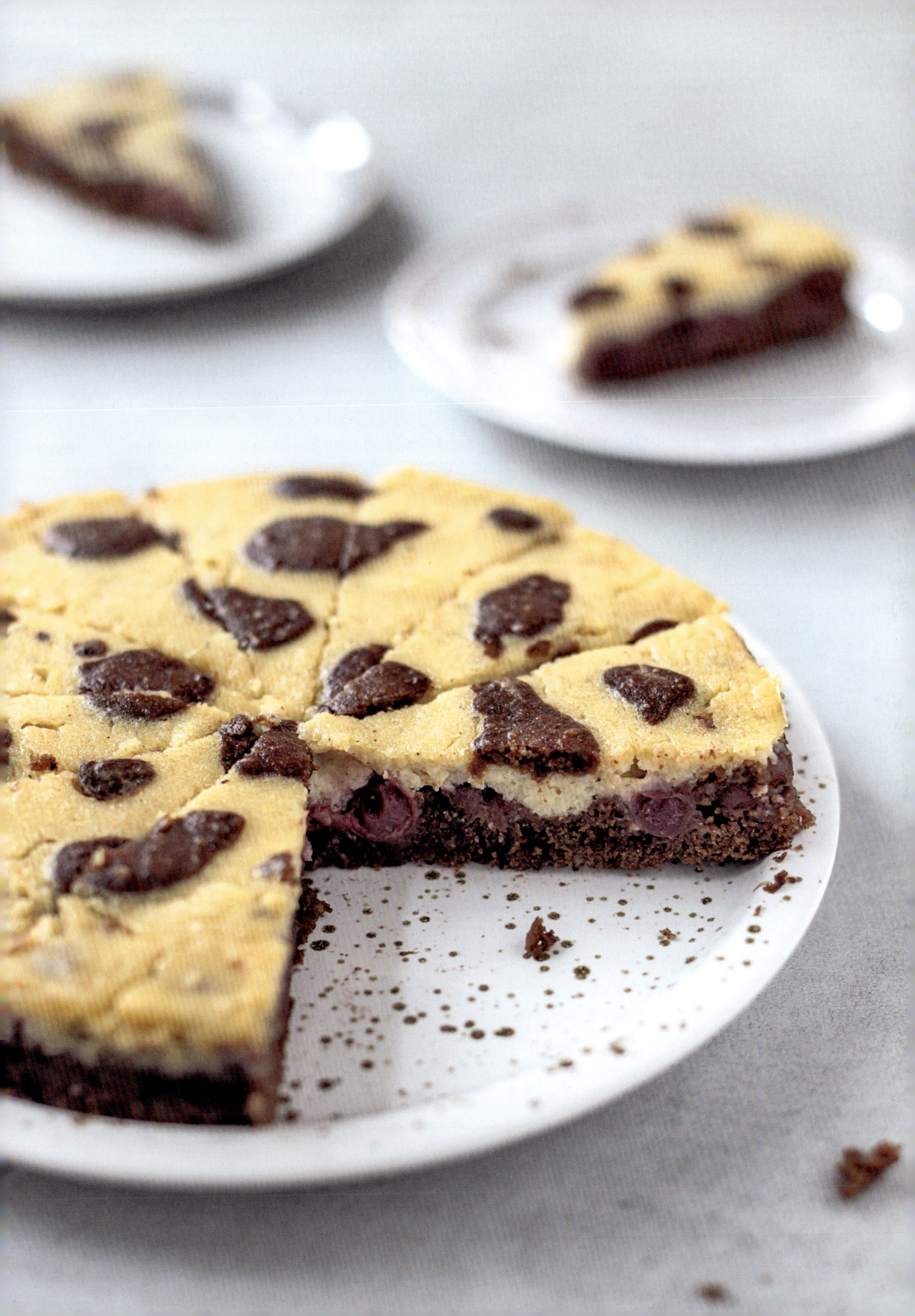

Pfannküchlein

Für 10–12 Küchlein
Für den Teig:

- 250 g Dinkelvollkornmehl
- 1 ½ TL Weinsteinbackpulver
- ½ TL Jodsalz
- 300 g Sojajoghurt
- 50 ml Oliven- oder Rapsöl

Außerdem:

- Bratöl oder Kokosöl zum Backen
- Zimt
- Rohrohrzucker
- Zitronensaft, frisch gepresst
- Konfitüre

Zubereitung: 20 Minuten

Alle Zutaten für den Teig mit 250 ml Wasser verrühren.
Das Öl in einer beschichteten Pfanne erhitzen und kleine Pfannküchlein (ca. 10 cm Ø) darin beidseitig ausbacken. Nach Belieben mit Zimt, Rohrohrzucker, Zitronensaft oder Konfitüre genießen.

Tipp: Kräuter, Samen oder Gewürze nach Wunsch unter den Teig rühren. Heidelbeeren, Apfelscheiben, Kirschtomaten oder gegarte Kürbisstückchen eignen sich ebenfalls.

* 2 Tage

Bananen-Pancakes

Für 8 Stück

- 1 große Banane
- 100 g Dinkelvollkornmehl
- 40 g feine Haferflocken
- 1 TL Weinsteinbackpulver
- 100 ml Soja- oder Haferdrink
- 100 ml kohlensäurehaltiges Mineralwasser
- Kokosöl zum Braten

Zubereitung: 20 Minuten

Die Banane schälen und in Scheiben schneiden. Die restlichen Zutaten bis auf das Kokosöl miteinander verrühren und die Bananenscheiben unterziehen.
Das Kokosöl in einer Pfanne erhitzen und für jeden Pancake 1 EL Teig in die Pfanne geben, etwas flach drücken. Den Pancake umdrehen, sobald sich Blasen bilden, und auf der anderen Seite backen. Auf diese Weise nach und nach 8 Pancakes backen.

Dazu passen: eine Kugel Vanilleeis oder Ahorn- bzw. Zuckerrübensirup.

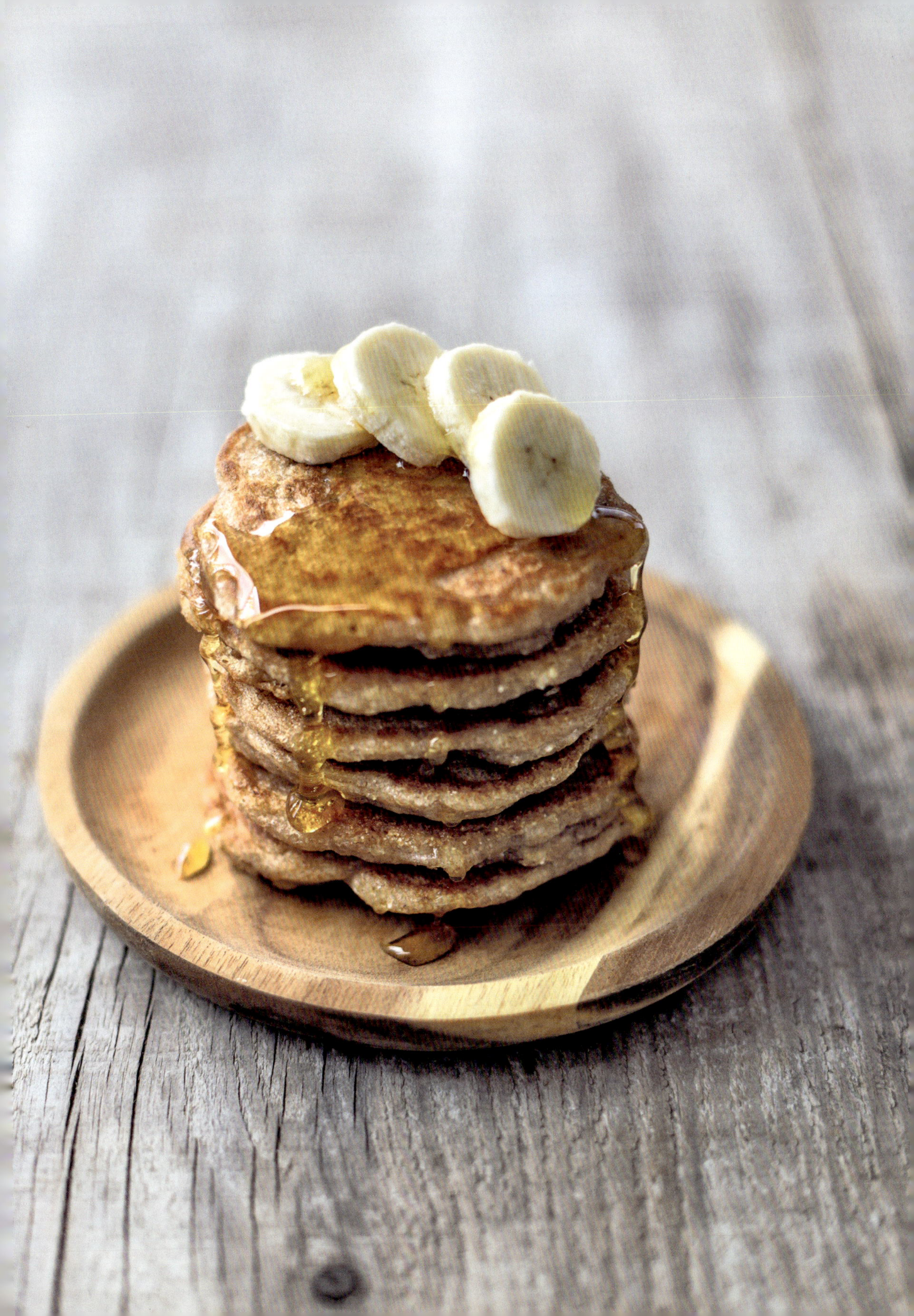

Schokoladenpudding

- 400 ml Haferdrink + Kalzium
- 100 ml Hafer-Cuisine
- 80 g Dinkelvollkornmehl
- 40 g Rohrohrzucker
- 2–3 EL ungesüßtes Kakaopulver

Zubereitung: 10 Minuten
Abkühlen: mind. 1 Stunde

Den Haferdrink mit der Hafer-Cuisine, dem Mehl, dem Zucker und dem Kakao unter Rühren zum Kochen bringen und 2–3 Minuten unter Rühren köcheln lassen.
Den Pudding in eine Schüssel umfüllen, Frischhaltefolie auf den Pudding legen, damit sich keine Haut bildet und abkühlen lassen.

3 Tage

Fruchtcreme

Für 12 Stück zu 80 g

- 120 ml Kokosöl
- 400 g Seidentofu
- 400 g Fruchtmark (Apfel, Mango, Birne, Aprikose)
- 1 EL Cashewmus
- 1 EL Rohrohrzucker
- Zitronensaft, frisch gepresst
- gemahlene Vanille

Zubereitung: 10 Minuten
Kühlen: 3–4 Stunden

Das Kokosöl leicht erwärmen und mit Tofu, Fruchtmark, Cashewmus und Zucker pürieren. Mit Zitronensaft und Vanille abschmecken.
Auf 12 Gläschen verteilen und 3–4 Stunden kühl stellen.

3 Tage

Joghurt-Pudding

- 400 g Sojajoghurt
- 450 ml Haferdrink + Kalzium
- 1 Pck. Vanille-Puddingpulver
- 2 EL Rohrohrzucker
- 50 g weißes Mandelmus
- 300 g Beeren (Himbeeren, Erdbeeren, Heidelbeeren)
- Zitronensaft, frisch gepresst

Zubereitung: 15 Minuten
Abtropfen: 12 Stunden
Abkühlen: 30 Minuten

Den Sojajoghurt in einem Kaffeefilter mindestens 12 Stunden abtropfen lassen (ergibt ca. 200 g). 350 ml Haferdrink aufkochen. Den restlichen Haferdrink mit dem Puddingpulver und dem Zucker anrühren, in den kochenden Haferdrink rühren und aufkochen lassen. Den Topf von der Herdplatte nehmen und das Mandelmus einrühren.
Die Beeren säubern. Den abgetropften Joghurt mit einem Schneebesen in den noch warmen Pudding einrühren und abkühlen lassen. Die Beeren säubern, unter den Pudding ziehen, mit etwas Zitronensaft abschmecken und kaltstellen.

3 Tage

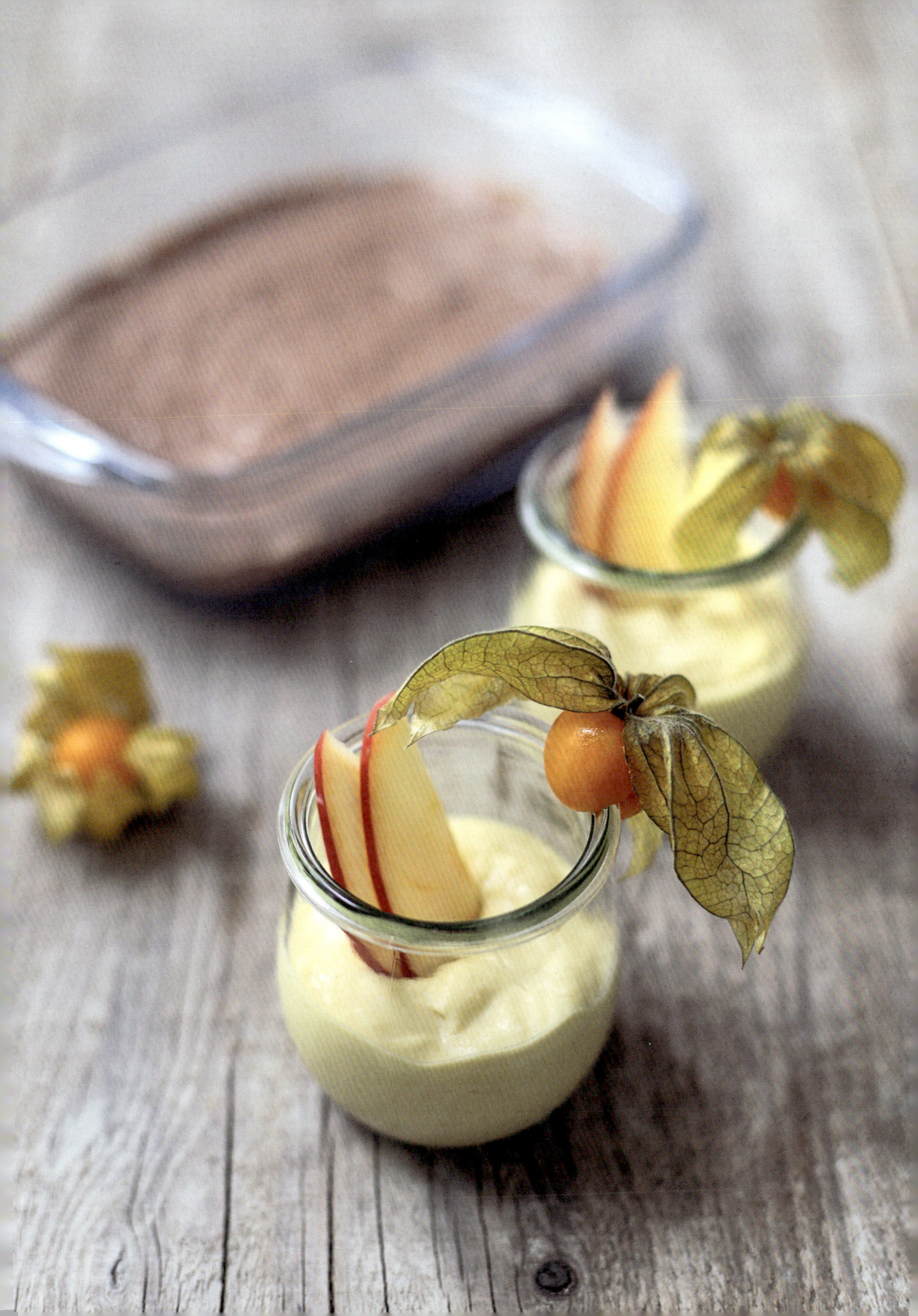

Schoko-Nuss-Joghurt

- 700 g Sojajoghurt
- 70 g gemahlene Haselnüsse
- 1–2 EL ungesüßtes Kakaopulver
- 50 g Rohrohrzucker
- 3 Birnen
- Zitronensaft, frisch gepresst

400 g des Sojajoghurts in einem Kaffeefilter mindestens 12 Stunden abtropfen lassen (ergibt ca. 200 g). Den abgetropften Joghurt mit dem übrigen Joghurt, den Haselnüssen, dem Kakao und dem Zucker glatt verrühren.
Die Birnen waschen, Kerngehäuse entfernen, Birnen in kleine Würfel schneiden, mit etwas Zitronensaft beträufeln und zu dem Schoko-Nuss-Joghurt reichen.

Tipp: Statt Birnen schmecken auch Beeren nach Wahl sehr gut.

Zubereitung: 10 Minuten
Abtropfen: 12 Stunden

3 Tage

Kokosmilchreis

- 250 g Vollkorn-Rundkornreis oder -Risottoreis
- ½ Vanillestange
- 1 l Kokosmilch
- 1–2 EL feine Haferflocken

Reis mit 400 ml Wasser aufsetzen und ca. 15 Minuten köcheln lassen, bis das Wasser aufgenommen ist. Die Vanillestange längs aufschlitzen und mit der Kokosmilch zu dem Reis geben. Weiter 30 Minuten garen und immer wieder umrühren. Nicht aufgenommene Kokosmilch mit den Haferflocken binden und den Reis mindestens 10 Minuten ausquellen lassen.

Tipps: Geben Sie 50 g getrocknete Cranberries oder Rosinen 10 Minuten vor Ende der Ausquellzeit in den Reis.
Dazu passen frische Beeren, Rhabarber-, Apfel- oder Pflaumenkompott oder einfach etwas Zimt-Zucker.

Zubereitung: 10 Minuten
Garen: 1 Stunde

4 Tage

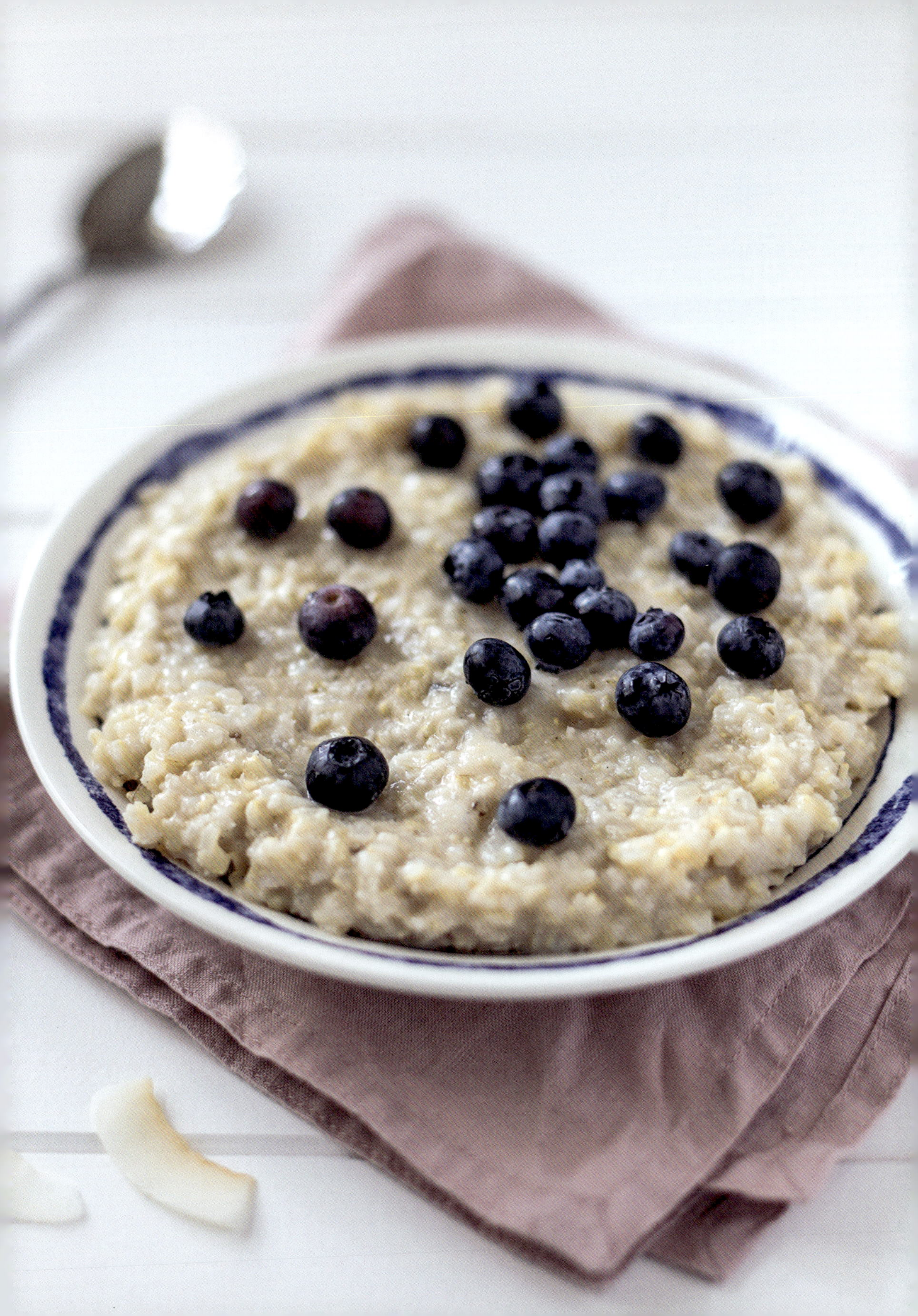

Weihnachten

Kartoffelgratin

- 1,4 kg vorwiegend festkochende Kartoffeln
- 1 Knoblauchzehe
- 1 Zwiebel
- 90 g Margarine
- 3 TL Jodsalz
- Pfeffer, frisch gemahlen
- 75 g Dinkelvollkornmehl
- 600 ml Haferdrink
- 250 ml Hafer-Cuisine
- Muskat, frisch gerieben
- 40 g Haferflocken
- 1 TL Vollrohrzucker
- 1 EL Zitronensaft, frisch gepresst
- 1 EL Hefeflocken

Zubereitung: 45 Minuten
Backen: 1 Stunde

Die Kartoffeln schälen und in sehr dünne Scheiben schneiden, am besten mit einer Küchenmaschine. Knoblauch und Zwiebel schälen, Knoblauch durchpressen und Zwiebel fein würfeln.
Für die Bechamelsauce die Margarine in einem Topf erhitzen und Zwiebeln und Knoblauch mit 1 TL Salz und dem Pfeffer bei niedriger Hitze darin glasig dünsten. Das Mehl unter Rühren dazugeben und kurz mit anschwitzen. Den Haferdrink und die Hafer-Cuisine dazugeben und alles unter Rühren aufkochen lassen, so dass es gut bindet. Mit dem restlichen Salz, Pfeffer und Muskat abschmecken. Es kann ruhig leicht überwürzt sein, da die Kartoffeln nachher viel Geschmack aufnehmen.
80 ml der Bechamelsauce abnehmen und beiseite stellen. Die restliche Sauce mit den Kartoffelscheiben kurz in einem Topf nochmals aufkochen und in eine Auflaufform füllen, das Ganze gleichmäßig glatt verteilen. Den Ofen auf 150 °C Umluft vorheizen.
Für die Kruste die Haferflocken in die verbliebene Bechamelsauce geben und 5 Minuten ziehen lassen. Mit Zucker, Zitronensaft und Hefeflocken mischen und gleichmäßig auf der Kartoffelmasse verteilen. 1 Stunde im vorgeheizten Ofen backen.

Tipp: Das Gratin lässt sich gut am Vortag zubereiten.

2 Tage

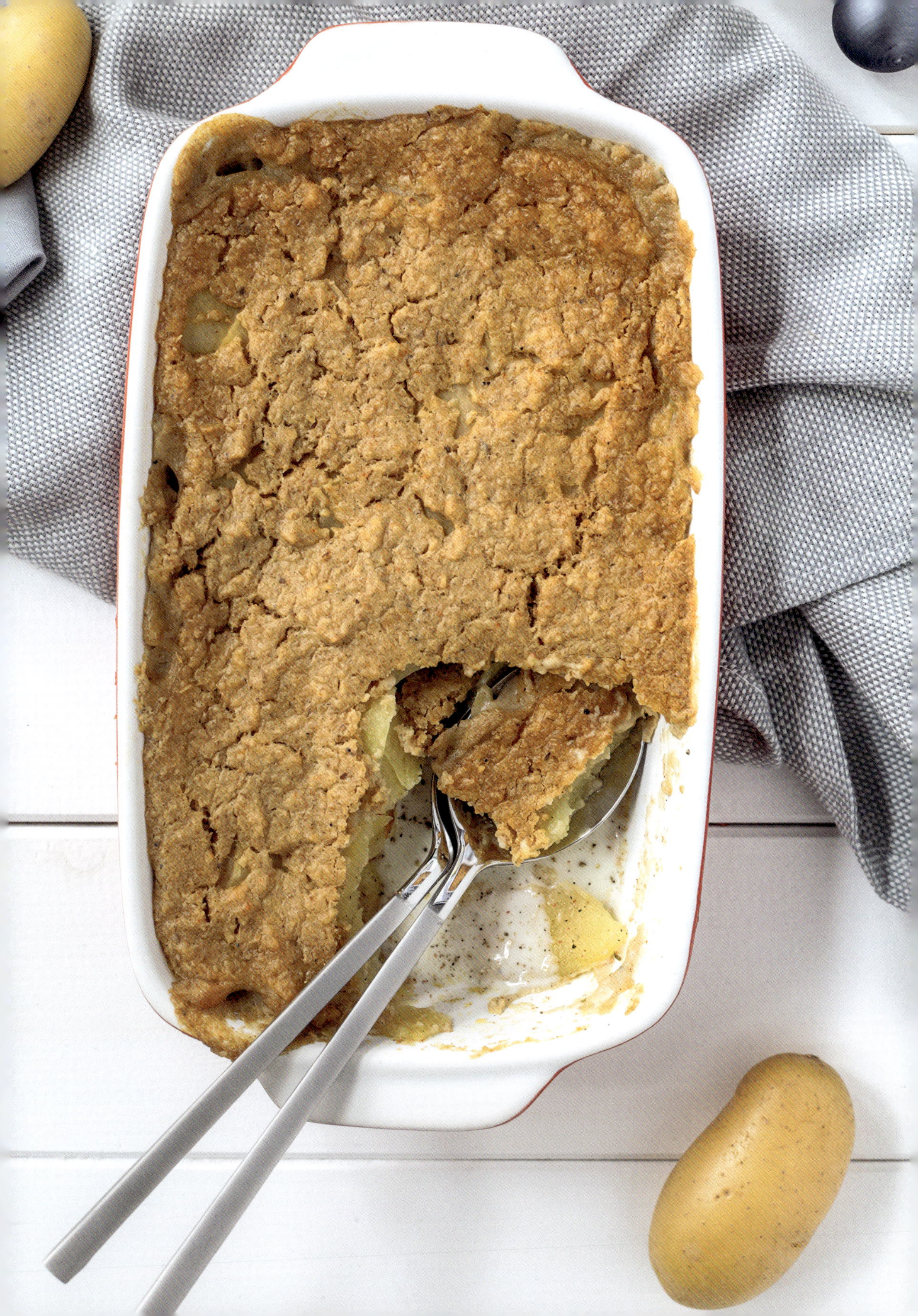

Rotkohl mit Preiselbeeren

- 1 Rotkohl (ca. 1 kg)
- 2 TL Jodsalz
- 1 Gemüsezwiebel
- 2 EL Kokosöl
- 40 ml Balsamessig
- 200 g Preiselbeerkompott
- 100 g mehlig kochende Kartoffeln
- 20 g getrocknete Cranberries
- Agavendicksaft
- abgeriebene Schale von 1 Bio-Orange
- Zimt

Den Rotkohl waschen, vierteln, den Strunk herausschneiden und den Kohl sehr fein hobeln bzw. schneiden. Mit Salz verkneten und 20 Minuten ziehen lassen.
Die Zwiebel schälen und würfeln. Das Kokosöl in einem großen Topf erhitzen und die Zwiebel darin dünsten. Den Rotkohl nochmals durchkneten, zu den Zwiebeln geben und 1 Minute mitbraten.
Mit Essig und 800 ml Wasser ablöschen. Das Preiselbeerkompott unterrühren und den Rotkohl zugedeckt unter gelegentlichem Rühren 10 Minuten köcheln lassen.
Die Kartoffeln schälen und sehr fein reiben. Unter den Rotkohl rühren und weitere 15 Minuten offen garen. Mit Cranberries, Agavendicksaft, Orangenschale und Zimt fruchtig-süßlich abschmecken.

Zubereitung: 35 Minuten

* 2 Tage

Panierter Tofu

- 400 g Tofu natur
- 2–3 EL Sojasauce
- 2 EL Dinkelvollkornmehl
- 2 EL Hefeflocken
- 1 TL Curry
- 1 TL edelsüßes Paprikapulver
- 6–7 EL Paniermehl
- Kokosöl

Den Tofu in einem sauberen Tuch gut ausdrücken. Dann der Länge nach in 10 Scheiben schneiden, diese halbieren und mindestens 30 Minuten in der Sojasauce marinieren.
Mehl, Hefeflocken, Curry und Paprikapulver mit 100 ml Wasser verrühren. Die Tofuscheiben erst durch die Würzmischung ziehen und dann in Paniermehl wenden.
Anschließend das Kokosöl in einer Pfanne erhitzen und den Tofu darin von beiden Seiten knusprig braten.

Dazu passt: die braue Sauce von S. 126.

Zubereitung: 20 Minuten
Ruhen: 30 Minuten

* 3 Tage

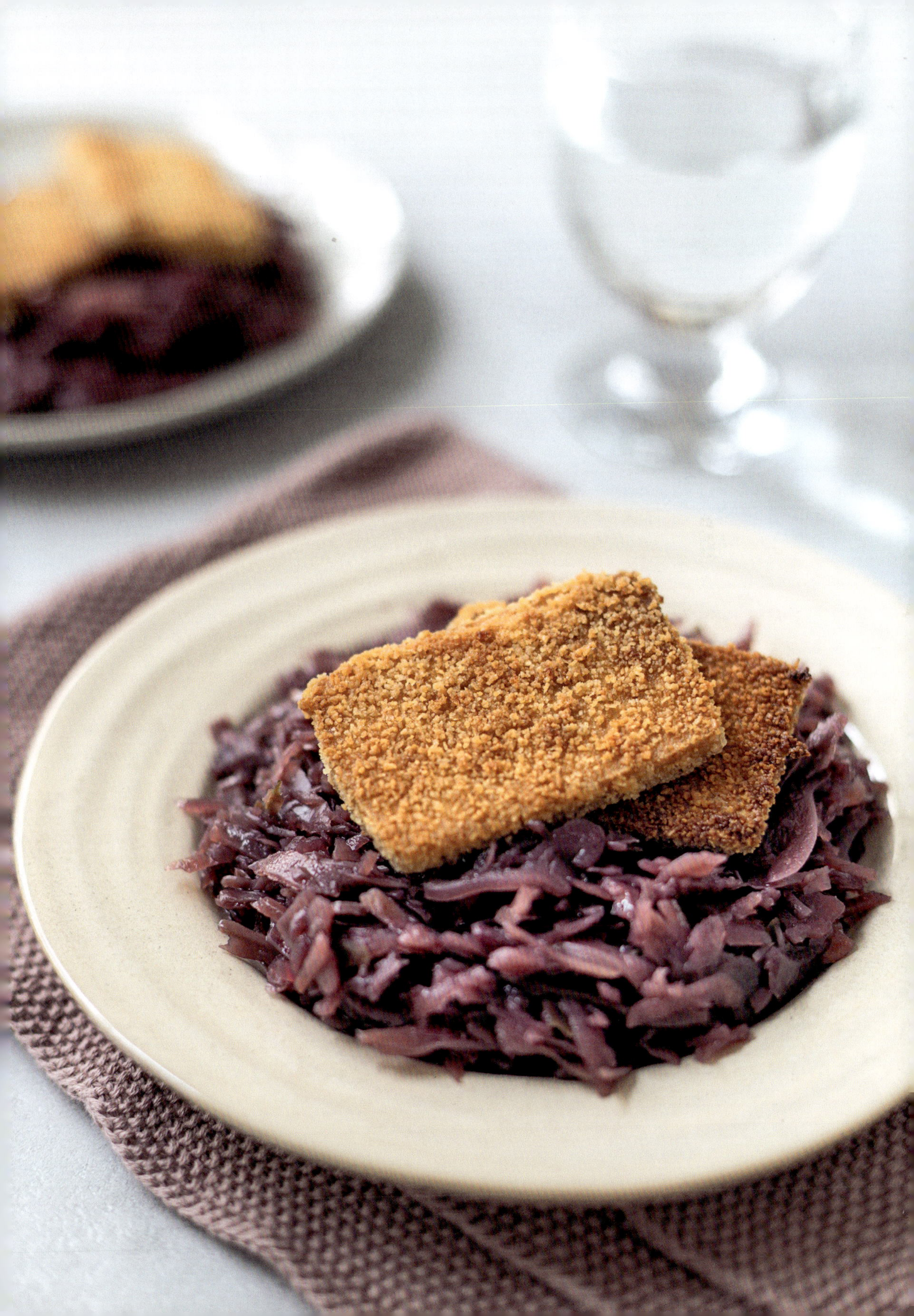

Feldsalat mit Apfelvinaigrette

- 1 EL Apfelgelee
- 3 EL Apfelsaft
- 3 EL weißer Balsamicoessig
- Jodsalz
- 4 EL Olivenöl
- 1 roter Apfel
- 1/2 rote Zwiebel
- 200 g Feldsalat
- 100 g Petersilienwurzel
- 8 Walnusskerne

Zubereitung: 15 Minuten

Apfelgelee mit Apfelsaft, Essig und Salz verrühren. Das Öl unterrühren.
Den Apfel waschen und das Kerngehäuse entfernen. Die Zwiebel schälen. Apfel und Zwiebel in sehr kleine Würfel schneiden und zur Sauce geben.
Feldsalat und Petersilienwurzel waschen. Die Petersilienwurzel fein raspeln und die Walnüsse grob hacken. Salat, Petersilienwurzel und Walnüsse vermischen und kurz vor dem Servieren die Sauce unterheben.

Passt zu: Baguette.

Mousse au chocolat

- 150 g Zartbitter-Schokolade
- 400 g Seidentofu
- 80 ml Hafer-Cuisine
- 2–3 EL Rohrohrzucker

Zubereitung: 15 Minuten
Kühlen: 3–4 Stunden

Die Zartbitterschokolade im Wasserbad schmelzen und mit dem Seidentofu, der Hafer-Cuisine und dem Zucker langsam pürieren. Die Mousse 3–4 Stunden kühl stellen.

Tipp: 400 g TK-Himbeeren oder Mango in einer Schüssel verteilen, einige für die Garnitur zur Seite legen und die Mousse darüber geben.

4 Tage

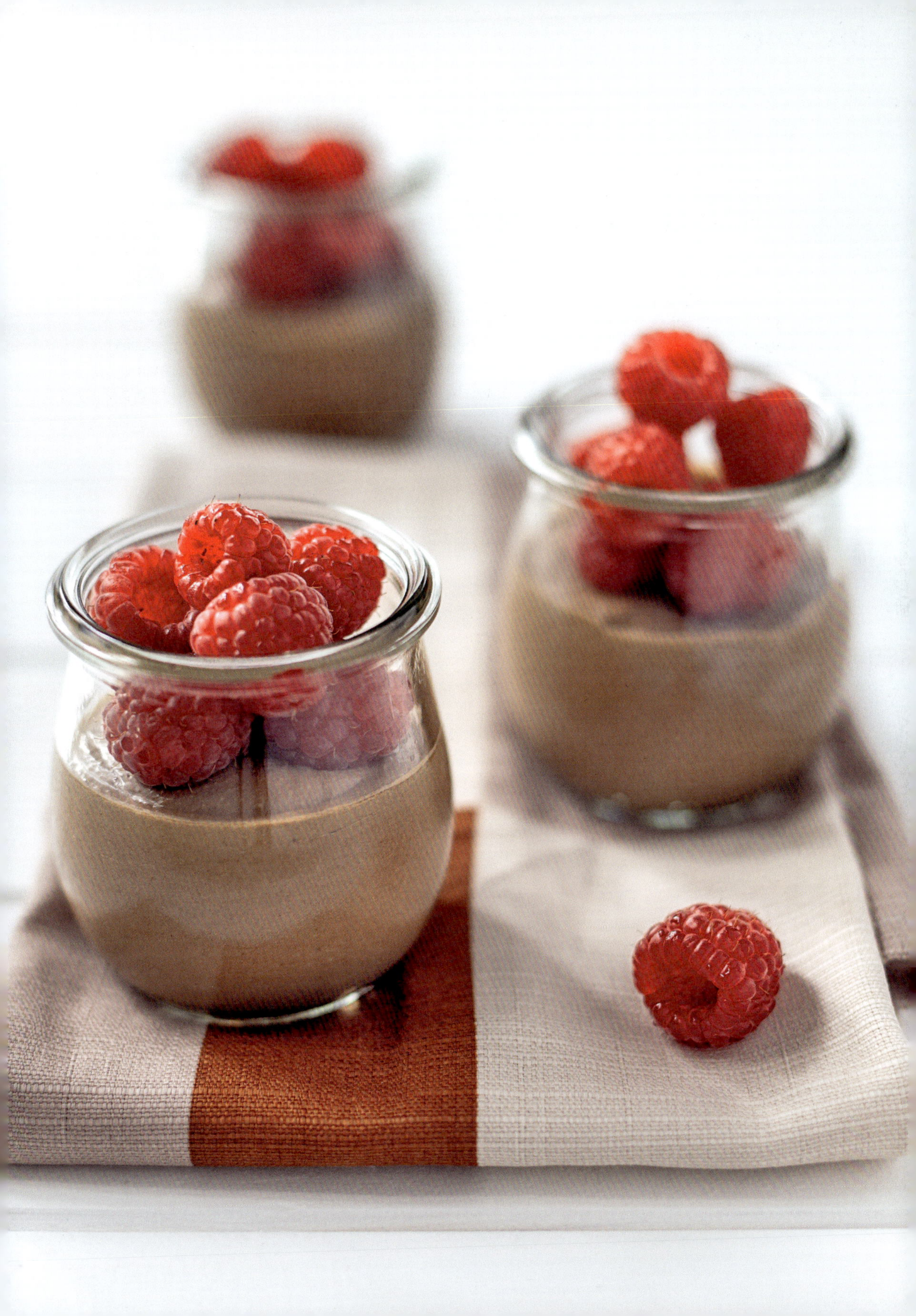

Brotdose

Buchweizen-Wraps

Für 6 ganze Wraps

- 400 g Sojajoghurt
- 200 g Buchweizenmehl
- ½ TL Jodsalz
- Bratöl zum Backen
- 1 Bio-Salatgurke
- ½ Bund Schnittlauch
- Kräutersalz
- 200 g Möhren
- Salatblätter

Zubereitung: 40 Minuten
Abtropfen: 12 Stunden

Den Joghurt in einem Kaffeefilter mindestens 12 Stunden abtropfen lassen (ergibt ca. 200 g).
Das Buchweizenmehl mit Salz und 400 ml Wasser glattrühren. 10 Minuten quellen lassen.
Das Öl in einer beschichteten Pfanne erhitzen und darin sechs sehr dünne Pfannkuchen bei mittlerer Hitze beidseitig ausbacken – sie sollten nicht zu knusprig werden.
Die Gurke und den Schnittlauch waschen. Schnittlauch in Röllchen schneiden. Die Hälfte der Gurke raspeln und mit dem abgetropften Joghurt und dem Schnittlauch verrühren. Mit dem Kräutersalz abschmecken.
Die Möhren waschen. Die restliche Gurke und die Möhren in dünne Stifte schneiden.
Einen Pfannkuchen mit der Creme bestreichen, zuerst Salatblätter, dann die Gurken- und Möhrenstifte darauf verteilen und alles möglichst eng aufrollen.
Den Wrap in der Mitte schräg teilen und für die Dose in ein Wachstuch oder eine Folie gut einwickeln.

Tipp: Als Füllung können Sie hier auch sehr gut die Frischcreme (S. 146) oder die Kidneybohnencreme (S. 196) verwenden und als Überraschung mal ein Tofuwürstchen mit einwickeln. Auch süß lecker mit Schokoaufstrich oder dem Pflaumenmus von S. 144.

2–3 Tage

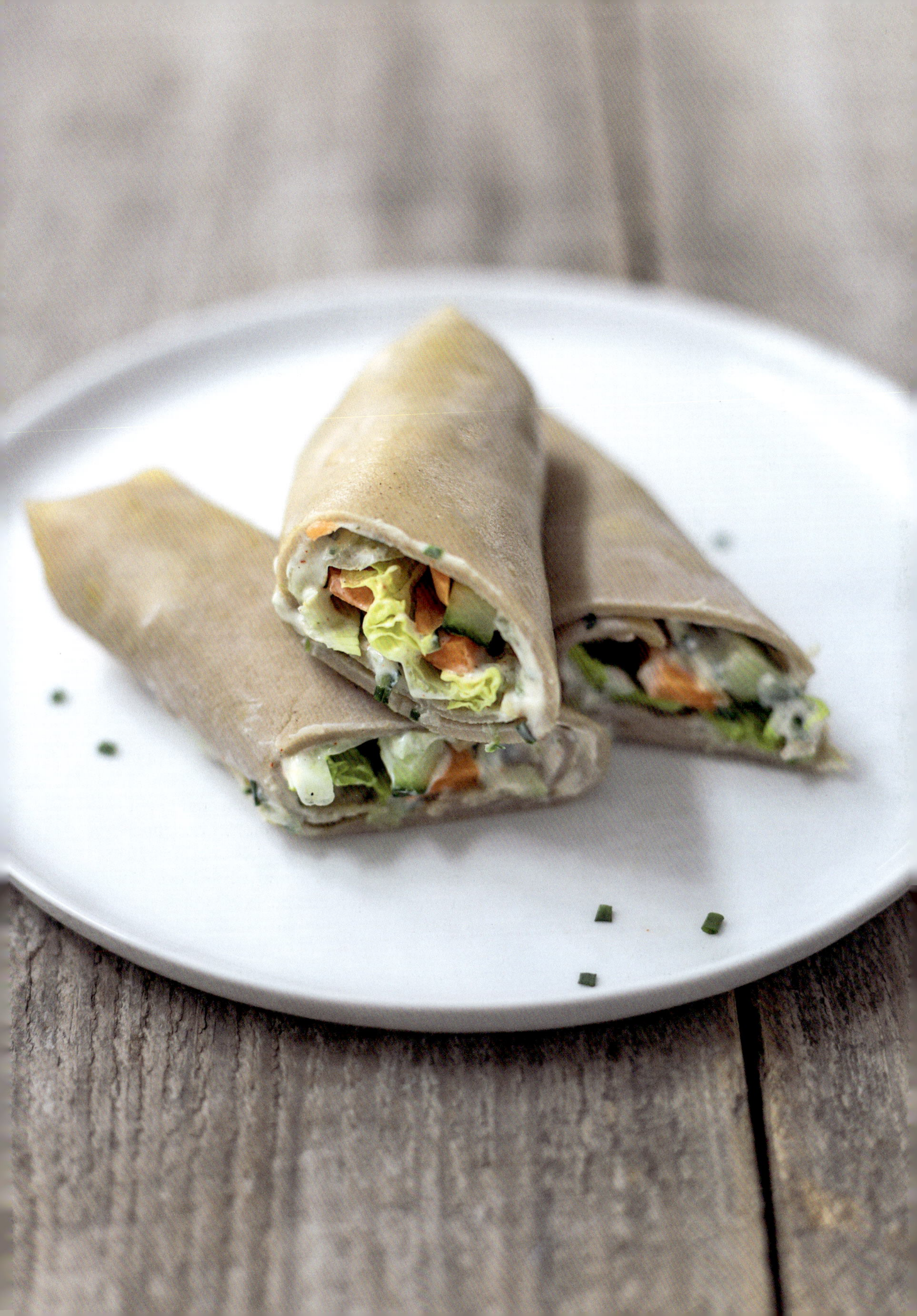

Möhren-Sesam-Brötchen

Für 10 Brötchen
- 250 g Möhren
- 250 g Dinkelvollkornmehl
- 1 Pck. Weinsteinbackpulver
- ½ TL Jodsalz
- 50 g Sojajoghurt
- 3 EL Rapsöl
- 40 g Sesammus
- 1 EL Apfelessig
- 40 g Sesam

Zubereitung: 15 Minuten
Backen: 40 Minuten

Die Möhren waschen, sehr fein reiben mit dem Mehl, dem Backpulver und dem Salz vermischen. Joghurt, Öl, Sesammus und Essig verrühren und mit der Möhren-Mehl-Mischung zu einem leicht klebrigen Teig verkneten.
Den Backofen auf 160 °C Ober-/Unterhitze vorheizen.
10 längliche Brötchen formen, diese in Sesam wenden und auf ein mit Backpapier ausgelegtes Blech legen. Die Brötchen im vorgeheizten Ofen 30 Minuten backen, dann die Hitze auf 180 °C erhöhen und die Brötchen weitere 10 Minuten backen.

Dazu passt: Cashew-Kräuter-Creme von S. 194.

3 Tage   mehrere Monate

Kartoffelbrötchen

Für 12 Brötchen
- 400 g Kartoffeln
- Jodsalz
- 1 Würfel Hefe (42 g)
- 1 EL Rohrohrzucker
- 2 EL Olivenöl
- 1 EL Apfelessig
- 350 g Dinkelvollkornmehl

Zubereitung: 30 Minuten
Backen: 35–40 Minuten

Die Kartoffeln schälen, würfeln und in Salzwasser weich garen. 70 ml des Kochwassers zurückhalten und lauwarm abkühlen lassen. Anschließend mit der Hefe, dem Zucker, 1 TL Salz, dem Öl und dem Essig verrühren. Die Kartoffeln stampfen und zusammen mit dem Mehl zu der Hefemischung geben.
Den Teig 10 Minuten kneten, anschließend 30 Minuten gehen lassen und zu 12 Brötchen formen. Auf einem mit Backpapier ausgelegten Blech verteilen und das Blech in den kalten Ofen schieben.
Den Backofen auf 180 °C Ober-/Unterhitze einstellen und die Brötchen 35–40 Minuten backen.

4 Tage

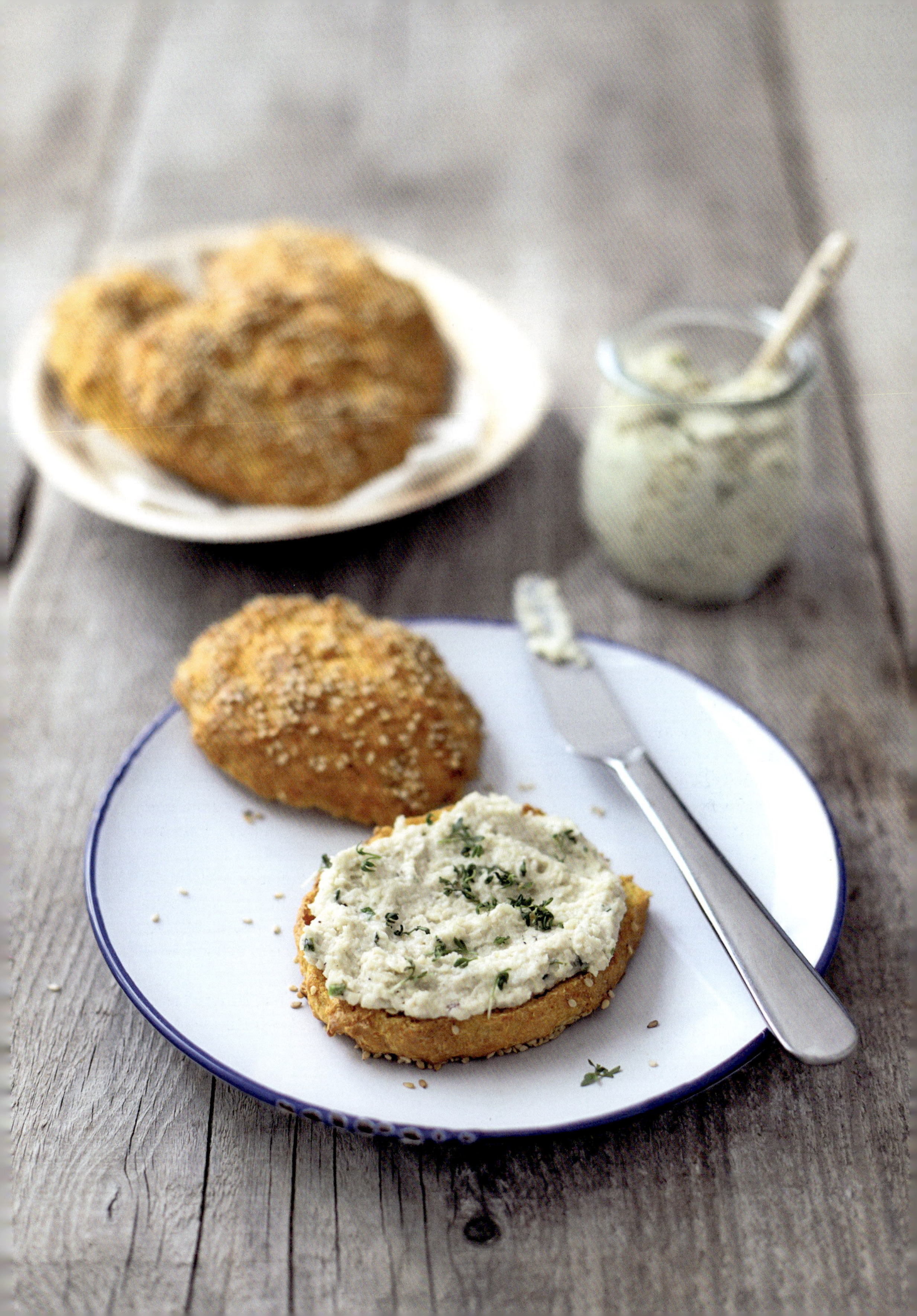

Müsli-Apfel-Brötchen

Für 12 Brötchen
- 250–300 ml Haferdrink + Kalzium
- 1 Würfel Hefe (42 g)
- ½ TL Jodsalz
- 150 g Apfel
- 500 g Weizen- oder Dinkelvollkornmehl
- 150 g Früchtemüsli

Zubereitung: 20 Minuten
Backen: 25–30 Minuten

Den Haferdrink lauwarm erwärmen. Davon 50 ml abnehmen und die Hefe darin glatt rühren. Den restlichen Drink und das Salz hinzufügen. Den Apfel waschen und grob raspeln. Mit den restlichen Zutaten zu der Haferdrinkmischung geben und zu einem Teig verrühren. 2 Minuten kneten, dann die Feuchtigkeit überprüfen und evtl. mit etwas Drink oder Mehl korrigieren. Weitere 8 Minuten kneten.
12 kleine Brötchen formen und diese auf ein mit Backpapier ausgelegtes Blech setzen. Den Backofen auf 180 °C Ober-/Unterhitze stellen, die Brötchen in den kalten Backofen schieben und 25–30 Minuten backen.

3–4 Tage   mehrere Monate

Fruchtmurmeln

Für 30 Stück
- 60 g getrocknete Cranberries
- 60 g Rosinen
- 40 ml Orangensaft
- 100 g gemahlene Mandeln
- 1 Msp. abgeriebene Bio-Zitronenschale
- 1 EL Agavendicksaft oder Zuckerrübensirup
- 2 EL Kokosraspel

Zubereitung: 10 Minuten
Einweichen: 30 Minuten

Die Cranberries mit den Rosinen in dem Apfelsaft in einem Pürierbecher mindestens 30 Minuten einweichen und anschließend pürieren. Die Mandeln, die Zitronenschale und den Agavendicksaft oder Zuckerrübensirup unterkneten.
Ca. 30 Murmeln mit einem Durchmesser von 1,5–2 cm formen.
Die Kokosraspel auf ein Tablett mit einem hohen Rand oder einen großen Teller geben und die Fruchtmurmeln durch hin- und herrollen darin „panieren“.

Tipp: Sie können die Trockenfrüchte beliebig austauschen, den Saft gegen einen anderen Saft bzw. Wasser und die Mandeln gegen Haselnüsse oder Sonnenblumenkerne ersetzen.

2–3 Wochen

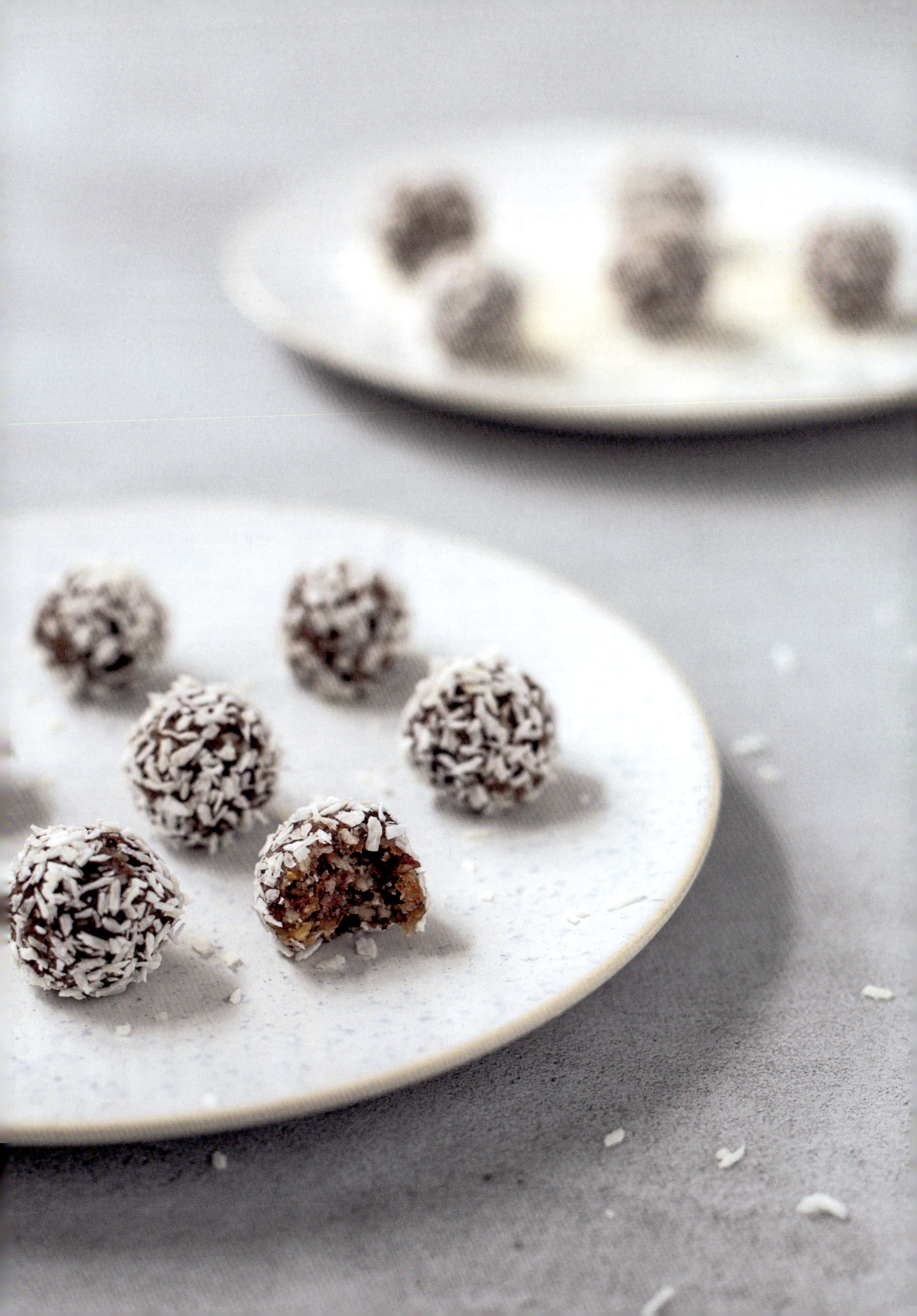

Die Frühstücksdose – Tipps und Tricks

Das Pausenbrot sollte...

- gut schmecken,
- gut aussehen und riechen,
- sättigen, aber nicht müde machen,
- sich gut transportieren lassen,
- nicht kleckern
- und Energie liefern.

In die Dose gehören...

- Frisches – Gemüse und/oder Obst,
- „Vollkörniges" wie Vollkornbrot, -knäckebrot, -zwieback oder -cracker,
- Aufstriche, alternative Würstchen, Tofu,
- je nach Alter Nüsse,
- ab und zu eine kleine Überraschung wie Fruchtmurmeln, ein Muffin oder ein Haferkeks.

Frischcreme fürs Pausenbrot

Frischcreme (S. 146) hat viele Pluspunkte und eignet sich bestens für das Pausenbrot, denn

- Margarine kann eingespart werden,
- sie klebt gut – Salatblätter oder Gurkenscheiben rutschen nicht heraus,
- sie ist sehr variabel. Peppen Sie sie auf mit Tomatenmark, Senf, Kräutern, geraspelten Möhren, kleinen Olivenstücke oder Curry.

Gemüse und Obst – Fingerfood für die Pause

Darauf sollten Sie achten:

- handlich schneiden,
- separat verpacken, damit nichts verschmiert, trocken oder braun wird
- oder mit dem Sparschäler flache Streifen schneiden und aufs Brot legen.

Variationsideen für die Frühstücksdose

- Knäcke, Gemüse,
- Spieße mit kleinen Brotstücken, Gemüse, Obst, Tofu,
- Pizza-Muffins,
- Trinkmüsli, Bananen-Schoko-Trunk,
- Brot variieren, Brötchen, Bananenbrot

Das Brot in Papier verpacken und einen lieben Gruß darauf schreiben oder ein Herzchen malen!

Nicht vergessen: Eine Flasche mit Wasser oder ungesüßtem Tee gegen den Durst.

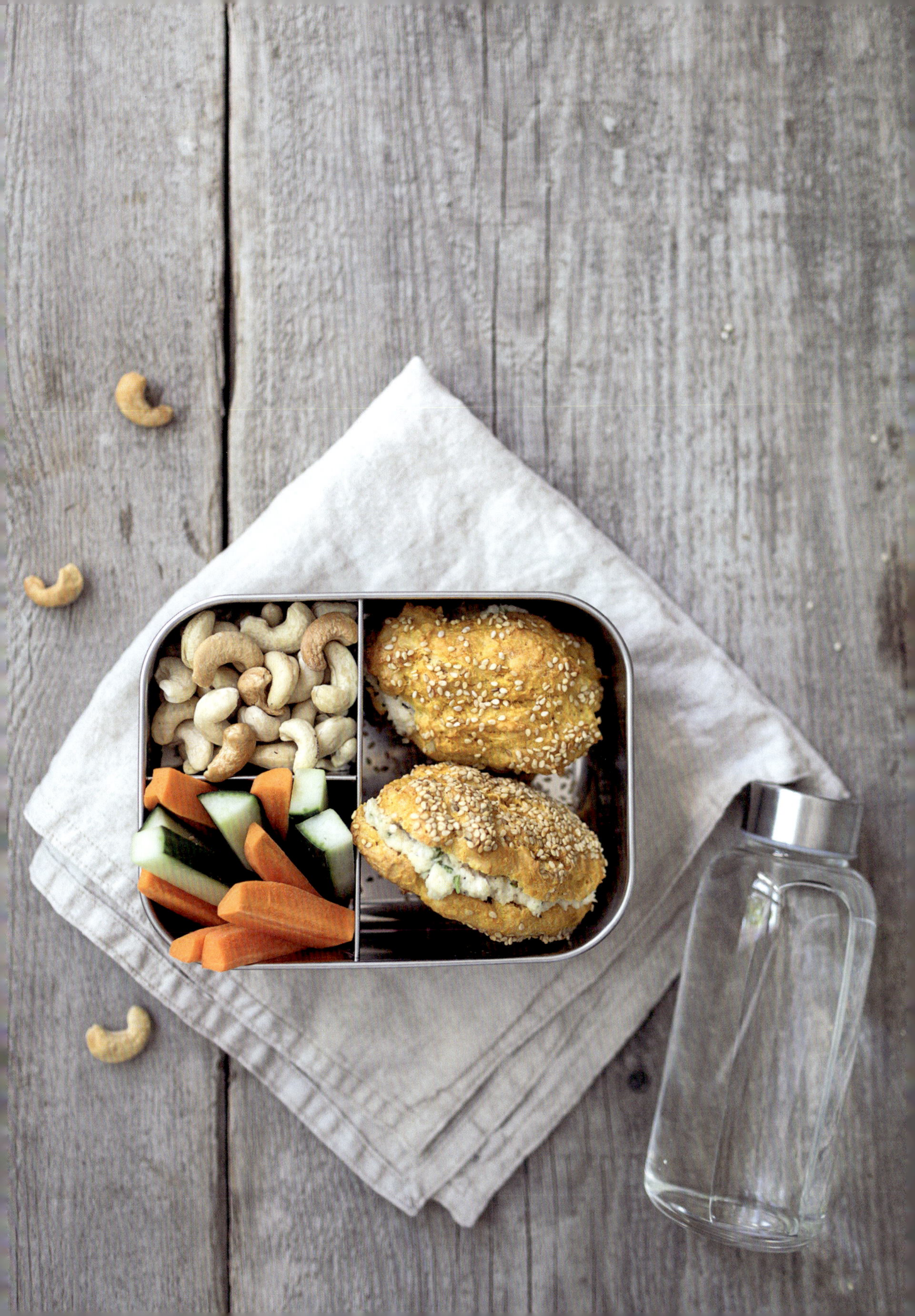

Picknick

Wassermelonen-Salat

- 200 g Tofu
- 8 EL Zitronensaft, frisch gepresst
- 1 TL Jodsalz
- 1 Wassermelone (ca. 1,2 kg)
- 3 EL Olivenöl
- ½ Bund Minze

Zubereitung: 10 Minuten
Ruhen: 30 Minuten

Den Tofu in einem sauberen Tuch gut ausdrücken und in kleine Würfel schneiden. 3 EL Zitronensaft und das Salz verrühren, den Tofu dazugeben und mit soviel kochendem Wasser begießen, dass er bedeckt ist. Nochmals verrühren und zugedeckt mindestens 30 Minuten ziehen lassen.
Das Melonenfruchtfleisch von der Schale trennen und in Würfel schneiden, Öl und restlichen Zitronensaft dazugeben. Die Minze waschen, trocken schütteln, klein schneiden und unterrühren.
Den Tofu abgießen und unter den Melonensalat heben.

1 Tag

Knäckebrot

Für 24 Stücke
- 100 g braune oder grüne Linsen
- 100 g Buchweizen
- ½ TL Kräutersalz
- 4 TL Nori-Flocken
- 5 EL Olivenöl
- 100 g feine Haferflocken
- 1 TL Sesam
- 1 TL Schwarzkümmel

Zubereitung: 15 Minuten
Keimen: 2 Tage
Backen: 50 Minuten

Linsen und Buchweizen 12 Stunden einweichen. In einem Haarsieb abspülen und 1–2 Tage keimen lassen. Die Keimlinge 1–2 mal pro Tag waschen.
Den Backofen auf 160 °C Ober-/Unterhitze vorheizen. Die Keimlinge mit dem Salz, den Nori-Flocken und dem Öl fein pürieren und die Haferflocken unterrühren. Den Teig auf einem mit Backpapier ausgelegten Blech sehr glatt streichen. Den Sesam und den Schwarzkümmel mörsern und über den Teig streuen. Mit einer Teigkarte ca. 24 Stücke markieren und den Teig 50 Minuten backen.
Dann das Knäckebrot auseinanderbrechen. Noch etwas länger backen, wenn es noch feuchte Stellen hat.

4 Wochen

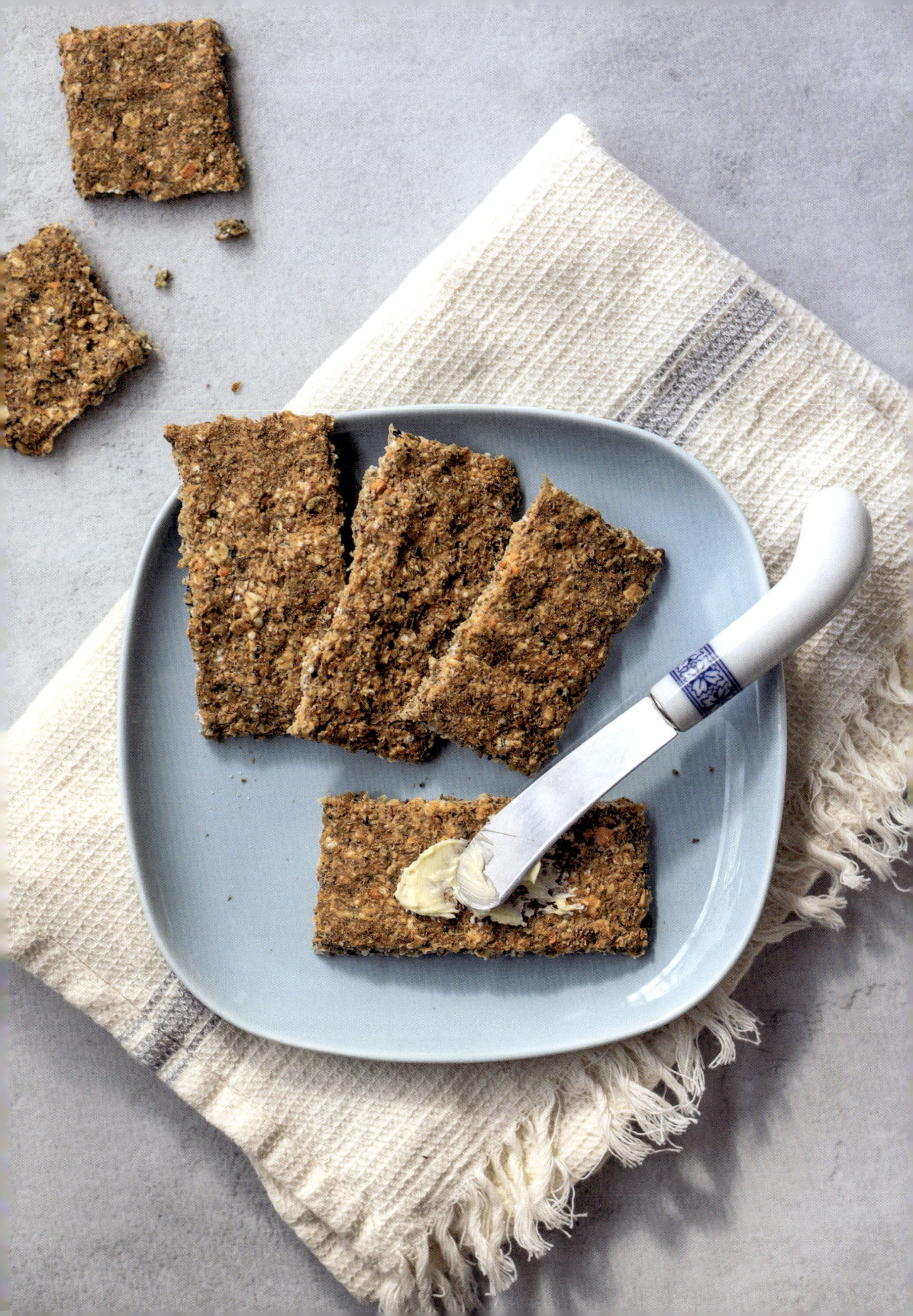

Bagels

Für 12–14 Stück

- 1 Würfel Hefe (42 g)
- Jodsalz
- 200 g Dinkelmehl (Type 1050)
- 300 g Dinkelvollkornmehl
- 2 EL Olivenöl
- 50 ml Sojasahne
- Sesam oder Leinsamen

Zubereitung: 20 Minuten
Gehen: 30 Minuten
Backen: 20–25 Minuten

Die Hefe in 250 ml lauwarmem Wasser auflösen und 1 TL Salz einrühren. Das Mehl unterkneten und den Teig 8–10 Minuten kneten. 30 Minuten gehen lassen.
Dann das Öl unter den Teig kneten, evtl. den Teig noch mit etwas Mehl korrigieren, er sollte etwas fester sein.
In einem großen breiten Topf Wasser mit 1–2 EL Salz zum Kochen bringen. Den Backofen auf 200 °C Ober-/Unterhitze vorheizen.
Aus dem Teig 12–14 Kugeln formen und jeweils mit den Fingern ein großes Loch durchdrücken. Die Teigringe portionsweise in das leicht siedende Wasser geben und 2 Minuten ziehen lassen. Mit einem Schaumlöffel herausnehmen und auf ein mit Backpapier ausgelegtes Blech legen. Mit der Sojasahne bestreichen und mit Sesam oder Leinsamen bestreuen. Dann im vorgeheizten Ofen 20–25 Minuten backen.

Tipp: Die Bagels schmecken besonders gut frisch aus dem Ofen – im Sommer zu Kartoffel-Gurken-Salat (S. 180), im Winter zu einer Gemüsecremesuppe (S. 188) und rund ums Jahr als Begleiter zu Dreierlei Tofu (S. 190).

* 2–3 Tage

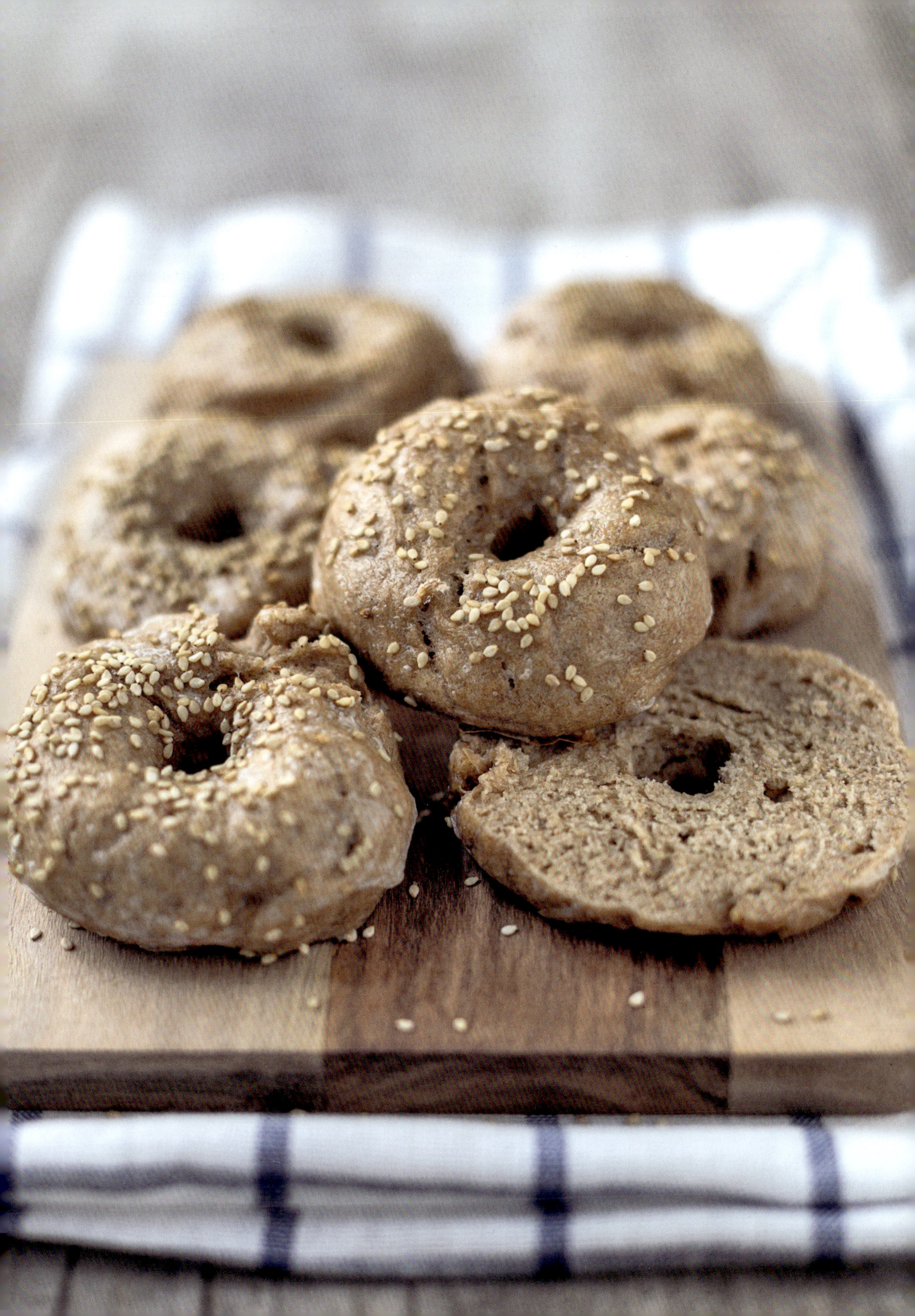

Gemüsespieße

- 1 Kohlrabi
- 8 Kirschtomaten
- 8 kleine braune Champignons
- 1 gelbe Paprika
- ½ Bio-Salatgurke
- 200 g Räuchertofu oder Tofuwürstchen
- 8–10 Schaschlikspieße

Zubereitung: 20 Minuten

Das Gemüse waschen, putzen und in mundgerechte Stücke schneiden. Den Tofu bzw. die Tofuwürstchen ebenfalls in mundgerechte Stücke schneiden. Abwechselnd auf die Schaschlikspieße stecken und in einer Dose verpackt mitnehmen.

Tipp: Die Spieße eignen sich auch zum Grillen.

Kichererbsen-Möhren-Dip

- 300 g Möhren
- 2 EL geröstetes Sesamöl
- 80 g geröstetes Kichererbsenmehl
- 1 EL Sesammus
- Samen aus 2 Kardamomkapseln
- Zitronensaft, frisch gepresst
- Jodsalz

Zubereitung: 20 Minuten

Die Möhren waschen und in Stücke schneiden. Das Sesamöl in einer Pfanne erhitzen und die Möhren darin anbraten und weich garen. Nach Bedarf etwas Wasser hinzufügen.
Das Kichererbsenmehl in einem Topf mit 250–300 ml Wasser verrühren, unter Rühren aufkochen und etwa 3 Minuten köcheln lassen. Dann auf der ausgeschalteten Herdplatte 10 Minuten quellen lassen.
Die Möhren ohne die Garflüssigkeit pürieren und mit dem Kichererbsenbrei und dem Sesammus verrühren. Die Kardamomsamen trocken in einer Pfanne anrösten, fein zermörsern und unterrühren. Mit Zitronensaft und Salz abschmecken.

4 Tage

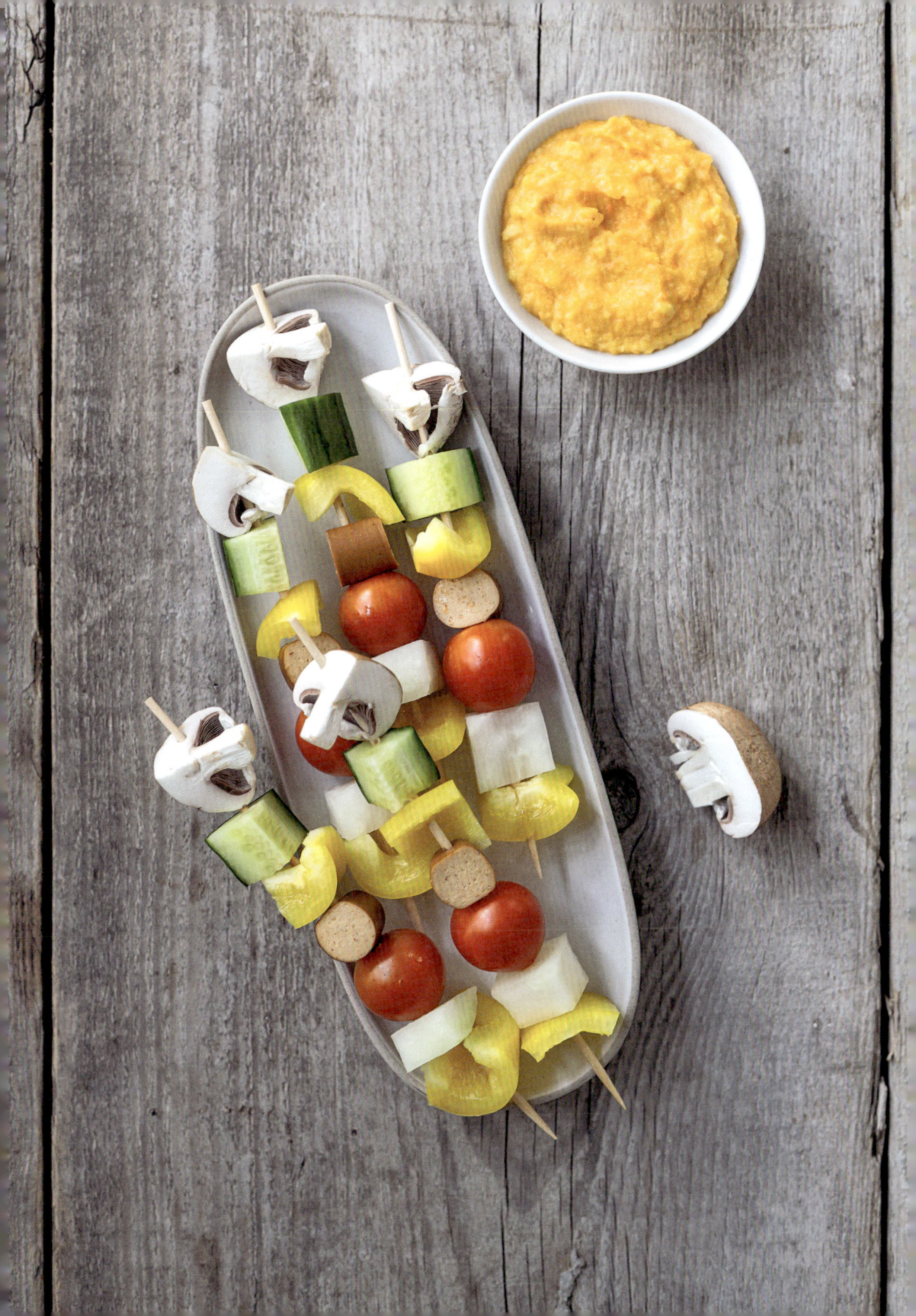

Geburtstag

Stockbrot

Für 16–18 Portionen
- 1 Grundrezept Pikanter Hefeteig (S. 128)
- 3 EL Olivenöl
- Stöcke, 1–1,5 m lang, aus dem Wald (z. B. Buche, Birke, Eiche), entrindet

Hefeteig nach Grundrezept zubereiten. Nach der ersten Gehzeit das Olivenöl einkneten und den Teig nochmals 15 Minuten gehen lassen. Durchkneten und in 16–18 Kugeln teilen.
Die Kugeln zu 30 cm langen Strängen rollen und jeweils um ein Ende des Stockes wickeln. Vorsichtig am bzw. über dem Feuer backen. Das Brot vom Stock ziehen und kurz auskühlen lassen.

Tipp: Mit Cashew-Kräutercreme gefüllt oder mit einem Tofu-Würstchen genießen.

Mandel-Muffins

Für 18 Muffins
- 150 g Dinkelvollkorngrieß
- 80 g Dinkelmehl (Type 1050)
- 1 Pck. Weinsteinbackpulver
- 1 Prise Jodsalz
- gemahlene Vanille
- ½ TL abgeriebene Schale von 1 Bio-Zitrone
- 250 g weißes Mandelmus
- 300 ml Mandeldrink
- 160 g Agavendicksaft

Den Backofen auf 180 °C Ober-/Unterhitze vorheizen. In einer Schüssel die trockenen, in einer anderen Schüssel die feuchten Zutaten vermischen. Dann beide Massen glatt verrühren. Auf 18 Muffinförmchen verteilen und im vorgeheizten Ofen 30 Minuten backen.

Zubereitung: 10 Minuten
Backen: 30 Minuten

4–5 Tage mehrere Wochen

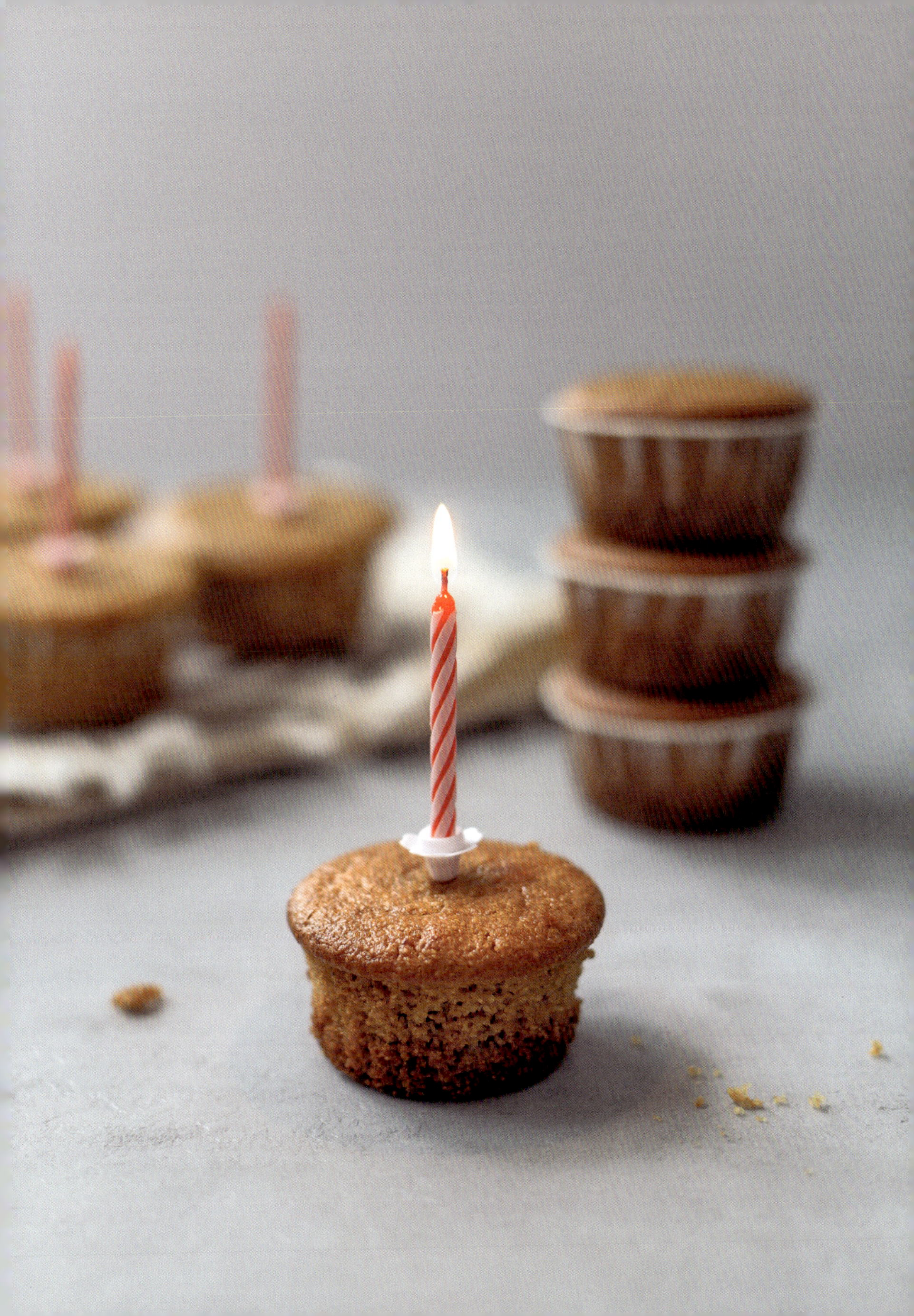

Mini-Pizzen aus dem Raclettegerät

Die Attraktion an Kindergeburtstagen ist Pizza aus dem Raclettegerät. Hierfür backen Sie viele kleine Pizzaböden (angepasst an die Größe der Racletteförmchen) vor. Tomatensauce, Gemüse und veganer Reibekäse werden auf Schälchen verteilt, und jedes Kind darf sich seine Pizza zaubern. Schneiden Sie dazu reichlich Gemüse.

- 1 Grundrezept Hefeteig (S. 128)

Für die Tomatensauce:

- 100 g Tomatenmark
- 2 EL Olivenöl
- 1 TL Kräutersalz
- 1 TL Oregano
- 2 Tomaten

Für den Belag:

- z. B. Paprika, Mais, Pilze, Spinat, Brokkoli, Feto oder veganer Reibekäse, Tofuwürstchen, veganer Aufschnitt

Den Hefeteig nach Grundrezept zubereiten. Backofen auf 200 °C Umluft vorheizen. Den Teig dünn ausrollen, mit einem Glas, dessen Durchmesser dem des Raclette-Pfännchens entspricht, ausstechen, mit der Gabel zweimal einstechen und auf zwei mit Backpapier ausgelegte Bleche verteilen. Die Pizzaböden ca. 5 Minuten vorbacken und auf einem Gitter auskühlen lassen.
Für die Tomatensauce das Tomatenmark mit dem Olivenöl und den Gewürzen glatt rühren. Tomaten in ½ cm große Würfel schneiden und in die Tomatensauce geben.
Für den Belag das Gemüse klein schneiden und evtl. vorgaren. Tofuwürstchen und veganen Aufschnitt in Streifen schneiden.
Am Esstisch die Pizzen mit Tomatensauce bestreichen und individuell belegen lassen. Im Raclettegerät knusprig backen.

Tipp: Vorgebackene und nicht belegte Böden lassen sich drei Tage in einem Gefrierbeutel aufbewahren bzw. einfrieren.

Zubereitung: 1 Stunde | * 3 Tage | ** 6 Monate

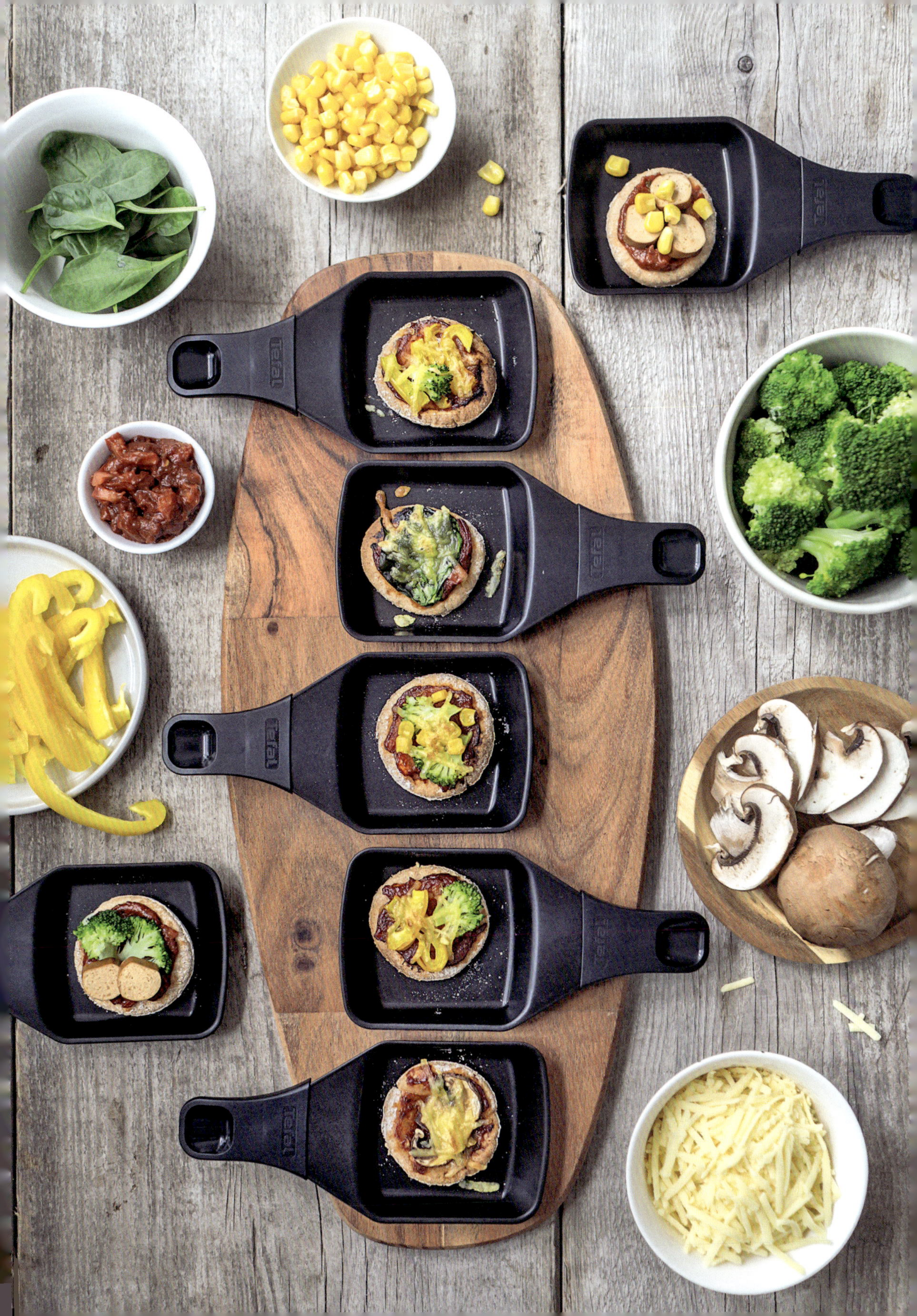
Tefal

Früchtefondue

Für die Creme:
- 800 g Sojajoghurt
- 500 ml Haferdrink
- 30 g Speisestärke
- 2 Pck. Vanillezucker
- 4 EL Rohrohrzucker

Für den Krokant:
- 100 g gehackte Mandeln
- 1 EL Margarine
- 1 EL Rohrohrzucker

Für die Spieße:
- 1,2 kg Obst (Banane, Apfel, Kiwi, Melone, Erdbeeren, Aprikosen etc.)
- 50 g Schokoladenstreusel
- 50 g Kokosraspel

Zubereitung: 30 Minuten
Abtropfen: 12 Stunden

Den Sojajoghurt in einem Kaffeefilter mindestens 12 Stunden abtropfen lassen (ergibt 400 g). 450 ml Haferdrink in einem Topf aufkochen. Stärke, Vanillezucker, Zucker und die restlichen 50 ml Haferdrink getrennt anrühren und in den heißen Haferdrink geben. Aufkochen lassen und etwas abkühlen. Abgetropften Joghurt mit dem heißen Pudding vermischen und kalt stellen. Für den Krokant die Mandeln in einer Pfanne leicht rösten. Margarine und Zucker dazugeben und die Mandeln unter ständigem Wenden karamellisieren. Vorsicht, sie dürfen nicht zu braun werden! Auf einem Teller abkühlen lassen. Obst waschen, putzen, in mundgerechte Stücke schneiden und dann auf einer Platte verteilen. Krokant, Schokostreusel und Kokosraspel in Schälchen verteilen. Nun bekommt jeder eine lange Gabel oder einen Holzspieß, spießt damit ein Stück Obst auf, fährt durch die Vanillecreme und entscheidet sich für Krokant, Schokostreusel oder Kokosraspel!

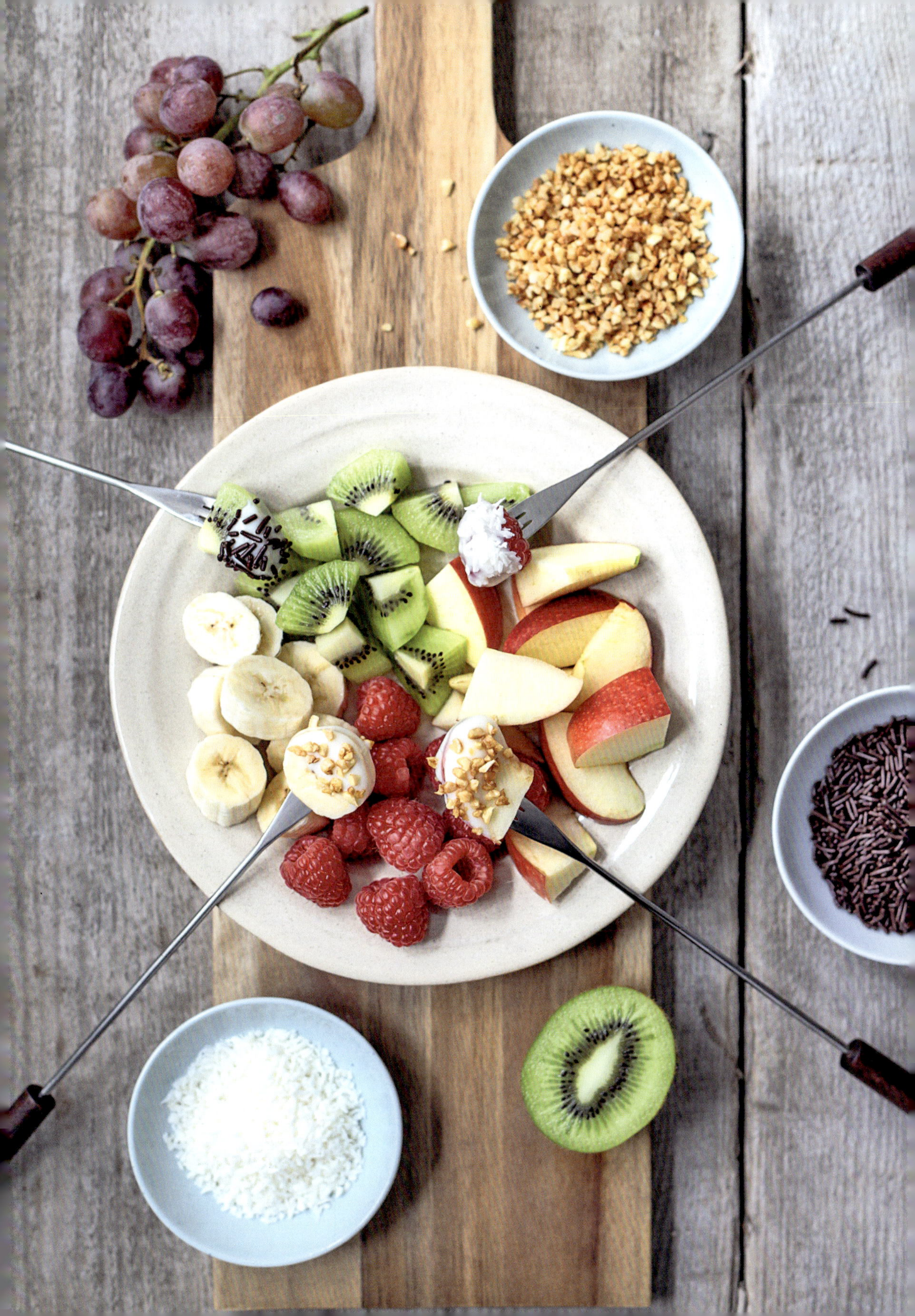

Schokokugeln

Für 30 Stück
- 120 g getrocknete Datteln
- 40 ml Haferdrink + Kalzium
- 100 g gemahlene Haselnüsse
- 3 EL ungesüßtes Kakaopulver
- 1 EL Agavendicksaft oder Zuckerrübensirup

Zubereitung: 10 Minuten
Einweichen: 30 Minuten

Die Datteln klein schneiden und in dem Haferdrink in einem Pürierbecher mindestens 30 Minuten einweichen. Anschließend pürieren. Die Haselnüsse, 1 EL Kakao und den Agavendicksaft unterkneten. Ca. 30 Kugeln mit einem Durchmesser von 1,5–2 cm formen.
Den restlichen Kakao auf ein Tablett mit einem hohen Rand oder einen großen Teller geben und die Schokokugeln durch hin- und herrollen darin „panieren".

Tipp: Mit Orangenschale, Vanille oder Zimt verfeinern.

✱ 3–4 Wochen

Rote Limonade

- 250 ml Apfelsaft
- 6 getrocknete Hibiskusblüten (Hibiskustee)
- Agavendicksaft
- 500 ml kohlensäurehaltiges Mineralwasser

Zubereitung: 5 Minuten
Einfrieren: 5–6 Stunden

Den Apfelsaft in einem Eiswürfelbereiter zu Eiswürfeln gefrieren.
Mit 400 ml kochendem Wasser und den Hibiskusblüten einen starken Tee kochen und diesen abkühlen lassen. Nach Geschmack mit Agavendicksaft süßen.
Den Tee mit Mineralwasser aufgießen, je 2–3 Apfelsafteiswürfel auf Becher verteilen und mit dem Tee aufgießen.

Tipp: Füllen Sie den Apfelsaft in einen Einmalhandschuh, verknoten diesen und frieren ihn ein. Den eingefrorenen Saft entfernen Sie dann aus dem Handschuh und geben die eingefrorene „Safthand" dann in eine breite Kanne mit dem Tee.

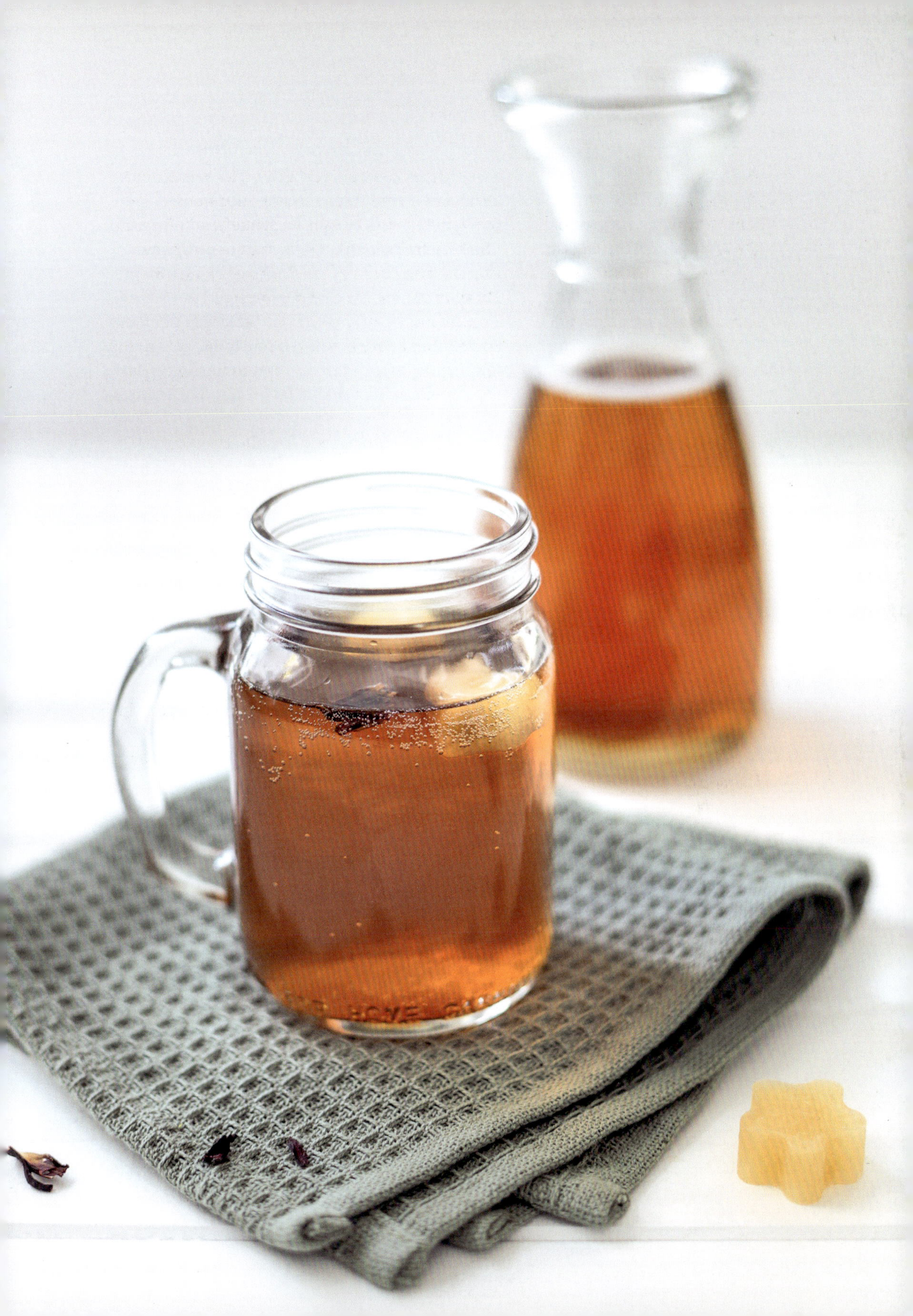

Versunkener Obstkuchen

- 600 g Äpfel
- 100 g Sojajoghurt
- 100 ml geröstetes Haselnussöl
- 150 g Rohrohrzucker
- ½ TL abgeriebene Bio-Zitronenschale
- 1 Msp. gemahlene Vanille
- 30 g Vollsojamehl
- 320 g Dinkelmehl (Type 1050)
- 1 Pck. Weinsteinbackpulver
- 50 g gehackte Haselnüsse evtl.

Kokosfett für die Form

Sojajoghurt, Haselnussöl, Zucker, Zitronenschale und Vanille zusammen cremig rühren. Das Sojamehl mit 120 ml Wasser leicht schaumig rühren und zu der Sojajoghurt-Mischung hinzufügen.
Das Dinkelmehl mit dem Backpulver vermischen, zur Sojajoghurt-Mischung geben und einrühren.
Den Teig in eine mit Kokosfett gefettete oder mit Backpapier ausgelegte Springform (Ø 26 cm) füllen.
Die Äpfel waschen und achteln. Den Backofen auf 175 °C Ober-/Unterhitze vorheizen.
Die Hälfte der gehackten Haselnüsse auf dem Teig verteilen, dann die Äpfel in den Teig drücken und die restlichen Haselnüsse darüberstreuen.
45 Minuten backen.

Tipp: Die Äpfel lassen sich durch Kirschen, Aprikosen, Pflaumen usw. ersetzen. Statt Haselnussöl kann auch ein anderes mildes Pflanzenöl oder warme, flüssige Margarine verwendet werden. Und auch andere Nüsse wie Mandeln, Walnüsse oder Pinienkerne sind möglich oder man lässt sie ganz weg.

Zubereitung: 20 Minuten
Backen: 45 Minuten

4 Tage — mehrere Monate

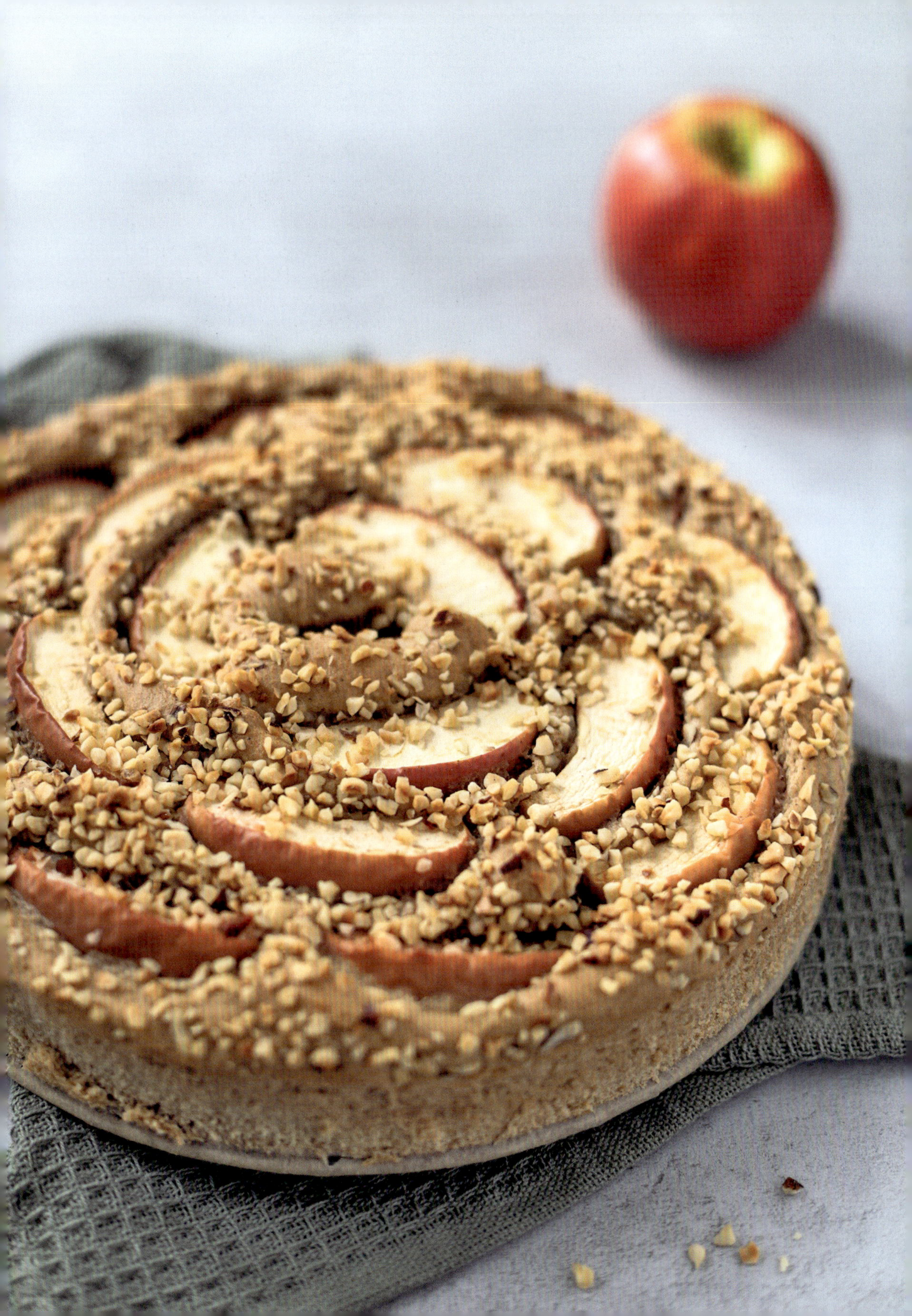

Service

Literaturverzeichnis

Abete I, Romaguera D, Vieira AR, Lopez de Munain A, Norat T (2014): Association between total, processed, red and white meat consumption and all-cause, CVD and IHD mortality: a meta-analysis of cohort studies. Br J Nutr 112 (5), 762–775.

Alexander P, Brown C, Arneth A, Finnigan J, Rounsevell MDA (2016): Human appropriation of land for food: the role of diet. Glob Environ Change 41, 88–98.

Alexy U, Clausen K, Kersting M (2008): Die Ernährung gesunder Kinder und Jugendlicher nach dem Konzept der Optimierten Mischkost. Ernähr Umsch 55 (3), 168–177.

Alexy U, Weder S, Hoffmann M, Keller M (2020): Vegane Kinderernährung – Hinweise zur praktischen Umsetzung. Akt Ern Med 45, 1–11.

Alonso-Miravalles L, O'Mahony JA (2018): Composition, protein profile and rheological properties of pseudocereal-based protein-rich ingredients. Foods 7 (5).

Appleby P, Roddam A, Allen N, Key T (2007): Comparative fracture risk in vegetarians and nonvegetarians in EPIC-Oxford. Eur J Clin Nutr 61 (12), 1400–1406.

ASS (Albert Schweitzer Stiftung für unsere Mitwelt) (o. J.): Legehennen. (https://albert-schweitzer-stiftung.de/massentierhaltung/legehennen) (eingesehen am 06.02.2020).

ASS (Albert Schweitzer Stiftung für unsere Mitwelt) (2017): Milchkühe. (https://files.albert-schweitzer-stiftung.de/1/Faktenblatt-Milchkuehe.pdf) (eingesehen am 06.02.2020).

Australian Government Department of Health and Ageing, New Zealand Ministry of Health (2006): Nutrient reference values for Australia and New Zealand, National Health and Medical Research Council, Canberra.

Bao W, Rong Y, Rong S, Liu L (2012): Dietary iron intake, body iron stores, and the risk of type 2 diabetes: a systematic review and meta-analysis. BMC Med 10, 119.

Barnard ND, Cohen J, Jenkins DJA, Turner-McGrievy G, Gloede L, Green A et al. (2009): A low-fat vegan diet and a conventional diabetes diet in the treatment of type 2 diabetes: a randomized, controlled, 74-wk clinical trial. Am J Clin Nutr 89 (5), 1588-1596.

Bechthold A, Boeing H, Schwedhelm C, Hoffmann G, Knüppel S, Iqbal K et al. (2017): Food groups and risk of coronary heart disease, stroke and heart failure: a systematic review and dose-response meta-analysis of prospective studies. Crit Rev Food Sci Nutr 59 (7), 1071–1090.

Beckerman JP, Alike Q, Lovin E, Tamez M, Mattei J (2017): The development and public health implications of food preferences in children. Front Nutr 4, 66.

Biesalski HK, Grimm P (2015): Taschenatlas der Ernährung. Thieme, Stuttgart, 6. Aufl.

Bioland (2018): Zusatzstoffe. Vergleich der Bioland-Richtlinien und der EG-Bio-Verordnung. (https://www.bioland.de/fileadmin/dateien/HP_Dokumente/Richtlinien/Vergleich_Zusatzstoffe_Stand_01-2018.pdf) (eingesehen am 06.02.2020).

BMEL (Bundesministerium für Ernährung und Landwirtschaft) (2019): Ökologischer Landbau in Deutschland. (https://www.bmel.de/DE/Landwirtschaft/Nachhaltige-Landnutzung/Oekolandbau/_Texte/Oekologischer LandbauDeutschland.html) (eingesehen am 06.02.2020).

Brenna JT, Salem N, Sinclair AJ, Cunnane SC (2009): alpha-Linolenic acid supplementation and conversion to n-3 long-chain polyunsaturated fatty acids in humans. Prostaglandins Leukot Essent Fatty Acids 80 (2-3), 85–91.

Brett NR, Lavery P, Agellon S, Vanstone CA, Goruk S, Field C et al. (2018): Vitamin D status and immune health outcomes in a cross-sectional study and a randomized trial of healthy young children. Nutrients 10 (6).

Brot für die Welt (2011): Brot oder Trog. Futtermittel, Flächenkonkurrenz und Ernährungssicherheit. (https://www.brot-fuer-die-welt.de/fileadmin/mediapool/2_Downloads/Fachinformationen/Analyse/analyse_34_futtermittelstudie.pdf) (eingesehen am 06.02.2020).

Bundesregierung (2019): Dünne Plastiktüten künftig verboten. (https://www.bundesregierung.de/breg-de/aktuelles/dunne-plastiktueten-verboten-1688818) (eingesehen am 06.02.2020).

Burns-Whitmore B, Froyen E, Heskey C, Parker T, San Pablo G (2019): Alpha-linolenic and linoleic fatty acids in the vegan diet: do they require dietary reference intake/adequate intake special consideration? Nutrients 11 (10).

BVG (Bundesverwaltungsgericht) (2019): Töten männlicher Küken tierschutzrechtlich nur noch übergangsweise zulässig. Pressemeldung Nr. 47/2019. (https://www.bverwg.de/pm/2019/47) (eingesehen am 06.02.2020).

Cashman KD, Hill TR, Lucey AJ, Taylor N, Seamans KM, Muldowney S et al. (2008): Estimation of the dietary requirement for vitamin D in healthy adults. Am J Clin Nutr 88 (6), 1535–1542.

Cassidy ES, West PC, Gerber JS, Foley JA (2013): Redefining agricultural yields: from tonnes to people nourished per hectare. Environ. Res. Lett. 8 (3), 34015.

Chan J, Jaceldo-Siegl K, Fraser GE (2009): Serum 25-hydroxyvitamin D status of vegetarians, partial vegetarians, and non-vegetarians: the Adventist Health Study-2. Am J Clin Nutr 89 (5), 1686-1692.

Cordts A, Spiller A, Nitzko S, Grethe H, Duman N (2013): Imageprobleme beeinflussen den Konsum. Fleisch Wirtschaft (7), 59–63.

Crowe FL, Steur M, Allen NE, Appleby PN, Travis RC, Key TJ (2011): Plasma concentrations of 25-hydroxyvitamin D in meat eaters, fish eaters, vegetarians and vegans: results from the EPIC-Oxford study. Public Health Nutr 14 (2), 340–346.

Cui X, Wang B, Wu Y, Xie L, Xun P, Tang Q et al. (2019): Vegetarians have a lower fasting insulin level and higher insulin sensitivity than matched omnivores: A cross-sectional study. Nutr Metab Cardiovasc Dis 29 (5), 467–473.

Davey GK, Spencer EA, Appleby PN, Allen NE, Knox KH, Key TJ (2003): EPIC-Oxford: lifestyle characteristics and nutrient intakes in a cohort of 33 883 meat-eaters and 31 546 non meat-eaters in the UK. Public Health Nutr 6 (3), 259–269.

Davis BC, Kris-Etherton PM (2003): Achieving optimal essential fatty acid status in vegetarians: current knowledge and practical implications. Environ. Res. Lett. 78 (3 Suppl), 640S-646S.

Davis J (2012): The First Vegan Cookbook – New York 1874. (https://vegsource.com/john-davis/the-first-vegan-cookbook---

new-york-1874.html) (eingesehen am 06.02.2020).

Demeter (2018): Richtlinien. (https://www.demeter.de/sites/default/files/richtlinien/richtlinien_gesamt.pdf) (eingesehen am 06.02.2020).

DGE (Deutsche Gesellschaft für Ernährung), ÖGE (Österreichische Gesellschaft für Ernährung), SGE (Schweizerische Gesellschaft für Ernährung) (2019): Referenzwerte für die Nährstoffzufuhr, Deutsche Gesellschaft für Ernährung, Bonn, 2. Aufl., 5., aktual. Ausgabe.

Dinu M, Abbate R, Gensini GF, Casini A, Sofi F (2017): Vegetarian, vegan diets and multiple health outcomes: a systematic review with meta-analysis of observational studies. Crit Rev Food Sci Nutr 57 (17), 3640–3649.

DUH (Deutsche Umwelthilfe) (2019): Problem Einweg-Plastikflaschen. (https://www.duh.de/mehrweg-klimaschutz0/einweg-plastikflaschen/) (eingesehen am 06.02.2020).

Duranti M, Consonni A, Magni C, Sessa F, Scarafoni A (2008): The major proteins of lupin seed: characterisation and molecular properties for use as functional and nutraceutical ingredients. Trends in Food Science & Technology 19 (12), 624–633.

EFSA (European Food Safety Authority) (2012): scientific opinion on dietary reference values for protein. EFSA Journal 10 (2), 2557.

Elmadfa I, Leitzmann C (2019): Ernährung des Menschen, Verlag Eugen Ulmer, Stuttgart, 6. Aufl.

Elorinne A-L, Alfthan G, Erlund I, Kivimäki H, Paju A, Salminen I et al. (2016): Food and nutrient intake and nutritional status of finnish vegans and non-vegetarians. PLoS ONE 11 (2).

EPA (US Environment Protection Agency) (2016): Global greenhouse gas emissions data → global emissions by economic sector.

FAO (Food and Agriculture Organization of the United Nations) (2017): Global livestock environmental assessment model (GLEAM) – results. (http://www.fao.org/gleam/results/en/) (eingesehen am 06.02.2020).

FAO (Food and Agriculture Organization of the United Nations) (2018): The state of food security and nutrition in the world. building climate resilience for food security and nutrition, Rome.

Ferdowsian HR, Barnard ND (2009): Effects of plant-based diets on plasma lipids. Am J Cardiol 104 (7), 947–956.

Feskens EJM, Sluik D, van Woudenbergh GJ (2013): Meat consumption, diabetes, and its complications. Curr Diab Rep 13 (2), 298–306.

Fischer J (2015): Clean Eating – Gesunder Lifestyle. UGB Forum 32 (5), 256–257.

Fonseca-Nunes A, Jakszyn P, Agudo A (2014): Iron and cancer risk–a systematic review and meta-analysis of the epidemiological evidence. Cancer Epidemiol Biomarkers Prev 23 (1), 12–31.

Förg T (2019): BASICS Pädiatrie. Urban & Fischer in Elsevier, München, 4. Aufl.

Foster M, Chu A, Petocz P, Samman S (2013): Effect of vegetarian diets on zinc status: a systematic review and meta-analysis of studies in humans. J Sci Food Agric 93 (10), 2362–2371.

GEPA (Gesellschaft zur Förderung der Partnerschaft mit der Dritten Welt) (o. J.): Was ist Fairer Handel? www.fairtrade.de/index.php/mID/1.1/lau/de (abgerufen 06.02.2020).

Gilsing AMJ, Crowe FL, Lloyd-Wright Z, Sanders TAB, Appleby PN, Allen NE et al. (2010): Serum concentrations of vitamin B_{12} and folate in British male omnivores, vegetarians and vegans: results from a cross-sectional analysis of the EPIC-Oxford cohort study. Eur J Clin Nutr 64 (9), 933–939.

Godos J, Bella F, Sciacca S, Galvano F, Grosso G (2017): Vegetarianism and breast, colorectal and prostate cancer risk: an overview and meta-analysis of cohort studies. J Hum Nutr Diet 30 (3), 349–359.

Greenpeace (2016): Plastik in Fisch und Meeresfrüchten. (https://www.greenpeace.de/sites/www.greenpeace.de/files/publications/20160926_greenpeace_

mikroplastik_meere_report.pdf) (eingesehen am 06.02.2020).

Grube A (2009): Vegane Lebensstile. Diskutiert im Rahmen einer qualitativen/quantitativen Studie. Ibidem, Stuttgart, 3. Aufl.

GVM (Gesellschaft für Verpackungsmarktforschung) (2018): Hintergründe zur freiwilligen Selbstverpflichtung für Kunststofftragetaschen. (http://kunststofftrage tasche.info/wordpress/hintergruende/) (eingesehen am 06.02.2020).

GVM (Gesellschaft für Verpackungsmarktforschung) (2019): Verbrauch von Tragetaschen in Deutschland 2018. (http://kunststofftragetasche.info/wordpress/wp-content/uploads/2019/05/TT-Monitoring_BJ-2018_Webseite.pdf) (eingesehen am 06.02.2020).

Hahn A, Ströhle A, Wolters M (2016): Ernährung. Physiologische Grundlagen, Prävention, Therapie. Wissenschaftliche Verlagsgesellschaft, Stuttgart, 3. Aufl.

Heinrich Böll Stiftung, BUND, Le monde diplomatique (2013): Fleischatlas. Berlin. (https://www.boell.de/sites/default/files/fleischatlas_1_1.pdf) (eingesehen am 06.02.2020).

Herrmann W, Obeid R (2008): Causes and early diagnosis of vitamin B_{12} deficiency. Dtsch Arztebl Int 105 (40), 680–685.

Herrmann W, Obeid R, Schorr H, Geisel J (2003): Functional vitamin B_{12} deficiency and determination of holotranscobalamin in populations at risk. Clin Chem Lab Med 41 (11), 1478–1488.

Hoekstra AY (2012): The hidden water resource use behind meat and dairy. Animal Frontiers 2 (2), 3–8.

Hopp M, Keller T, Lange S, Epp A, Lohmann M, Böl G-F (2017): Vegane Ernährung als Lebensstil: Motive und Praktizierung: Abschlussbericht, BfR, Berlin.

Huang T, Yang B, Zheng J, Li G, Wahlqvist ML, Li D (2012): Cardiovascular disease mortality and cancer incidence in vegetarians: a meta-analysis and systematic review. Ann Nutr Metab 60 (4), 233–240.

Huber J, Keller M (2017): Ernährungsphysiologische Bewertung von konventionell und ökologisch erzeugten vegetarischen und veganen Fleisch- und Wurstalternativen, Berlin.

Hung C-J, Huang P-C, Li Y-H, Lu S-C, Ho L-T, Chou H-F (2006): Taiwanese vegetarians have higher insulin sensitivity than omnivores. Br J Nutr 95 (1), 129–135.

IAA (Internationales Arbeitsamt) (2010): Das Vorgehen gegen Kinderarbeit forcieren. Gesamtbericht im Rahmen der Folgemaßnahmen zur Erklärung der IAO über grundlegende Prinzipien und Rechte bei der Arbeit, Genf.

ILO (Internationale Arbeitsorganisation) (2013): ILO meldet Erfolge beim Kampf gegen die Kinderarbeit. (http://www.ilo.org/berlin/presseinformationen/WCMS_221844/lang--de/index.htm) (eingesehen am 06.02.2020).

IOM (Institute of Medicine) (2006): Dietary reference intakes. The essential guide to nutrient requirements, National Academies Press.

IPCC (Intergovernmental Panel on Climate Change) (2014): Climate change 2014. Mitigation of climate change: Working Group III contribution to the Fifth assessment report of the Intergovernmental Panel on Climate Change, Cambridge University Press, Cambridge.

Janssen M, Busch C, Rödiger M, Hamm U (2016): Motives of consumers following a vegan diet and their attitudes towards animal agriculture. Appetite 105, 643–651.

Jungbluth N (2000): Umweltfolgen des Nahrungsmittelkonsums. Dissertation, ETH Zürich.

Kamchan A, Puwastien P, Sirichakwal PP, Kongkachuichai R (2004): In vitro calcium bioavailability of vegetables, legumes and seeds. J Food Compost Anal 17 (3-4), 311–320.

Keller M, Müller S (2016): Vegetarische und vegane Ernährung bei Kindern – Stand der Forschung und Forschungsbedarf. Forsch Komplementmed 23 (2), 81–88.

Kerschke-Risch P (2015): Vegan diet: motives, approach and duration. Initial results of a quantitative sociological study. Ernähr Umsch 62 (6), 98–103.

Kessler CS, Holler S, Joy S, Dhruva A, Michalsen A, Dobos G et al. (2016): Personality profiles, values and empathy: differences between lacto-ovo-vegetarians and vegans. Forsch Komplementmed 23 (2), 95–102.

Key TJ, Appleby PN, Crowe FL, Bradbury KE, Schmidt JA, Travis RC (2014): Cancer in British vegetarians: updated analyses of 4998 incident cancers in a cohort of 32,491 meat eaters, 8612 fish eaters, 18,298 vegetarians, and 2246 vegans. Am J Clin Nutr 100 Suppl 1, 378S-85S.

Key TJ, Fraser GE, Thorogood M, Appleby PN, Beral V, Reeves G et al. (1999): Mortality in vegetarians and nonvegetarians: detailed findings from a collaborative analysis of 5 prospective studies. Environ. Res. Lett. 70 (3 Suppl), 516S-524S.

Khan SS, Ning H, Wilkins JT, Allen N, Carnethon M, Berry JD et al. (2018): Association of Body Mass Index with lifetime risk of cardiovascular disease and compression of morbidity. JAMA Cardiol 3 (4), 280–287.

Koerber K v, Männle T, Leitzmann C (2012): Vollwert-Ernährung. Konzeption einer zeitgemäßen und nachhaltigen Ernährung, Haug, Stuttgart, 11. Aufl.

Kornsteiner M, Singer I, Elmadfa I (2008): Very low n-3 long-chain polyunsaturated fatty acid status in Austrian vegetarians and vegans. Ann Nutr Metab 52 (1), 37–47.

Krajcovicova-Kudlackova M, Babinska K, Valachovicova M, Paukova V, Dusinska M, Blazicek, P (2007): Vitamin C protective plasma value. Bratisl Lek Listy 108 (6), 265–268.

Krajcovicová-Kudlácková M, Blazícek P, Kopcová J, Béderová A, Babinská K (2000): Homocysteine levels in vegetarians versus omnivores. Ann Nutr Metab 44 (3), 135–138.

Kranert M, Hafner G, Barabosz J, Schuller H, Leverenz D, Kölbig A et al. (2012): Ermittlung der weggeworfenen Lebensmittelmengen und Vorschläge zur Verminderung der Wegwerfrate bei Lebensmitteln in Deutschland. (https://www.bmel.de/SharedDocs/Downloads/Ernaehrung/WvL/Studie_Lebensmittelabfaelle_Langfassung.pdf%3F__blob%3DpublicationFile) (eingesehen am 06.02.2020).

Kristensen NB, Madsen ML, Hansen TH, Allin KH, Hoppe C, Fagt S et al. (2015): Intake of macro- and micronutrients in Danish vegans. Nutr J 14, 115.

Kromeyer-Hauschild K, Moss A, Wabitsch M (2015): Referenzwerte für den Body-Mass-Index für Kinder, Jugendliche und Erwachsene in Deutschland. Adipositas – Ursachen, Folgeerkrankungen, Therapie 9 (03), 123–127.

Kromeyer-Hauschild K, Wabitsch M, Kunze D, Geller F, Geiß HC, Hesse V et al. (2001): Perzentile für den Body-mass-Index für das Kindes- und Jugendalter unter Heranziehung verschiedener deutscher Stichproben. Monatsschr Kinderheilkd 149 (8), 807–818.

Latal B, Neuhäuser G (2018): Wachstum und Entwicklung. In: Gortner L, Meyer S (Hrsg.) Duale Reihe Pädiatrie. Georg Thieme Verlag, Stuttgart, 5. Aufl.

Leitzmann C, Keller M (2020): Vegetarische und vegane Ernährung. Ulmer, Stuttgart, 4. Aufl.

Majchrzak D, Singer I, Männer M, Rust P, Genser D, Wagner K-H et al. (2006): B-vitamin status and concentrations of homocysteine in Austrian omnivores, vegetarians and vegans. Ann Nutr Metab 50 (6), 485–491.

McDougall J, Bruce B, Spiller G, Westerdahl J, McDougall M (2002): Effects of a very low-fat, vegan diet in subjects with rheumatoid arthritis. J Altern Complement Med 8 (1), 71–75.

McDougall J, Thomas LE, McDougall C, Moloney G, Saul B, Finnell JS et al. (2014): Effects of 7 days on an ad libitum low-fat vegan diet: the McDougall Program cohort. Nutr J 13, 99.

Meier T (2014): Umweltschutz mit Messer und Gabel: Der ökologische Rucksack der Ernährung in Deutschland. Oekom, München.

Mekonnen MM, Hoekstra AY (2010): The green, blue and grey water footprint of farm animals and animal products. Delft (Value of water research report series, 48).

Melina V, Craig W, Levin S (2016): Position of the Academy of Nutrition and Dietetics: vegetarian diets. J Acad Nutr Diet 116 (12), 1970–1980.

Mensink GBM, Lange Barbosa C, Brettschneider A-K (2016): Verbreitung der vegetarischen Ernährungsweise in Deutschland. JoHM – RKI 1 (2), 1–12.

Methfessel B, Höhn K, Miltner-Jürgensen B, Arens-Azevêdo U (2016): Essen und Ernährungsbildung in der KiTa. Entwicklung – Versorgung – Bildung. W. Kohlhammer, Stuttgart.

MLR (Ministerium für Ländlichen Raum und Verbraucherschutz Baden-Württemberg) (2018): Ökomonitoring 2017. (http://www.untersuchungsaemter-bw.de/pdf/oekomonitoring2017_langfassung.pdf) (eingesehen am 06.02.2020).

MRI (Max Rubner-Institut) (2008): Nationale Verzehrsstudie II. Ergebnisbericht, Teil 2, Karlsruhe.

Nelms SE, Barnett J, Brownlow A, Davison NJ, Deaville R, Galloway TS et al. (2019): Microplastics in marine mammals stranded around the British coast: ubiquitous but transitory? Sci Rep 9 (1), 1075.

Neuhauser H, Kuhnert R, Born S (2017): 12-Monats-Prävalenz von Bluthochdruck in Deutschland. Journal of Health Monitoring 2 (1), 57–63.

Orban E, Schwab S, Thorand B, Huth C (2014): Association of iron indices and type 2 diabetes: a meta-analysis of observational studies. Diabetes Metab Res Rev 30 (5), 372–394.

Orlich MJ, Singh PN, Sabaté J, Jaceldo-Siegl K, Fan J, Knutsen S et al. (2013): Vegetarian dietary patterns and mortality in Adventist Health Study 2. JAMA Intern Med 173 (13), 1230–1238.

Pettersen BJ, Anousheh R, Fan J, Jaceldo-Siegl K, Fraser GE (2012): Vegetarian diets and blood pressure among white subjects: results from the Adventist Health Study-2 (AHS-2). Public Health Nutr 15 (10), 1909–1916.

Pfeiler TM, Egloff B (2018): Examining the "Veggie" personality: results from a representative German sample. Appetite 120, 246–255.

Proveg international (2019): Vegan-Trend: Zahlen und Fakten zum Veggie-Markt. (https://proveg.com/de/pflanzlicher-lebensstil/vegan-trend-zahlen-und-fakten-zum-veggie-markt/) (eingesehen am 06.02.2020).

Ritchie H (2017): How much of the world's land would we need in order to feed the global population with the average diet of a given country? (https://ourworldindata.org/agricultural-land-by-global-diets) (eingesehen am 06.02.2020).

Rizzo NS, Jaceldo-Siegl K, Sabate J, Fraser GE (2013): Nutrient profiles of vegetarian and nonvegetarian dietary patterns. J Acad Nutr Diet 113 (12), 1610–1619.

RKI (Robert Koch-Institut) (2015): Gesundheit in Deutschland. Gesundheitsberichterstattung des Bundes. Berlin.

Sanders TAB (2009): DHA status of vegetarians. Prostaglandins Leukot Essent Fatty Acids 81 (2-3), 137–141.

Schumann L, Martin H-H, Keller M (2014): Calcium, Milch und Knochengesundheit. Ernährung im Fokus 14 (11-12), 326–331.

Schüpbach R, Wegmüller R, Berguerand C, Bui M, Herter-Aeberli I (2017): Micronutrient status and intake in omnivores, vegetarians and vegans in Switzerland. Eur J Nutr 56 (1), 283–293.

Schwingshackl L, Hoffmann G, Lampousi A-M, Knüppel S, Iqbal K, Schwedhelm C et al. (2017a): Food groups and risk of type 2 diabetes mellitus: a systematic review and meta-analysis of prospective studies. Eur J Epidemiol 32 (5), 363–375.

Schwingshackl L, Schwedhelm C, Hoffmann G, Knüppel S, Iqbal K, Andriolo V et al. (2017b): Food groups and risk of hypertension: a systematic review and dose-response meta-analysis of prospective studies. Adv Nutr 8 (6), 793–803.

Skopos (2016): 1,3 Millionen Deutsche leben vegan. (www.skopos.de/news/13-millionen-deutsche-leben-vegan.html) (eingesehen am 06.02.2020).

Sobczyńska-Malefora A, Gorska R, Pelisser M, Ruwona P, Witchlow B, Harrington DJ (2014): An audit of holotranscobalamin ("Active" B_{12}) and methylmalonic acid assays for the assessment of vitamin B_{12} status: application in a mixed patient population. Clin Biochem 47 (1-2), 82–86.

Sobiecki JG, Appleby PN, Bradbury KE, Key TJ (2016): High compliance with dietary recommendations in a cohort of meat eaters, fish eaters, vegetarians, and vegans: results from the EPIC-Oxford study. Nutr Res 36 (5), 464–477.

Statistisches Bundesamt (2015): Zeitverwendungserhebung 2012/2013, Wiesbaden.

Ströhle A (2011): Vitamin D im Blickfeld der Prävention. Ernährung im Fokus 11 (6), 242–251.

Tantamango-Bartley Y, Jaceldo-Siegl K, Fan J, Fraser G (2013): Vegetarian diets and the incidence of cancer in a low-risk population. Cancer Epidemiol Biomarkers Prev 22 (2), 286–294.

Tonstad S, Butler T, Yan R, Fraser GE (2009): Type of vegetarian diet, body weight, and prevalence of type 2 diabetes. Diabetes Care 32 (5), 791–796.

UBA (Umweltbundesamt) (2018): Daten zur Umwelt. Umwelt und Landwirtschaft. (https://www.umweltbundesamt.de/sites/default/files/medien/376/publikationen/uba_dzu2018_umwelt_und_landwirtschaft_web_bf_v7.pdf) (eingesehen am 06.02.2020).

UNCCD (United Nations Convention to Combat Desertification in those Countries Experiencing Serious Drought and/or Desertification, particularly in Africa) (2011): Draft advocacy policy framework on food security. (https://www.unccd.int/sites/default/files/sessions/documents/ICCD_CRIC10_21/21eng.pdf) (eingesehen am 06.02.2020).

Vegan Society (2016): History of the word 'vegan'. (http://vegansociety.today/) (eingesehen am 06.02.2020).

von Thünen Institut (2018): Lebensmittelabfälle in privaten Haushalten in Deutschland – Analyse der Ergebnisse einer repräsentativen Erhebung 2016/2017 von GfK SE. (https://literatur.thuenen.de/digbib_extern/dn059788.pdf) (eingesehen am 06.02.2020).

Waldmann A, Koschizke JW, Leitzmann C, Hahn A (2003): Dietary intakes and lifestyle factors of a vegan population in Germany: results from the German Vegan Study. Eur J Clin Nutr 57 (8), 947–955.

Waldmann A, Koschizke JW, Leitzmann C, Hahn A (2004a): Dietary iron intake and iron status of German female vegans: results of the German vegan study. Ann Nutr Metab 48 (2), 103–108.

Waldmann A, Koschizke JW, Leitzmann C, Hahn A (2004b): Homocysteine and cobalamin status in German vegans. Public Health Nutr 7 (3), 467–472.

Waldmann A, Koschizke JW, Leitzmann C, Hahn A (2005): Dietary intakes and blood concentrations of antioxidant vitamins in German vegans. Int J Vitam Nutr Res 75 (1), 28–36.

Watzl B (2008): Einfluss sekundärer Pflanzenstoffe auf die Gesundheit. In: DGE (Hrsg.) Ernährungsbericht 2008, 335-379, Bonn.

WCRF (World Cancer Research Fund International), AICR (American Institute for Cancer Research) (2018): Diet, nutrition, physical activity and cancer. A global perspective : a summary of the third expert report, London.

Weder S, Hoffmann M, Becker K, Alexy U, Keller M (2019): Energy, macronutrient intake, and anthropometrics of vegetarian, vegan, and omnivorous children (1–3 Years) in Germany (VeChi Diet Study). Nutrients 11 (4).

Welch AA, Shakya-Shrestha S, Lentjes MAH, Wareham NJ, Khaw K-T (2010): Dietary intake and status of n-3 polyunsaturated fatty acids in a population of fish-eating and non-fish-eating meat-eaters, vegetarians, and vegans and the product-precursor ratio corrected of α-linolenic acid to long-chain n-3 polyunsaturated fatty acids: results from the EPIC-Norfolk cohort. Am J Clin Nutr 92 (5), 1040–1051.

WHO (World Health Organization) (2007): Protein and amino acid requirements in human nutrition: report of a joint FAO/WHO/UNU expert consultation. Geneva.

WHO (World Health Organization) (2015): The global prevalence of anaemia in 2011. Geneva.

Wilcox C, van Sebille E, Hardesty BD (2015): Threat of plastic pollution to seabirds is global, pervasive, and increasing. Proc Natl Acad Sci U S A 112 (38), 11899–11904.

WWF (World Wide Fund For Nature) (2009): Der Wasser-Fußabdruck Deutschlands. (https://www.wwf.de/fileadmin/fm-wwf/Publikationen-PDF/wwf_studie_wasserfussabdruck.pdf) (eingesehen am 06.02.2020).

WWF (World Wide Fund For Nature) (2015): Nahrungsmittelverbrauch und Fußabdrücke des Konsums in Deutschland. (http://mobil.wwf.de/fileadmin/fm-wwf/Publikationen-PDF/WWF_Studie_Nahrungsmittelverbrauch_und_Fussabduecke_des_Konsums_in_Deutschland.pdf) (eingesehen am 06.02.2020).

WWF (World Wide Fund For Nature) (2018): Plastikmüll im Meer – die wichtigsten Antworten. (https://www.wwf.de/themen-projekte/meere-kuesten/plastik/unsere-ozeane-versinken-im-plastikmuell/plastikmuell-im-meer-die-wichtigsten-antworten/#c75373) (eingesehen am 06.02.2020).

Yokoyama Y, Barnard ND, Levin SM, Watanabe M (2014): Vegetarian diets and glycemic control in diabetes: a systematic review and meta-analysis. Cardiovasc Diagn Ther 4 (5), 373–382.

Zimmermann MB, Andersson M (2012): Update on iodine status worldwide. Curr Opin Endocrinol Diabetes Obes 19 (5), 382–387.

Register

Rezepte

Die Autoren

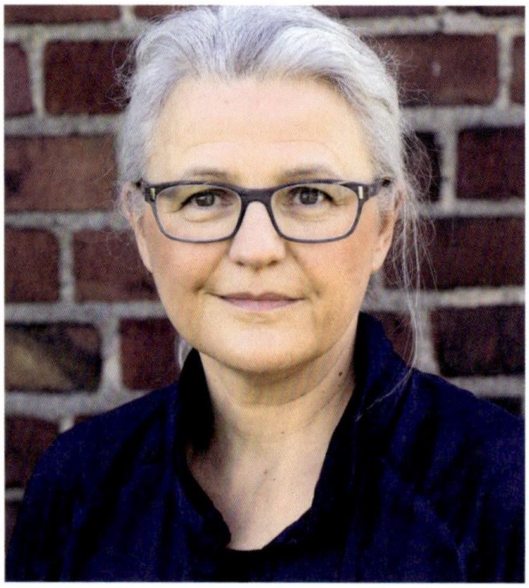

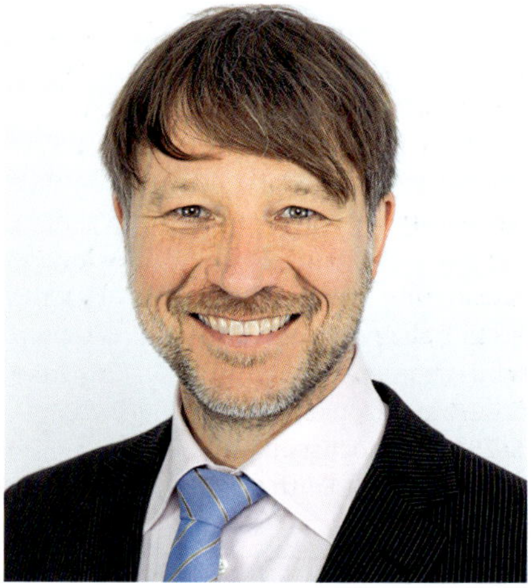

Edith Gätjen

(Jahrgang 1962) ist Ökotrophologin, systemische Paar- und Familientherapeutin in eigener Praxis, Präsidentin des UGB und Dozentin im Bereich vegetarischer und veganer vollwertiger Familienernährung. Sie ist als Lehrbeauftragte an der Hochschule für Gesundheit in Bochum und Ausbilderin für Ernährungsfachkräfte und Hebammen an verschiedenen Institutionen tätig. Sie lebt mit ihrer Familie in Köln.

Prof. Dr. Markus Keller

(Jahrgang 1966) ist Ernährungswissenschaftler sowie Gründer und Leiter des Instituts für alternative und nachhaltige Ernährung (IFANE). Als Dozent lehrt er an verschiedenen Hochschulen im In- und Ausland. Er ist an zahlreichen Forschungsprojekten und Publikationen zu veganer, vegetarischer und nachhaltiger Ernährung beteiligt. Mit seiner Familie lebt er bei Gießen.

Impressum

Bildquellen

Alle Rezeptfotos und das Titelfoto stammen von Anne Klein (www.annekleinfotografie).
Motiv Vorsatz/Nachsatz: Stoliarova Daria/Shutterstock.com
Die Illustrationen fertigte Susanne Dinkel (www.dinkel-illustrationen.de).
Die Abbildungen auf den Seiten 45 und 46 fertigte Helmuth Flubacher.
Die Bio-Logos und Fair Trade-Siegel auf den Seiten 20 und 25 stammen mit freundlicher Genehmigung von der Europäischen Kommission © European Union, 2019, Bundesanstalt für Landwirtschaft und Ernährung, Bioland e. V., demeter e. V., Verbund Ökohöfe e. V., Ecoland e. V., Naturland – Verband für ökologischen Landbau e. V., Gäa e. V. Ökologischer Landbau, Ökologischer Anbauverband Biokreis e. V., Ecovin e. V., Biopark e. V., Vegorganic e. V., Fairtrade Deutschland, Gepa – the fair trade company, Weltpartner eG und EL PUENTE.
S. 22/23: Saisonkalender Heimisches Obst und Gemüse: www.verbraucherzentrale.de
S. 254: Fachhochschule des Mittelstands, Bielefeld (Porträt Prof. Dr. Markus Keller) und Lennart Gätjen (Porträt Edith Gätjen).

Bibliografische Information der Deutschen Nationalbibliothek
Die Deutsche Nationalbibliothek verzeichnet diese Publikation in der Deutschen Nationalbibliografie; detaillierte bibliografische Daten sind im Internet über http://dnb.d-nb.de abrufbar.

Wollgrasweg 41, 70599 Stuttgart (Hohenheim)
E-Mail: info@ulmer.de Internet: www.ulmer.de
Projektleitung: Lisa Seibel
Lektorat: Bettina Snowdon
Herstellung: Birgit Heyny
Umschlag-Gestaltung: dittus-design, Esslingen
Satz: Fotosatz Buck, Kumhausen
Druck und Bindung: Friedrich Pustet, Regensburg
Printed in Germany

MIX
Papier aus verantwortungsvollen Quellen
FSC® C014889

ISBN 978-3-8186-0959-7

HIER KÖNNEN SIE WEITERLESEN:

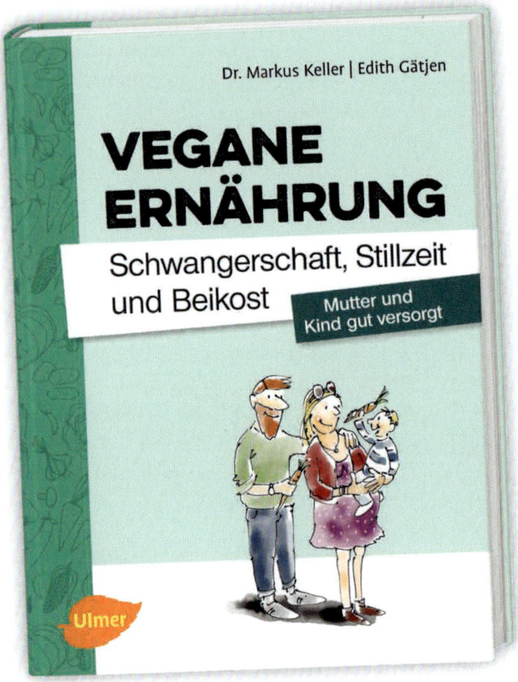

Vegane Ernährung.
Schwangerschaft, Stillzeit und Beikost.
Mutter und Kind gut versorgt.
Markus Keller, Edith Gätjen. 2017.
189 Seiten, 70 Farbzeichnungen,
18 Tabellen, geb.
ISBN 978-3-8001-5126-4.

Vegan, schwanger und gut versorgt! Mit diesem Buch erhalten Sie endlich fundierte Antworten auf alle Fragen rund um eine vegane Ernährung in Schwangerschaft und Stillzeit bis hin zur Beikost. Dr. Markus Keller und Edith Gätjen, Experten auf dem Gebiet der veganen Ernährung, klären auf über die optimale Nährstoffversorgung für Mutter und Baby, die richtige Lebensmittelauswahl sowie alles Wissenswerte zum Thema Stillen und vegane Beikost. Der erste Ratgeber auf Basis aktueller wissenschaftlicher Erkenntnisse mit über 100 vollwertigen Rezepten für beratende Fachkräfte und vegan lebende, werdende Eltern.

Xhs
1
Gaetje